口腔科住院医师医疗安全与质量丛书

口腔医学病历书写教程

（第2版）

主　编　蒋泽先　叶　平
副主编　伍珊珊　李志华　刘炳华

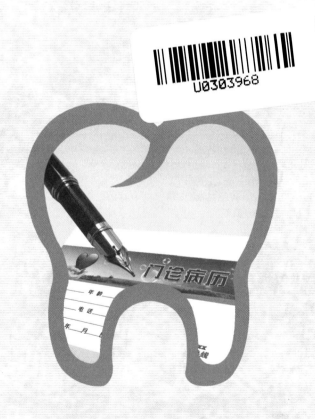

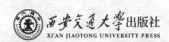

西安交通大学出版社
XI'AN JIAOTONG UNIVERSITY PRESS

图书在版编目(CIP)数据

口腔医学病历书写教程/蒋泽先,叶平主编. —2版. —西安:西安交通大学
出版社,2021.8(2023.4重印)

ISBN 978 - 7 - 5693 - 1986 - 6

Ⅰ.①口… Ⅱ.①蒋… ②叶… Ⅲ.①口腔科学-病案-书写规则-教材
Ⅳ.①R78 ②R197.323

中国版本图书馆 CIP 数据核字(2020)第 249971 号

Kouqiang Yixue Bingli Shuxie Jiaocheng

书　　名	口腔医学病历书写教程(第2版)	
主　　编	蒋泽先　叶　平	
责任编辑	赵文娟	
责任校对	邓　瑞	

出版发行	西安交通大学出版社	
	(西安市兴庆南路1号　邮政编码710048)	
网　　址	http://www.xjtupress.com	
电　　话	(029)82668357　82667874(市场营销中心)	
	(029)82668315(总编办)	
传　　真	(029)82668280	
印　　刷	陕西奇彩印务有限责任公司	

开　　本	787mm×1092mm　1/16	印张　16	字数　342千字		
版次印次	2021年8月第2版　　2023年4月第3次印刷				
书　　号	ISBN 978 - 7 - 5693 - 1986 - 6				
定　　价	45.00元				

如发现印装质量问题,请与本社市场营销中心联系。
订购热线:(029)82665248　(029)82667874
投稿热线:(029)82668805
读者信箱:medpress@126.com

编 委 会

再版小记

开门见山地说，《口腔医学病历书写教程》再版有三个原因：

一是这本书还有市场。这本书写作之初，目的只是解决民营医院的医生病历写作规范化的问题。书出版后，大学生、实习医生，以及后来的规培（住院医师规范化培训）医生都很需要，尤其是规培医生。据他们说，这本书很实用，解决了他们工作中的实际问题。这是对作者将本书再版最大的鼓励。而且，再版后的读者对象扩大了。

二是 2018 年中华人民共和国国务院颁布了《医疗纠纷预防和处理条例》，2018 年 10 月 1 日起施行。

2020 年 5 月 28 日，十三届全国人大三次会议表决通过了《中华人民共和国民法典》（简称《民法典》），自 2021 年 1 月 1 日起施行。其中第七编第六章医疗损害责任替代了 2010 年颁布实施的《中华人民共和国侵权责任法》（简称《侵权责任法》）第七章有关医疗损害责任的条款。

"婚姻法、继承法、民法通则、收养法、担保法、合同法、物权法、侵权责任法、民法总则同时废止。"

针对这些新的条例，必须增写新内容。病历书写的法律涉及面广。为不影响本书的整体结构，除了相关章节做了小改动外，主要是中篇的第五章、第六章有所增写：第五章增写了"第一节 病历书写规范改进历程"和"第三节 《民法典》颁布实施后侵权责任的变化"两节，第六章增加了"第五节 医疗病历书写缺陷举例与简析"。附录还新增了由中华人民共和国国务院颁布的、2018 年 10 月 1 日起施行的《医疗纠纷预防和处理条例》。

三是病历不完善、不科学、不全面、不准确往往会导致医疗纠纷，或是造成发生医疗纠纷后查之无据，已经记录的病历经常无法证明医生无过错。这类纠纷多见于小型诊所、专科医院与基层综合医院，三甲医院相对少一些，原因是他们对病历书写质量常抓不懈。这种情况说明：纠纷出现多的医院在对待病历书写上的功夫下得过少。本书对病历书写质量提高有所裨益。

现在一些医院每年会开展病历书写大赛，这的确是件好事。希望能一直坚持下去。认真对待病历书写是医院规避纠纷的措施之一。

我曾经参加过一些医院组织的病历大赛。其实，这些不是"病历"大赛，而是"病例"大赛，更多注重病例中患者的特点，合并症与并发症的治疗方法，或改进或新颖，却往往不注重病历的书写。

2019年卫生部制定了《住院医师规范培训实施细则》，规范化培养简称"规培"。口腔科医师也在规培要求中。每年都有大量的口腔科医师进入规培队伍中，病历书写是规培的一项重要内容。本书希望能助一臂之力。

2018年中国约有医院 33009 家，公立医院约 12032 个，民营医院约 20977 个。从接诊患者数量来看：公立医院约占 87.09%，民营医院约占 12.91%。民营医院床位数只占全国总数的 9.7% 左右。仅有 12% 的民营医院床位数达到 100 张以上，二级和二级以上民营医院仅占其总数的 5.6% 左右。民营医院几乎都是专科医院，而又以口腔科、妇产科、整形科、肿瘤科、精神科为主。口腔科诊所数量遥遥领先。这本书的再版适逢其时。

感谢读者十分关心本书的写作，给编辑部发来了微信或邮件，建议增加一些病例，本次再版增加了病例；还有读者提出的质疑，如"残根"算不算诊断？再版书中也做了回答。

还想向读者说明一点的是，本书在第一版前言里已说明《口腔医学病历书写教程》是由西安交通大学出版社出版的《医学写作学》的分册。医学写作十分重要，有幸蒙樊代明、郭应禄、邱蔚六三位院士提笔写序。虽然已时过 9 年，但他们的谆谆教导，他们对医学写作的执念与重视并没有过期，是对每一个年青医师有益的，值得长读的文字，所以作为附录供大家学习。

再次向关心本书的读者致敬，感谢你们的关心！

蒋泽先

2020 年 10 月 18 日

第一版前言(分册说明)

医学写作是适用于医学范畴的一种技能写作,是医务工作者在临床医疗、社会卫生、医学教育、医学科研等直接医学实践中的表达和交流手段。

医务工作者及与医务相关的工作者都不能离开医学写作。医务工作者几乎从工作开始就与纸、笔、电脑与电子文件打交道。在医学院读书的学生在课堂上要记笔记,在图书馆看书要写读书笔记,上临床了,要和患者交流写门诊与住院病历。医学写作在医学领域中,所涉及的内容很广泛,有基础医学、临床医学、影像医学、教育医学、统计学等学科,医学写作涉及的范围大到高深的医学专著,小到门诊处方、化验单、住院病历上的一条病情记录。医学写作学的作用有:①传播与传承作用。②学习与科研作用。③医疗与教学作用。④促进和维护医疗质量作用。⑤维护医务人员与患者的法律作用。⑥宣传卫生知识提高国民素质作用。医学写作学的内容有病历、各项检验报告、医学论文、科研课题申请、结题报告、科普宣传、医学新闻报道、PPT 制作等。而病历书写首当其冲,是每个医务工作者必须掌握的最基本的写作知识与技巧。促进和维护医疗质量作用与维护医务人员及患者的法律作用与医院病历密切相关。无论是公立医院或私立医院都十分重视病历书写。

中国民营医疗机构近年来发展迅速,据统计目前民营医院已达 8000 多家,占全国总床位数的 10%,至 2015 年预计达到 20%("十二五"规划要求),其中口腔医疗行业发展更为迅猛。据中华口腔医学会民营口腔医疗分会信息,至 2009 年全国民营口腔医疗机构的总数就已超过 4 万家,且在部分地区已占据半壁江山,如辽宁省 2008 年 2155 家口腔医疗机构中,民营占 70%,执业医师占 56%。口腔诊所与口腔医院在治疗上因其独立性强、操作性强,往往忽视书写重视操作。笔者在接触和处理口腔医疗纠纷事件中,因病历书写不全,或根本没有病历败诉占一半以上。在质控工作检查中,很多民营口腔医院甚至没有病历管理的概念。

近些年来,各地民营口腔医院开始了对病历书写的重视。如:拜博医疗集团举办了病历书写比赛,并要求各下属医院、诊所开展每月病历点评,并进入常态。九江中山口腔医院对病历要求做到每周一评。

2012年9月由笔者主编的《医学写作学》,在西安交通大学出版社出版。樊代明院士、郭应禄院士、邱蔚六院士应邀,皆为本书写了序。

樊代明院士在序中写道:该书基本包括了医学上教、医、研各种文书的书写规范和技巧,而且给出了范例,确是一本有参考价值和可以实践效仿的专著。

郭应禄院士强调:学好医学写作不仅仅是学习培养写作技能,更多的是学会与患者沟通的技巧,理解患者的疾苦与需要,学会倾听与询问,是一种人文关怀,这是学好医学写作学的首要条件,也可以称之为基本功。

邱蔚六院士评价:这本书的出版是在2011年我国提出文化强国和科技与文化相融合,大发展、大繁荣之后,它对即时反映医学与文化的密切结合,对两者逐步走向融合将起到一定的促进作用。

三位院士对医学写作的关注与指导语重心长。本书从一定程度上讲可作为《医学写作学》的"口腔分册",三位院士的序作为附录仍然保留,对我们任何一个医师都是指导与督促。

口腔医学的发展及口腔民营医院的崛起及繁荣,与口腔医学病历的书写在这个节点正好出现极大反差。于是,想起为口腔界年轻医生送上一本书,这就是本书的由来。《医学写作学》一书出版后,笔者多次外出讲授口腔医学病历写作。这次整理该书作为分册出版,请了口腔医学博士、硕士参与整理与改写。原书中第十二章:口腔颌面系统病历书写与注意事项的九节改节成章,成为本书下篇,并增加了第十章。保留原书的概论篇与写作篇的前六章。

学好医学写作是医疗专业的自身需要,是提高业务水平的需要,是提高医疗教学和科研方法的需要,是医院管理的需要,是传播医学知识的需要。希望这本书对你有益。谢谢你阅读这本书。

蒋泽先

2015年金秋于江西南昌

目　录

上篇

医学写作学概论篇

第一章 医学写作学概念、简史、现状与未来

第一节 医学写作学的概念

一、写作的意义与写作学的研究内容

写作是人的大脑在对客观世界观察认知的基础上展开创造性的思维活动,运用文字(也叫书面语言),将客观事物记录留存,进行社会交流、传达信息、总结经验的一种手段。一位名人说过,人类科学进步,最重要的一条是总结经验,把经验记录下来,相互交流,传之后代。曹丕说写作是"经国之大业,不朽之盛事"。写作可以"宣上下之象,明人伦之叙,穷理尽性,以究万物",写作涉及"朝廷宪章,军旅誓诰,敷显仁义,发明功德,牧民建国"等。所以若没有写作或不能写作,国家政策不能上传下达,科学生产经验也不能总结和保存。一个国家,如果人民缺乏写作能力,科学文化就很难传承。正因为有了写作,人类的文化再不是口口相传,而是通过文字一代一代传下来。

写作成了记载历史、传播信息、蓄积知识、表达感情、交流经验、反映客观事物的手段,是推动人类思维和文化向前的必须,是人类物质文明、精神文明进步的必须。写作本身也影响一个人的成长、成才,有的人甚至视写作为毕生的追求和生命价值的体现。中国写作史源远流长,《文心雕龙》《文章缘起》标志着文章写作学的开启。五四运动前后兴起了新文学运动,这时期写作学发展进入上升时期,如叶圣陶的《作文论》,夏丏尊等的《阅读与写作》,这些著作为现代写作学的形成和发展奠定了基础。写作在长期实践中逐渐形成了一门学问,称为写作学。

最早提出写作学这一概念的是创刊于1981年7月的《写作》杂志。广义的写作学是研究写作思维原理、写作规律、写作特点、写作类别、写作过程、写作实践操作及运用写作发展状况的一门学问。

狭义的写作学则侧重写作行为过程的特点规律。写作学的初期还只是停留在文章写作、文学写作和各专业写作的技巧上,偏重于实践而缺少理论,处于"为用"的工具地位,所以作为一门独立学科难以确立。为提高写作学层次,引进社会科学、伦理学、心理学、思维学、哲学、文化等,但一度又显得杂乱,所以写作学一直存在争论。尽管"写作学"是否作为单列学科目前尚存异议,但"写作学"这一学科的目的与内容已为广大学者所接受,所以各综合大学及学院均开设了"写作学"课程,有的大学还设有写作学硕士点。

对于写作的目的有多位学者阐述过,有学者认为,写作的终极本质不是模仿生活、反映生活,不是简单的抒情言志,不只是书面语言的表达,也不只是单纯信息的传播,而是作者对精神秩序、价值取向、情思理想与书面语言符号的创建和缔造。

从写作学中衍生了一系列分支,例如,信息写作学、写作文体学、文章结构学、文章美学、写作心理学、财经写作学、司法写作学、写作语言学、文学写作学等。本书观点是写作学一般应分两大类,一是文学写作,二是应用写作。后者的特点是,从作者看,具有群体性,凡有文化、有需要者均可执笔写作;从读者看,具有定向性和选择性,如病历只供医患人员阅读,涉及法律可有司法人员阅读;从目的看,具有目的性和功能性;从作用看,有时效性;从写作内容看,要求真实扼要;从语言看,要简练、直白、准确。医学写作学属于应用写作学的一个分支;从内容看,分属于科技写作,以区别于人文写作。

二、医学写作的概念

医学写作是适用于医学范畴的一种技能写作,是医务工作者在临床医疗、社会卫生、医学教育、医学科研等直接医学实践中的表达和交流手段。

医学是一门为提高人类健康素质和水平,为人类疾病治疗服务的科学。医学写作在医学领域中,所涉及的内容很广泛,有基础医学、临床医学、影像医学、教育医学、统计学等学科,所涉及的范围大到高深的医学专著,小到门诊处方、化验单、住院病历上的一条病情记录。

医务工作者及与医务相关的工作者都不能离开医学写作。几乎从工作开始就与纸、笔、电脑、电子文件打交道。在医学院读书的学生在课堂上要记笔记,在图书馆看书要写读书笔记,上临床后要和患者交流写门诊病历与住院病历。病历的书写是一个医师重要的基本功,从病史采集到书写,可以看出这个医师的经验、水平、素质与修养。这之后是书写毕业论文,有硕士论文、博士论文、科研论文,此后还有各类型课题申报论著写作等。一个决心从事医务工作的人,一生都在从事医学写作工作,从简到繁,从少到多,从被动到主动,从低水平到高质量。医学写作应用日益广泛,医学写作水平的高低,从某种意义上说,是医学科学发展的水平的标志。

广义上的医学写作是将医学有关思想语言等诉诸文字的行为。此类文字绝不是单指医学论文或论著的写作。

狭义的医学写作是指完成医疗专业实践的各项写作。

医学写作的内容大致包括医疗通用文书写作、医疗通用文件写作、医学论文写作、医学教材教案写作、医学护理文件写作、医学科普写作、医学新闻写作及医学多媒体写作。

第二节　医学写作学简史

一、中国古代医学写作简史

中国医学写作的历史源远流长。可以这样说,有了文字就有了医学写作。

从甲骨文有记载开始至今,可以看到医学写作内容、形式、文字的变迁。最初为单纯病症记载。传统医学理论初步形成后,就有了方剂学与医案病历的写作及各种医学著作的出版。

甲骨文是我国殷商时期用龟甲、兽骨占卜记事的一种文字,根据考古学者胡厚宣先生的研究,武丁时期的甲骨文上就有对眼疾、耳疾、口疾、舌疾、喉疾、鼻疾、腹病、足病、小儿、传染病等十余种疾病的记载。有了这些记载,让我们在几千年后的今天,还能知道那个时代常见的疾病,知道那个时代人类对疾病的认识,知道那个时代的治疗方法不只是简单的祈祷与占卜。

1973年湖南长沙马王堆三号汉墓出土了大批古代帛书,其中包括医书十余种,即《足臂十一脉灸经》、《阴阳十一脉灸经》(该书包括两本,考古工作者分称甲本和乙本)、《脉法》、《阴阳脉死候》、《却谷食气》、《产书》、《导引图》、《五十二病方》、《养生方》、《杂疗方》,共约三十余万字,用秦小篆体书写。经鉴定,这批医书大都属先秦著作。从内容文字分析,此些比《黄帝内经》成书更早,在内容上与《黄帝内经》有相互沟通之处,在文体上与《黄帝内经·灵枢》有近似之处。从《五十二病方》中还可以看出在秦汉之前,因度量衡未统一,所用药物计量方法是用手指抓、撮、把来计算的。从《却谷食气》中可以了解到战国时代的养生方法。

《黄帝内经》简称《内经》,包括《素问》和《灵枢》两部分,共18卷162篇,内容极为丰富,有医学理论,有方药经络,有情志养生,是我国现存的第一部医学专著。《黄帝内经》的出现标志着中国传统医学理论的建立;《神农本草经》的出现标志着药物学理论的初萌;《伤寒杂病论》的出现标志着辨证施治的原则的确定。中医的理论体系初步形成,医学教育也随之诞生,医学写作就成了习医者的必修功课。

秦汉时期医学大都口传身教,子袭父业,政府征用的太医大都从民间选拔。据《唐六典》记载,公元443年,南北朝时期的刘宋王朝曾设立"医学",北魏也设有太医博士及太医助教,同时有医学教材,供学医者阅读。这是我国最早由政府设立的医学教育机构和职称。这时病案(病历)写作也逐渐走向正规化,创始人是汉初医学家淳于意(见病历章节)。司马迁在《史记·扁鹊仓公列传》中载:"臣意所诊者,皆有诊籍。"诊籍者,即为"病案""病历"。

隋代(公元7世纪初)开设了"太医署",管理医学教育,设有主药、医师、药园师、医博士、助教等职。当时著名的太医巢元方主编了《诸病源候论》,这是我国现存第一部病因学专著。现存本署名为巢元方撰。该书的特点是只论病因,不载药方,附有导引法,开创了医学写作的新思路:不求全,只求专。

北宋时期设置了"校正医书局",可以称为世界上最早成立的国家性卫生出版局。宋代之前,已经有了许多有价值的医书,不仅有理论性著作,还有大量临床各科的专著和综合性著作。由于多年战乱,很多书到宋代已残缺不全。在印刷术发明之前,书籍的流传全靠手抄,常发生错字、漏字、掉句、整段遗漏的情况,这种错误一直为医家所关注。对古代医学专著的收集整理成为历代医学家重要的工作。梁朝的陶弘景整理了《神农本草经集注》，西晋的王叔和整理过《伤寒杂病论》，后唐的王冰对《素问》进行了再次收集、整理与注解。但这些工作都是医家个人行为。到了宋代，由于活字印刷术的发明，政府对医学出版开始重视。宋初，政府就颁布了《访求医书诏》，规定凡献书 200 卷以上者，给予奖励，不久下令在全国征集医书、医方，而且组织名医专门负责。1057 年正式设立校正医书局，做到了"三落实"：组织、经费、人才落实，由医官掌禹锡、林亿、高保衡、孙兆四人负责，拨足了经费，明确了任务，对历代重要医籍进行收集、整理、考证、校勘，历时 10 年。《素问》《伤寒论》《金匮要略》《脉经》《针灸甲乙经》《诸病源候论》《千金要方》《外台秘要》等都是经校正医书局勘校整理流传下来的。据记载，《素问》一书，吸收了数十家之长，改正谬误六千余字，增加注文约两千条。以后各种《素问》的版本均以此为根据。对古籍医学书订正无疑促进了医学写作学的发展。

在宋朝，由官方组织编撰了许多医学专著，尤其是对中医方剂学进行了总结，出版了三本方剂学的著作：《太平圣惠方》《和剂局方》《圣济总录》。对《神农本草经》也进行了多次修订。

由于纸的发明、印刷术的诞生和医学管理制度的制定与确立，到了元代，医学写作已步入"授业传道"的正常轨道。元代是一个多民族交流的朝代，少数民族的医学通过写作著书立说得到交流传播，如元代就有《回回药方》一书流传。还有蒙医、藏医的专著，如蒙医忽思慧的《饮膳正要》三卷是专门介绍食疗的专著，书中有蒙、汉、回、藏各族人民常用的食物，并论述了其营养价值，以及养生、妊娠、哺乳时的禁忌。这是中国最早的食疗全书。

任何写作都与时代环境相关，医学写作也不例外。明清两代统治者，实行高压政策，提倡烦琐的考据，影响和束缚了医学写作学的发展，也就是说发展少，考订研究多。医家专著虽不如宋代，但综合性的汇编、方书、医案、医话、医史相当丰富，其规模和数量超过了宋代。

这个时期应该提及的医学专著是李时珍的《本草纲目》及赵学敏的《本草纲目拾遗》。方剂方面有《普济方》，有趣的是这本书是朱元璋的第五个儿子朱橚与其下属编撰的，收集了明朝以前的药方 61700 多条。在此期间，这位太子还主编了《救荒本草》，供荒年灾民度过饥饿。全书收集植物 414 种，其中 276 种为以往未收载的。

当时最全面最丰富的医学类书当属蒋廷锡等所编写的医学文献集成。他们奉清政府之命编撰了《古今国书集成·医部全录》。全书辑录自《内经》诞生至清初的医药文献100 余种，其写作特点是，进行了分类，包括对古医籍的注释，临症各科医家小传，还有医学艺文和随笔记事。较上书约晚 20 年的《医宗金鉴》亦是采辑《内经》至清代诸家医书精粹分门类聚，其编写特点是删繁就简，补其未备，成为后世学医者的重要读物。这时期医案和医学入门类书籍大量出现，其中以名医医案、续名医医案较为著名。其写作特点是医案病例典型，见解独到，可供参考，对后学者有启发作用。为了推广普及医学，便于初学者学习医学，这一时期还出现了许多医学入门书籍，其写作特点是通俗易懂，简短扼要,有《医学从众录》《医学三字经》《医学实在易》《时方妙用》,作者主要是清代的医家汪昂与陈修园,这些通俗易懂的书籍在医学界有很大的影响,为普及医学知识做出了一定的贡献。

明代医家张介宾编著了《景岳全书》64卷,包括了医学理论和临床各科经验总结,刊于1640年。

明清时代,医学写作的另一个贡献就是医学史的写作。李濂,明正德年间的进士,著述较多,他撰写的《医史》(10卷),为后人提供了许多宝贵的资料。该书记录了《左传》到《元史》的医家传记,又从医学文集中选录了宋朝以后医家的传略;补写了张仲景、王叔和、王冰等医家的传记,传后还附有评论,该书是现存的最早的医史人物传记类专著。

清初,王宏翰编写了《古今医史》,还有徐大椿的《医学源流论》属医学史类,为医学写作开辟了新的领域。在古医籍整理上,主要是对《内经》的注释,同时对《伤寒论》《金匮要略》也进行了注释。印刷业的发达,也促进了医学著作版本的增多,一些医学全书、类书和丛书相继出版。这时的医学写作以医学经验总结多见。1556年,明代医家徐春甫编辑了医学全书《古今医统大全》100卷,书中辑录了明代以前的医学书籍二百余部以及经史百家有关的医学资料,经他认真地分类编纂成书,内容丰富,分类细致,有医家概略、内容要旨、各家医论、脉候、运气、经穴、针灸、临床各科、医案验方、本草、方药、养生诸内容。明代著名医家王肯堂编辑了《古今医统正脉全书》,他结合自己的经验还编著了《六科准绳》,也是一部有影响的医学著作。

20世纪初,为了系统地介绍西药,编译出版了多种医书,包括基础医学、药物治疗学、诊断学、卫生学、法医学、伦理学、救护学、临床医学、通俗医学读物及字典。这些书扩大了医学写作学的视野,增强了医学写作学的容量,其写作内容基本涵盖了医学写作学的各个方面,包括病历(病案)、医学专著、医学科普,但没有科研论文的写作,且也无规范。这时的医学写作对医学写作学形成和发展起了重要的推动作用。这些学者与作者们提出了许多新视角、新方向、新形式与新内涵,给后人以启迪。

二、西方医学传入对我国传统医学写作的影响

现代医学在我国一直简称"西医",相对传统医学而言,西方医学是从古代希腊、罗马医学上发展起来的。古希腊时代,医学是一门手艺,医者是手艺人。医学知识的传承与传播形式很多是家传的,父授子袭。另外还有教会传授,经验虽可以积累,但理论得不到解释,医生就从哲学中寻找答案,医学写作伴随而生。在写作出版中还形成了各自的医学体系,许多医生写出了有自己观点的医学专著。医学走上实验医学的道路后,医学从口授逐渐转向经验学习与经典著作学习相结合的阶段。医学逐渐形成了相对独立的体系,医学写作模式也逐渐形成。

15—17世纪,自然科学(如物理、化学、生物等)的进步,促进了医学的发展。此后西医逐渐东移,西医是伴随着西方传教士来中国而传入我国的。医学传入的最主要途径

是教会,主要方式是西医书籍。这些医学书属于启蒙医学,对我国传统医学没有产生明显的影响,主要著作是《人身图说》和《泰西人身说概》。传教士带着医务人员在沿海城市开设医院与诊所,西医的影响逐渐扩展。最早的诊所设在澳门,时间是1820年。1827年,受聘于英国东印度公司的传教医生郭雷枢,在澳门开设诊所后又在广州开设医院,此后,医院进入内地。先是上海,再往后,发展到宁波、杭州、汕头、沈阳、济南、南京、成都、九江、南昌等地。约到1935年,散布在我国的教会医院、诊所及教会医学院已有二十余所。西方医学传入对我国医学写作的直接影响是医疗文件;其次是医学教育和医学专著、医学论文等;再次是医学科普写作。随着医务人员的增加,医学文书写作逐渐扩展开来,其中最具有影响的是病历、病情记录、护理记录(含体温表等生命体征记录)。

中国传统医学没有设住院部,没有设护士,也就无医嘱,无护理记录,无生命体征记录表(体温、脉搏、呼吸等项目),处方也不统一,有各自的规矩。中医医案由于历史条件限制,均以医生个人的习惯进行记录,无论从内容到形式都存在较大的差异,一直没有统一。

中国现代病历的创建与逐渐完善,得益于北京协和医院的创办。1921年美国洛克菲勒基金会创办了北京协和医院,开启了我国八年制高等医学教育和高等护理学教育的先河。医学通用文件和文书写作逐渐走向统一规范。北京协和医院的病历顺理成章地成了各地医院病历的范本,成了各医学院医学教育的范本。因为有了正规的医学教育,西医病历趋于统一。北京协和医院的病历也就成了该院的"三宝"之一。(有一说"三宝"是图书馆、病历、名教授;又一说不是名教授,而是严格的住院医师培养制度。不管哪一种,病历均在其中。)我们现在的病历写作的内容、方法、原则均源于此。

医学教育的规范化与系统化也源于此。管理严格,促进了医学教材教案的编写。教材与教案是医学写作的重要内容。在此前,中医的传授均以子承父业、师徒相传、口授心记为主,没有完整、正规的教材,也不写教案。西方医学教育方式方法传入后,医学教育严格规定要求有教科书、参考资料、教案等,均要求精心编写,以利于教学。以生理学教材为例,1928年由周颂声编写了医学院用的《生理学》教材;1929年蔡翘编写的《生理学》还附有实习指导。医学教材编写和出版逐渐铺开、深入、完善。

北京协和医院是中国医学写作学发源地之一,以其无可替代的医学写作水平和能力,在与医学写作有相关性的项目上,如病历的范本,论著、论文的质量与数量,各级各类医学课题的数目、质量及成果,均处在领先地位。

通过杂志发表论文,首先出现在巴黎和伦敦。1665年1月和3月《学者杂志》和《哲学会刊》这两本科技期刊先后在这两地问世。由此打破了人类科技活动相对封闭隔绝的格局,极大地促进了科学理论、实验与应用之间相辅相成的局面,形成了近代科学技术的新纪元。此时我国传统医学精髓还是以书相传。

中华人民共和国成立后,以中医为主体的中医医院的病历基本沿用西医医院的规范要求。1953年,中华人民共和国卫生部(以下简称卫生部)召开医教会议,将诊籍、医案、病历统一规范为病案,但仍无统一的中医病案格式。

尽管在20世纪出版了很多名家医案,但仍未见统一格式。

1983年,出台了《中医病历书写格式与要求》(试行),发往全国试行。经过几年临床实践初步统一了全国中医医案书写格式。

1991年国家中医药管理局组织专家对《中医病案书写规范》作了最后审定,并在全国各级各类中医院试行。此后进行了修订,突出了中医的特点,使体格检查与望、闻、问、切融为一体,以此为纲,按照西医体格检查顺序,从上到下,使中西医检查融为一体。既保存了中医的特点,又溶入了西医的科学性与系统性,是一种新的尝试,是多年来中医医案书写修订的主要变化,规范与中医学的发展。

医学专著的影响仅次于病历。

由于传授医学的需要,医学书籍不断传入,有基础医学类的,如介绍解剖生理学的《全体新论》(1851年)、介绍各科学的《西医略论》(1858年),以及同时期的《西医外科理法》《内科全书》《内科新说》《内科阐微》《妇婴新说》。这种流传促进与改进了医药界的医学写作,例如,1879年,湖南长沙中医夏洛林从朋友手中借阅西医专著《内科新说》《西药略释》;1886年四川成都中医罗定昌自购《全体新论》《妇婴新说》,不久,以这两本书为参考,撰写了《中西医粹》。

合信(Hobsen.B)于1839年来华,1843年前往香港打理医院,因香港炎热潮湿,流行疟疾、痢疾和黄疸病,他决定从预防做起,成立了公共卫生和清洁委员会,1845年成立了中国内外科学会,由英国海军医生塔克(Tocker)任会长,合信任秘书。会下设立图书馆。他与内地教会医生密切联系。合信对医学教育极有兴趣,在香港建医院后(40床位的医院)又创办医学培训班,培训物理、化学、生物。1850年,合信完成了《全体新论》一书,译者叫陈修堂,在咸丰元年(1851年)由上海墨海书馆出版,此书是我国最早的包含人体解剖图的医学书。作者合信在序中写道:"夫医学一道,工夫甚巨,关系非轻。不知部位者,即不知病源;不知病源者,即不明治法;不明治法而用平常之药,尤属不致大害。若捕风捉影以药试病,将有不忍言者矣。""屈深为惜之,予自弱冠,业医于人身,脏腑部位历经剖骸看验,固一切体用倍悉其详。近得华友陈修堂相助,乃集西国医谱,参互考订,复将铰连骨骼及纸塑人形,与之商榷,定论删繁,撮要译述成书,颜曰全体新论。形真理,确庶几,补医学之未备。若以为矜奇立异之说,则非予之素志也,是以序。咸丰元年岁次,辛亥季秋日,合信氏识于惠爱书局。"

该书因图文并茂,几次重印,一度成为中文标准医学专著。除起到医学教育作用外,同时还起到了教授如何进行医学写作的作用。

第三节 医学写作学的现状与未来

一、医学写作教育的相对滞后

医学写作教育较医学教育相对滞后,还没有纳入医学教育的体系中,但它是医学教育的内容之一。在医学写作学未形成之前，医学写作教育存在着分散性、分段性和分离性。

（一）分散性

分散性表现在医学写作知识无统一内容，无统一传授大纲，无统一教材。

病历书写知识最初是放在《内科学基础》中讲授，教材改革后，纳入《诊断学》内容。病历书写重点介绍了门诊病历和住院期间病历的书写要求及内容，并附有病历举例。

大课讲授后，见习和实习均有带教老师再次进行详细讲授，教学医院在此期间会组织学生进行一次强化教育，这个环节在非教学医院常被遗漏或训练不到位。

毕业后，年轻医师在任住院医师期间又一次受到强化训练，有些医院常把如何写好病历纳入继续教育的课程。

其他的医学写作教育在医学本科时缺失，只有个别重点院校设有选修课，或设有如何写论文及报课题的讲座。

（二）分段性

分段性是指系列的医学写作知识，分阶段给医学学生传授，包括查文献和论文写作训练，一般在研究生阶段进行。

（三）分离性

分离性是指医学写作知识没有汇总在一起。没有形成系统性的一门学问，只作为某一学科的附属，分散在各学科中讲述，为某一学科服务。由于少有讲授写作方法，具体涉及某学科时写作者往往下笔无力。例如课题申报、报奖，是以中标率为中心，没有从共性、特性、特点去讲述课题申报的知识，只重视局部或自身的技巧去讲述而不作为一个专科的知识传授，往往是只会一次，不会二次，只会本项目，难写新项目，难以举一反三、触类旁通，对医学写作没有一个总体概念。近十几年来由于职称晋升与论文、课题紧密挂钩，没有课题、没有论文者不能晋升，似乎是推动了医学写作学的学习，但在普及或在讲述医学写作学的过程中，有以下三种欠妥的现象出现：一是商业性，二是单一性，三是投机性。讲授者没有从医学写作的重要性与必要性的高度去阐述，而是为了应急或应用而讲授。尽管存在一些狭隘性，但医学写作学也逐渐受到重视。

二、医学写作学的现状

在病历书写规范方面，国家多次组织专家开会讨论，对病历书写提出了原则、规定和要点。卫生部医政司于 2002 年发布了《病历书写基本规范（试行）》，经过几年实践，于 2010 年 2 月在此基础上进行了修订和完善，发布了 2010 版的《病历书写基本规范》，2010 年 3 月 1 日起施行。

医学论文写作方面，医务人员主要经过两种渠道提高写作水平：一是各医院、各医学杂志、各医学类学会开设如何写论文的培训班，二是一些如何写医学论文的专著可以供写作者参考，甚至请海外学者讲述 SCI 写稿与投稿的方法。

在科研课题申报写作方面,除研究生开设选修课外,国家自然科学基金医学项目申报指导会、医学院校和医院的科研部门已把指导课题申报写作列入日常工作范畴。

在医学科普写作方面,由于人民生活水平的提高,对健康长寿知识的渴求,刺激了出版业,医学科普书籍和医学科普文章大量问世。许多医院也鼓励医学专家撰写医学科普文章,患者可以从文中获得医学知识。因为作者都是实名,并且有地址、职称,患者读后常会来医院寻医问药,医院可以获得更好的社会效益和经济效益。

在医学新闻写作方面,由于各医疗机构都很重视宣传,各医院都设有宣传机构或专职负责人记录大事、人物专访或宣传新技术等。

医学故事、医学谜语、医学对联常见于媒体。医学写作已深入多个方面。

三、医学写作的未来

从某种角度去审视,医学写作的水平是一个医疗机构或一个医务工作者的水平高低的指标之一。

我们许多医学大家,写作水平都达到极致。如张孝骞、林巧稚、吴宪、汤非凡、诸福棠、黄家驷、钟惠澜、胡传揆、陈敏章、王琇瑛、聂毓禅、吴阶平、邓家栋、吴英恺、方圻、谢荣、裘法祖、黎介寿、吴孟超等。他们能够把自己的经验、见解、发现、发明付诸文字,并且清楚、有序、明白地表述出来。从文中可以看出他们的真才实学、严谨学风、创新精神和高尚品德。他们都是中国医学界泰斗、楷模,他们为中国医学写作学的创建和发展打下了坚实的基础,他们书写的病历、查房记录、病例讨论记录、医学论著和发表的论文以及科研成果都是学习医学写作学的范本和参考资料。

21世纪以来,医学写作学已逐渐进入高校教科书,各种医学写作学专著相继出版。许多专家都将医学写作学认真地列为专题讨论。

医学写作学将会随着医学发展一起纳入医学研究的主流中,而其又能自成系统,形成一门多层次、多角度的医学实用学科。

随着医学的发展,电子计算机的应用和法制的完善,医学写作学会更上一层楼。在病历书写上,电子版病历将会逐渐部分取代纸质版病历,使之更规范、更专业、更科学,既能如实、及时地记录病史,又能在防范医疗风险上起到警示作用。

在医学论文专著方面,随着医学摄影、表格的完善和统计学的普及,医学专著和论文书写会更严谨、更科学、更真实。

医学教材除传统的纸质版外,将会有电子版,形式更多样,结合更生动、更直观、更易懂,这使得医学科普知识将会进入千家万户。可以预见,医学写作的内容将越来越多,需要量会越来越大,涉及面会越来越广,形式也会越来越丰富多彩。写作的水平不仅取决于写作知识的本身,更涉及语言学、伦理学、统计学、卫生学、法律学和医学哲学等。医学写作学的形成将更好地为医学、为医学科研、为医学知识普及服务。

(蒋泽先　蒋李懿)

第二章 医学写作的价值与作用

第一节 医学写作的价值

一、医学写作的社会价值

社会价值是为一定时期的政治、经济和文化服务的。写作是人类进行物质文明建设和精神文明建设的工具,是促进社会进步的手段之一。写作虽然只是属于个人行为,但其作品问世必然涉及社会他人。例如,医学科普的文章对预防传染病传播起了巨大的作用,其经验的推广,也是通过医学写作实施的。所以说医学写作不是个人或某个医疗机构的小事或局部的事,而是国家、社会的大事,是为百姓服务的事。

二、医学写作的实用价值

写作是一个现代人必备的能力之一,而医学写作是每个医务人员必备的主要能力之一。医生每天要采写病历、记录病情、开处方、写手术通知单、记录手术过程,职称晋升要写论文、申报科研课题、写课题总结,在教学医院还要写备课教案等。护士要写护理记录、交班记录、护理纪要和论文。甚至药房、检验、放射各科人员都离不开医学写作。可以这样说,一个没有医学写作能力的人是不能成为一名好医生、好护士的。

医学写作是一名医生成功路上的"拐杖"。它的实用性在于,可以表达一个医生的思维、诊断、治疗乃至科研水平,可以说明一个医院的实力、管理质量与水平。

医学写作对于每一个医生和从事医务工作的人来说都是应该必备的能力,是应该不断学习和掌握的技能。

三、医学写作的经济价值

经济价值是一个项目、一个成果的衡量标准之一。医学论文、医学专著、医学科普书、医学科研成果通过文字发表,由出版部门出版,进入了市场流通,就具有了商业性,具有了经济价值。

作者可以得到稿费,出版商可以获得利润。医学写作的作品与其他进入市场的作品一样,既有社会效益,又有经济效益。

第二节　医学写作的作用

一、传播与传承的作用

医学的传播和传承离不开医学写作。

从纵向看，当代人能读到《黄帝内经》《伤寒论》《金匮要略》《千金要方》这些中医经典名著，要感谢这些书的作者。

从横向看，西方医学传入我国，我国传统医学传至西方，得益于医学书籍和文章，同样要感谢这些书和文章的作者。

在医学传播和传承的过程中，医学写作学起到不可替代的作用。医学写作学是一种公益事业。

世界各国都十分重视医学写作，尤其是医学发达的国家，把医学与科学写作等视为一门基础学科和应用学科，提出"工业的语言是蓝图，科学的语言是文章"。

任何一门学科的诞生发展，技术发明的应用，要公之于世，都要通过写作形成文章，揭示、表达、交流、传播。

二、学习与研究的作用

人类知识的获得一是靠实践，二是靠从书本上学习。书本的知识是通过写作形成，对口口相传的知识进行了提炼、总结、分析，故好书是营养之精品。

医学教育、医学的沟通途径之一是通过文章，每一个医务工作者都要经过五年的本科或三年的大专医学教育后才能穿上白大褂，而在这个学习过程中，获得知识量最大的渠道是书本，是文章。而这些都是通过写作"制造"出的产品。

医学研究过程的记录和最后的结果结论，均是通过文字写成后公之于世，同行或后来者只有通过读到这些文章才能对某一次或某一种医学事件进行研究，获得知识与理解。

故医学的学习与研究离不开医学写作。

三、医疗与教学的作用

医生在从事医疗过程中要记录患者的主诉，对患者的检查记录、病情及病情转归，要开处方、医嘱，要写手术报告，记录手术过程，各项医疗活动都得要在病历中准确及时记录。

医疗离不开医学写作。医学教育从教科书到纸质版教案再到多媒体课件都要通过医学写作来展现出来。医学教育同样离不开医学写作。

四、对医师与医院的评估作用

在对医院等级、质量水平的评估过程中,医学写作质量的好与坏、水平的高与低是主要标准之一。其内容有:病历质量、论文的质量与数量、论著的质量与数量、课题申报与完成情况,教学医院还有教案、教材等,这一切都要通过医学写作来体现。

这也是当前各医疗机构重视医学写作的主要原因之一。事实上,医学写作水平的高低也体现了一个医生的素质和水平,从中可以看出一个医院的管理水平和质量。

（蒋泽先）

第三章 医学写作的基本原则与要求

第一节 医学写作的基本原则

写作活动是一项创造性的精神劳动,它的劳动产品就是由文字形成的文章或专著。医学写作有自身特殊的一面,写作者大都是医学专业人员,读者也大都是医务工作者。尤其是部分有资历的读者,不仅是医护、药剂人员,有时也涉及司法工作者。医学科普读者则涉及面广,无所不包。凡热爱生命、关爱健康者都喜欢获得有关健康方面的知识,阅读这方面的文章或书籍。也就是说,凡医学工作大都涉及生命健康。尽管医学写作门类很多,各类有各类的写作基本原则,但必须遵循的总原则是共同的。

一、责任性

医学写作大都与生命健康相关,不可掉以轻心,无论是专著或处方,论文或医嘱,教案或病历记录,其说明的、告知的都与生命息息相关。可以毫不夸张地说,每一个字的变更、数量的大小都涉及健康与生命,每个作者(撰写者)要有强烈的责任心,提笔或在电脑前敲打时,要举轻若重,要细心认真。例如"10U"与"100U"之差,"内服"与"外用"之别,"一周一次"与"一天一次","含漱"与"含服"等,都不属于技术高低、知识多少的问题,而是出于一种责任,一种强烈的责任感。这种疏漏、错误在医学上出现后果不堪设想,会让人致残甚至致死。

所以,责任是医学写作的第一准则。

二、科学性

科学是医学写作的灵魂,是衡量作品质量的主要标准。科学性质包括以下几点。

(一)真实性

取材、论述、描写要真实可靠,要有依据。不同的医学写作类别对真实性要求不一样,病例书写要求客观、真实、及时,课题和论文要求设计严谨、周密、合理、方法先进,试验数据必须进行统计学处理,论点、论据、论证有客观性和充分的说服力,结论恰当,有一定的依据。

(二)准确性

不管是病历、科研论文、专著均要求选题准确、语言准确、数据准确、引文准确、用词表达准确、论点客观准确。内容要实事求是,反映医学原貌,不能任意取舍,如描述药物治疗时,不能仅凭好恶对副作用夸大或缩小。

(三)逻辑性和条理性

概念要明确,判断要恰当。推理合乎逻辑、思路清晰、主次分明、叙在理上、首尾呼应、结果结论明了正确。

(四)重复性和再现性(医学科普写作与病历书写除外)

所写的论文专著结论、结果均需可再现,即任何人在任何时间、地点都可用同样的条件、相同的方法和材料完全再现,也就是说,其所表达的行为,例如手术方法、实验结果均完全可以再现,即他人可以再重复。

三、知行性

写作的准则之一是理论与实践相结合,理论从实践中总结,实践以理论为指导,理论与实践再次结合,再次升华。所有的医学写作均通过知之而后行。没有经历医学院校的学习和训练是无法开出医嘱的,这是理论的实践;不去问诊、视诊、触诊、叩诊、听诊是无法写出病历的;没有理论的指导,医生是难以对某一个疾病作出诊断的。所以医学写作不同于其他写作,其能力和水平完全建立在知与行的基础上。

四、实用性

实用性就是读完文字后能够按文字的说明实施应用。医学专著、医学论文、医嘱、处方均在此列。这些文字可供医学实践参考并指导实践。

五、规范性

除医学科普写作外,病历、医学论文、专著等均要求规范化、标准化,尤其是前两者。在长期使用和演变中,其写作已逐渐形成相对固定的格式,规范要求可见于各类型的医学写作。

六、说明性

说明性是指语言通顺简洁、通俗易懂,反映事物表达要严密达理、一目了然,不能感情用事,不能借景抒情、托物寓意(医学科普写作除外)。

第二节 医学写作的基本要求

写作正以纸质版过渡到电子版。医学写作(包括病历)正走向数字化。不管现在是用纸质版或已使用电子版,医学写作的基本要求均有如下几个方面。

一、内容真实与客观

医学写作的内容事关生命和健康,是医疗实践或医学实践的记录,是调查、观察、检查的结果,是防病治病的规律,医务工作者在写作时一定要做到真实可信。不可弄虚作假、凭空捏造,要客观具体,小至数据、标点符号都不能出错。

二、结构层次分明、重点突出

医学写作特别注重程序化,先、后、左、右都有明确的规范,医学论文或专著、处方或医嘱,都须有层次。如全身检查、一般检查,不能没有先后、没有重点。再如,开处方是该先开注射药还是先开口服药,先开内用药还是先开外敷药;在中药方面更要按"君臣佐使"来配伍。病情记录要交代出"这个人""这种病""这个系统"的状况或特殊的病情。不能蜻蜓点水,也不能面面俱到,要善于归纳、分析素材,条理分明,推断合理。

三、语言准确、简练

医学写作特别强调语言准确,每句话、每个字、每一个数据、每一个标点符号,都不能也不应该出错,应废除烦琐的语言,正确地使用规范的专业术语和习惯通用法。例如:肝功能试验不能简化为"肝功"或"肝能";再例如"触诊,腹平软",平是视觉,软是触觉,要分开叙述,正确的是"腹部平坦,两侧对称,腹壁柔软,肝、脾未触及"。

四、页面清楚与完整

纸质版病历要求用蓝黑墨水书写,字迹端正,切忌潦草。病历要记下时间,精确到时、分,每页都要标号,不能失落或缺页。

（蒋李懿）

第四章 学好医学写作学的意义与方法

第一节 学好医学写作学的意义

一、学好医学写作学是医生的医疗专业的需要

前已述及,医学写作具有传播和传承的作用,医师与医院的评估作用,此外,医疗文件还有法律作用。这些作用所涉及的意义将会伴随医务工作者一生。最初的也是最基本的,当医生要过写好病历这一关,开处方、开医嘱、写病情记录等这些常规写作,晋升、写论文、申报课题、写课题总结、外出学术交流写论文和讲稿等都离不开医学写作。

二、学好医学写作学是提高自身业务水平的需要

写病历、写论文、写专著、写课题都能有效地提高医生自己的业务水平。反之,一份病历的优劣也反映了一个医生的能力的大小和水平的高低。

写好一份病历,不只是语言要流畅,写作者还要善于观察病情,善于与患者交流,找到主要体征和症状,才能写得真实准确,才能选择使用准确的语言表达。

写论文、报课题也是需要对某一种病例诊断、治疗方法进行回顾、总结,反复查阅文献资料,在查询总结过程中深入思考,以达到提高业务水平的目的。

三、学好医学写作学是医疗、教学、科研、法律的需要

好的医学写作能力,为从事医疗工作提供了便捷的条件,为在教学医院工作者提供编写教学教案、开展科研的条件,同时,在法治观念日益加强的今天,学好医学写作学可以避免或减少在法律上走入盲区。

四、医疗写作是医院提高管理水平的需要

从医院的自身建设来看,业务考核、医生的病历书写、医院的病历管理都是指标之一。从各级医院评比来看,这些项目也是考核的主要标准之一。事实上,一个医疗单位,医疗管理是否严、学术气氛是否浓、科研水平是否高、教学质量是否优、人才梯队是否有、继续教育与人才培养是否在进行,医学写作所包含的内容都是衡量的尺度。医学写作也是反映一个医务人员素质和工作面貌的窗口。

第二节　学好医学写作学的方法

一、要勤于积累

积累源于多读书,多查阅文献,多做记录。前两项很好理解,后一项的内容包括记下上级医师查房时的病理和病情分析,记下自己对患者病情的转归的判断,记下患者的主诉症状,才能做到厚积薄发。在积累过程中要注意资料的针对性、可靠性、代表性、时效性和完整性。

二、要严于观察

医务工作者的对象是人,是患者,即使是实验,也关乎生命。生命对于人只有一次。对疾病的变化,既要观察全貌,又要观察细节。只有观察到疾病变化的真实状态,才有真实的记录,才能制定完整、有效的治疗方案,才能写出科学的文章或专著。观察不仅仅用眼,还要用耳、用手、用心,即做到问诊、望诊、听诊、触诊,不要仅依靠现代设备与仪器。例如浅表肿物触诊胜过超声波检查,可以触到大小、性质、活动度、疼痛度,这是超声波无法办到的。

三、要善于思考

体征、症状往往只是表面现象,要善于由表及里、由小到大、由局部到整体、由一般到特殊,经过思考后才能落笔。诊断如此,治疗如此,病历书写如此,实验亦如此。

四、要学会总结

大多数医学写作是一种总结。这种总结不同于一般的工作总结,如病历是询问、观察、检查、记录的结果;如论文,是自己对某一疾病的治疗的总结、某一药物作用的探讨、某一实验的论证,体现了自己的聪明才智,体现了自己的业务水平。只有懂得如何总结才能写出好文字、好文章、好著作。

（蒋李懿）

中篇

病历写作总论篇

第一章　病历发展简史及作用

第一节　病历简史

病历,亦叫病史、病案,是医务人员对患者患病经过和治疗情况的文字记录。它是医生诊断和治疗疾病的依据,是医学科学研究的很有价值的资料。早在殷商时代的甲骨文中就有对疾病的记述,这些文字可以视为医生最早的写作,也可以视为最早的医案。这类医案的出现可能是为于记下疾病。

真正的医案出现在两汉时期,汉初医学家淳于意每次看病都有记载。淳于意籍贯山东临淄,曾任齐太仓令,故又称仓公。司马迁在《史记·扁鹊仓公列传》中写道:"今臣意所诊者,皆有诊籍。"诊籍即为医案,其意是他辨证审脉,治病多验,并悉心治学,从名师公孙光学得"妙方""禁方",并从公乘阳庆学得黄帝、扁鹊的脉书和五色诊断方法,医术日渐精深。汉文帝时,因为被人告而获罪下狱,其女淳于缇萦上书皇帝,请作宫婢代赎父刑,皇帝看后很怜悯她,于是就免了淳于意的罪。

在行医的过程中,淳于意感到为了有效地治愈疾病,对患者的姓氏、里居、病症、用药、诊疗日期等很有记录的必要。于是,他行医时便注意及时详细地把这些信息登记下来。同时,把治愈的和死亡的病例也详细记录下来。当时,称这种做法为"诊籍"。《史记》中还记载了他的 25 则医案(诊籍),分属内科、妇科、外科和牙科。这些医案忠实地记录了他诊治疾病的成败经验,是我国现存最早的病历记录。中国最早的病案虽然简单,却包含了病历的基本内容,如姓名、性别、年龄、主诉、症候、处方与医生签名,在主诉里有时也记录既往史,复诊病历记录用药后状况,为进一步治疗提供参考。

医案盛行起于唐宋。宋代许叔微的《伤寒九十论》记载了用伤寒法来施治的 90 例病案,是我国最早的病案专著。1584 年明代医学家吴昆在《脉语》中对病案格式也作了进一步概括,规定了七项内容:一是姓名、籍贯、时间、地点;二是望诊与闻诊,包括年龄、体态、神色、语声;三是患者苦乐、病由、发病时间,观其精神状态;四是始发病、治疗措施及疗效;五是寒热、昼夜状况、喜恶何物等疾病现状,考察脏腑;六是写出病名、定诊断、区分标本缓急;七是用药目的、处方原则、药物配伍方法;最后有医生签名。由于历史条件限制,我国中医医案一直未能统一。

西医病历在明末清初随来华的传教士传入中国,他们在中国沿海地区开办教会医院。相对完整和正规的病历产生在 1921 年创办的北京协和医院,病历由此逐渐走向统一规范。

第二节　病历的作用

病历诞生最初是为了记录经验,在对病历整理完善的过程中,逐渐形成病历的功能,或者说是作用越来越多、越来越大。于是对病历的要求也就越来越多,越来越细。现代病历书写要求真实、及时、客观、准确、清晰、完整、扼要、重点突出。病历的作用有如下几点。

一、诊断疾病、治疗疾病和判断预后的重要依据

病历记录了患者疾病发展的全过程,真实而系统的病历是临床医师诊断疾病的钥匙,同时也是保障患者得到正确治疗的先决条件之一。对于一个治疗中的患者,既能帮助确定诊断,还为政法工作提供真实可靠的素材。对于一个治疗后的患者,病历既是制定治疗和预防措施的依据,又是总结医疗经验、提高医疗质量的资料。相反,不可靠的病历,会提供不可靠的信息,由此得出错误的结论,还会延误治疗时机,给患者带来难以挽回的损失。

二、教学、科研和学术交流的重要资料

医学是一门经验学科,病历是临床的第一手材料。通过分析和整理病历,往往能够总结疾病的发生、发展和演变规律,筛选有效的治疗手段。医学史上,许多新发现都是从一个或几个特殊病历中得到启发,再经深入细致的研究而获得成果的。一份病历是对某一个人或某种病治疗的全面记录和总结,又可为后世提供经验。在现代医学教育中,病历可以为教学提供大量生动的临床实例,使教学生动具体,具有科学性和说服力。

三、医院管理的可靠资料

现代化的医院管理要有科学的医疗数据,而这些数据有相当一部分源于病历中的真实记录。通过抽样分析一个医院的病历,可以了解其医疗质量、学术水平和整体管理水准。

四、法律上的重要文件

随着法制的健全,病历的记载在医疗纠纷中的法律地位日益突出。医院管理部门、医疗事故仲裁机构、司法部门在判断问题的性质责任时,都是以病历为原始依据的。因为医疗纠纷发生时,病历将被作为重要的法律证据,医生对自己的诊断负有举证责任。

病历是维护患者利益、保护医护人员合法权益必不可少的法律文件,有着其他资料不可替代的作用。医护人员必须以极端负责的精神和实事求是的科学态度,客观、真实、准确、及时和完整地书写病历。这也就要求医生要严肃认真地对待自己的患者。只有严肃认真地为患者诊断病情,记录下来的病历才会完整、规范。患者同样要珍视并保护好病历!

由上可知,病历代表医生诊断水平和医院管理水平,所以每位医疗工作者都应重视病历书写。

第二章 病历的定义、种类与组成

第一节 病历的定义

病历是指患者在医院中接受问诊、查体、诊断、治疗、检查、护理等医疗过程的所有医疗文书资料,包括医务人员对病情发生、发展、演变、转归和治疗的分析,医疗资源使用和费用支付情况的原始记录,是医务人员根据问诊、体格检查、实验室检查、影像检查、病理切片及一些必要的辅助检查等医疗信息管理和收集的资料经过归纳分析、整理、加工后写成的具有科学性、逻辑性、真实性的医疗档案。病历客观地、真实地、完整地反映了医务人员与患者共同面对诊治疾病的全过程。

第二节 病历的种类与组成

一、病历的种类

病历分为门(急)诊病历和住院病历。

(一)门(急)诊病历

门(急)诊病历是指患者在门诊或急诊就诊时形成的病历,主要包含以下几部分:首先是病历首页或封面,含有患者的一般信息:姓名、性别、年龄、住址、工作单位、药物过敏史等。第二是病历,又分首诊病历和复诊病历,含有患者的医疗信息,主要内容为就诊时间、科别、主诉、现病史、既往史、体征、检查及结果、诊断、处理意见和医师签名。门诊病历要求简明扼要、重点突出。急诊病历则特别注重时间表述(要求记录到分钟)、抢救过程及后果。

(二)住院病历

住院病历是指患者住院期间,由医师、护士等医务人员写成的综合记录。其主要包括以下几方面:首先是病案首页,包括患者一般信息、住院信息摘要。第二是住院志和入院记录。住院志包括患者一般情况、主诉、现病史、既往史、个人史、婚育史、家族史、月经史、体格检查、专科情况、辅助检查、初步诊断、诊疗计划、医师签名;入院记录则是住院志的简要形式。

二、病历的组成

(一)门(急)诊病历

(1)病历首页(封面)。

(2)病历记录。

(3)医学影像检查资料、化验报告单等。

(二)急诊留院观察病历

(1)急诊留院观察首页。

(2)病程记录(按页码次序顺排)。

(3)检查单。

(4)化验单。

(5)医嘱单。

(6)体温单。

(三)住院病历

1.出院后的病历排序

(1)病案首页。

(2)出院记录或死亡记录。

(3)死亡病例讨论记录。

(4)入院记录(含再次入院记录、24小时内入/出院记录、24小时内入院死亡记录、表格式病历)。

(5)病程记录(按日期顺序排列)。

(6)特别治疗记录单[如糖尿病的胰岛素治疗,肿瘤的化学治疗(简称化疗)、放射治疗(简称放疗)等]。

(7)术前讨论记录。

(8)术前小结记录。

(9)麻醉记录。

(10)手术记录或分娩记录。

(11)手术护理记录。

(12)危重患者护理记录(按页码顺序排列)。

(13)会诊记录单。

(14)各项检查报告单:X线报告、病理报告、血管造影报告、CT(电子计算机断层扫描)报告、超声报告、心电图报告等(分门别类按日期排列)。

(15)化验报告单:按日期先后次序排列,自上而下,贴于专用粘贴单上,化验单右上角标明化验项目,异常者用红笔标记,以便查找。

(16)长期医嘱(按页码顺序排列)。

(17)临时医嘱(按页码顺序排列)。

(18)体温单(按页码顺序排列)。

(19)各种知情告知医疗文书。

(20)门诊病历(死亡者)。

2.住院期间病历排序

(1)体温单(按日期顺序倒排)。

(2)长期医嘱(按日期顺序倒排)。

(3)临时医嘱(按日期顺序倒排)。

(4)住院病历。

(5)入院记录。

(6)病程记录(按日期顺序排列)。

(7)特别治疗记录单(如糖尿病的胰岛素治疗,肿瘤化疗、放疗等)。

(8)术前小结记录。

(9)术前讨论记录。

(10)手术记录或分娩记录。

(11)麻醉记录。

(12)手术护理记录。

(13)危重患者护理记录(按日期顺序倒排)。

(14)会诊记录单。

(15)各项检查报告单:X线报告、病理报告、血管造影、CT、超声波、心电图报告等(分门别类按日期先后排列)。

(16)化验报告单按日期先后次序排列,自上而下贴于专用粘贴单上,化验单右上角标明化验项目,异常者用红笔标记,以便查找。

(17)各种知情告知医疗文书。

(18)病案首页。

(19)入院证。

(20)门诊病历。

第三节　病历书写要点

(1)病历写作过程中应包括文字、符号、图表、影像、切片等资料,还应有门(急)诊病历和住院病历两份病历。

(2)病历书写应当使用蓝黑墨水、碳素墨水,需复写的病历资料可以使用蓝色或黑色的圆珠笔。计算机打印的病历应当符合病历保存的要求。

(3)病历书写要格式规范、表述准确、语句通顺、标点正确、用词恰当,要求是客观、真实、准确、及时、完整、规范、重点突出、层次分明。

(4)病历书写应当使用中文,通用的外文缩写和无正式中文译名的症状、体征、疾病名称等可以使用外文,疾病不能中外文混用,例如肺 Ca。简化字、外文缩写字母不得自行滥造。

(5)病历书写过程中出现错字时,应当用双线划在错字上,保留原记录清楚、可辨,并注明修改时间,修改人签名。不得采用刮、粘、涂等方法掩盖或去除原来的字迹。上级医务人员有审查修改下级医务人员书写的病历的责任。

(6)病历应当按照规定的内容书写,病历书写后由相应医务人员签名,注明日期。

实习医务人员、试用期医务人员书写的病历,应当经过本医疗机构注册的医务人员审阅、修改并签名,注明日期。

进修医务人员由医疗机构根据其胜任本专业工作实际情况认定后书写病历。

(7)病历书写一律使用阿拉伯数字书写日期和时间,采用 24 小时制记录。

(8)疾病诊断、手术、各种治疗操作的名称书写和编码应符合《国际疾病分类》(ICD-10)的规范要求。

(9)入院记录及再次入院记录均应在患者入院后 24 小时内书写完成,抢救急危重症患者未能及时完成病历书写的,应在抢救结束后 6 小时内据实补记,并注明抢救完成时间和补记时间。对住院不足 24 小时就出院的患者,可在出院后 24 小时内书写 24 小时内入、出院记录;住院不足 24 小时死亡者,可在死亡后 24 小时内书写 24 小时内入院死亡记录。

(10)对需取得患者书面同意方可进行的医疗活动,应当由患者本人签署知情同意书。患者不具备完全民事行为能力时,应当由其法定代理人签字;患者因病无法签字时,应当由其授权的人员签字;为抢救患者,在法定代理人或被授权人无法及时签字的情况下,可由医疗机构负责人或者授权的负责人签字。

(11)入院记录、首次病程记录、阶段小结、交(接)班记录、抢救记录、出院记录、死亡记录及死亡病例讨论记录,必须由住院医师或经认定合格的进修医师书写。其中死亡记录、死亡病例讨论记录必须有上级医师签名。实习医生、试用期住院医师、未经认定合格的进修医师书写的各项记录均须带教老师审改或签名。

(12)因实施保护性医疗措施不宜向患者说明情况的,应当将有关情况告知患者近亲属,由患者近亲属签署知情同意书,并及时记录。患者无近亲属的或者患者近亲属无法签署同意书的,由患者的法定代理人或者关系人签署同意书。

(13)所有住院患者均应有"三大常规"医嘱,因故未查,应在病程记录中说明原因。住院期间的化验报告单均应贴在化验粘贴单上,以备查询。化验报告单的右上角应标明检查项目名称,正常结果用黑墨水笔记录,异常结果用红墨水笔记录,标记时首字要上下对齐。对住院期间开出的各项检查及化验报告单,经管医师应及时检查回收,不允许缺失。

(14)对各种法定传染病,诊断一经确立,应立即填报传染病卡片,与其相关的检查报告单应及时收入病历中。

(15)对各种有创性或费用较高的检查、治疗、手术、输血和自费药品(指医疗保险、省级公费医疗规定)等,均要求征得患者或近亲属同意后方可施行。

(16)书写各种记录每自然段起始行必须空两格,以后则顶格。

(17)门(急)诊病历和住院病历都应当标注页码,病程记录每页应有患者姓名、科别、床号和住院号。

(18)医疗文书中的各级签名均不得代签,也不得模仿他人签名。

(19)住院病历纸张大小规格为 27cm×21cm,门诊病历为 19cm×13cm,均采用书页式装订。

(20)度量衡单位和时间均用阿拉伯数字表示。

(21)中医病历按 2010 年卫生部和国家中医药管理局印发的《中医病历书写基本规范》要求书写。

(伍珊珊　蒋泽先)

第三章　规范病历书写的基本原则

书写病历有一定的要求和原则,分述如下。

第一节　规范性

(1)用笔、墨、纸应符合规范。书写病历应当使用蓝黑墨水、碳素墨水,需复写的病历资料可以使用蓝或黑色油水的圆珠笔。计算机打印的病历应当统一纸张、字体、字号及排版格式,符合病历保存的要求。

(2)书写的文字、用语及书写要求应符合规范。病历书写应当使用中文,通用的外文缩写和无正式中文译名的症状、体征、疾病名称等可以使用外文。书写应规范使用医学术语,文字工整,字迹清晰,表达准确,语句通顺,标点正确。

(3)各种医疗文书书写人员的资质要求应符合规范。如入院记录、首次病程记录、阶段小结、交(接)班记录、抢救记录、出院记录、死亡记录及死亡病例讨论记录必须由住院医师或经认定合格的进修医师书写。其中死亡记录、死亡病例讨论记录必须有上级医师签名。实习医生、试用期住院医师、未经认定合格的进修医师书写的各项记录均须经过本医疗机构注册的医务人员审阅、修改并签名。

(4)各种医疗文书的书写内容、格式应符合规范,并统一采用 24 小时制书写日期和时间。

(5)病历修改应符合规范。病历书写过程中出现错字时,应在错字上划双线,保留原记录清楚、可辨,并注明修改时间,修改人签名。不得采用刮、粘、涂等方法掩盖或去除原来的字迹。上级医务人员有审查修改下级医务人员书写的病历的责任。但已完成录入打印并签名的病历不得修改。

(6)履行签署各种知情同意书的签字人员身份应符合规范。对需取得患者书面同意方可进行的医疗活动,应当由患者本人签署知情同意书。患者不具备完全民事行为能力时,应当由其法定代理人签字;患者因病无法签字时,应当由其授权的人员签字;为抢救患者,在法定代理人或被授权人无法及时签字的情况下,可由医疗机构负责人或者授权的负责人签字;因实施保护性医疗措施不宜向患者说明情况的,应当将有关情况告知患者近亲属,由患者近亲属签署知情同意书,并及时记录。患者无近亲属的或者患者近亲属无法签署同意书的,由患者的法定代理人或者关系人签署同意书。

第二节　科学性

一、书写病历必须坚持科学严谨的态度

病历不仅具有重要的法律效力,而且是医学文稿的重要素材,为医院临床医疗、教学、研究工作提供宝贵资料,同时也为医疗保险业的健康发展提供可靠依据。因此要求客观、真实、全面地记录患者信息,对一些需要量化的指标应作具体测量和记录。

二、书写病历要符合科学规律

病历,如病程记录,是对患者入院后病情和诊疗过程的经常性、连续性记录,病历内容应前后一致、呼应,要符合疾病发生、发展、演变的规律;抢救记录可在抢救结束后 6 小时内及时补记,并注明抢救完成时间和补记时间。

第三节　及时性

《病历书写基本规范》规定了完成病历书写内容的时限范围,书写及时与否关系到病历的时限质量高低。

(1)病案首页:出院后 24 小时内完成。

(2)入院记录:入院后 24 小时内完成。

(3)首次病程记录:入院后 8 小时内完成。

(4)日常病程记录:对于病危患者应根据病情变化随时记录,至少每天一次,记录时间应当具体到分钟;对于病重患者至少两天记录一次,病情变化随时记录;对于病情稳定的患者至少三天记录一次。

(5)上级医师查房记录:主治医师查房记录应在入院 48 小时内完成;科室主任或具有副主任医师以上专业技术职务任职资格的医师查房的记录应在一周内完成。

(6)疑难病例讨论记录:讨论后完成。

(7)交接班记录:交班记录在交班前由交班医师完成;接班记录于接班后 24 小时内完成。

(8)转科记录:转出记录由转出科室医师在患者转出科室前完成;转入记录由转入科室医师于转入后 24 小时内完成。

(9)阶段小结:每月一次。

(10)抢救记录:抢救结束后 6 小时内完成,记录应具体到分钟。

(11)会诊记录:常规会诊意见记录应当由会诊医师在会诊申请发出后 48 小时内完成,急会诊时会诊医师应当在会诊申请发出后 10 分钟内到场,并在会诊结束后即刻完成

会诊记录。

(12)术前小结(包括术前讨论记录):在手术前完成。

(13)麻醉术前访视记录:在麻醉实施前完成。

(14)麻醉记录:在麻醉实施过程中完成。

(15)手术记录:术后24小时内完成。

(16)手术安全核查记录:由手术医师、麻醉医师和巡回护士三方,在麻醉实施前、手术开始前和患者离室前,共同对患者身份、手术部位、手术方式、麻醉及手术风险、手术使用物品清点等内容进行核对记录,输血的患者还应对血型、用血量进行核对。应有手术医师、麻醉医师和巡回护士三方核对、确认并签字。

(17)手术清点记录:在手术结束后即时完成。

(18)术后首次病程记录:在术后即时完成。

(19)麻醉术后访视记录:在麻醉实施后至麻醉恢复时的记录。

(20)出院记录:出院后24小时内完成。

(21)死亡记录:死亡后24小时内完成。

(22)死亡病例讨论记录:死亡一周内完成。

(23)各种知情同意书:在事前完成并有患者或法定代理人或授权人签字。

第四节　真实性

一、病历不得涂改

若修改病历要保证原记录的清楚、可辨,并注明修改时间,有修改人签名。

二、病历不得伪造

有个别医务人员由于询问病史不详细或患者未能及时提供有关资料,又想保持病历的完整性,有时伪造患者的家庭地址、身份证号、既往病史等部分资料。这是不允许的。

三、书写病历要及时

不能事后凭印象去补写,因为那样有可能造成记忆遗漏或混淆,导致病历失真。

四、观察病情要仔细

例如,体检中遗漏患者已经出现的体征;病程记录中对患者已经发生的病情变化未能观察到;对辅助检查资料不会分析、判断等。

五、记录病情要详细、全面

对上级医师的查房意见要详尽、完整地记录;对诊疗过程中的变化要有分析更改的依据记录等。

第五节 准确性

病历书写要符合准确性原则。有的医师由于粗心写错病变部位、病变大小,时间记录有逻辑性错误,或同一内容的记录前后矛盾,甚至把性别错写。比如病变在右侧写成左侧;入院记录或首次病程记录时间早于入院时间;护士记录的抢救时间、死亡时间、出血量等与医师记录的不一致等。这些现象都不符合准确性要求。

(蒋李懿)

第四章 电子病历及其优缺点

第一节 电子病历的产生与发展

电子病历(electronic medical record,EMR)是随着电子计算机的诞生而产生的。电子病历是一种资源,是记录了患者的全部医疗就诊档案而形成的文字、符号、图表、影像、切片、数据等资料的总和,是医务人员通过门诊、查体、辅助检查、诊断、治疗、护理等医疗活动获得的较全面、系统的资料,并进行整理、分析、归纳形成的全部医疗行为的记录。它不但为卫生事业管理、医学诊疗与科研提供最实际、最丰富的数据资料和处理医疗纠纷的重要的判定责任依据,而且是评价医疗质量、管理水平、学术能力的一个重要依据。

1960年,以美国麻省总医院为代表,一些医院开发门诊电子病历并投入使用。直到1991年,美国国家科学院医学研究所发表了题为《电子病历是医疗保健的基本技术》的研究报告,总结了40年来实现病历记录计算机化的经验,全面论述了电子病历发展的各个方面,提出了推动电子病历的多项建议。

1993年9月,在法国马塞召开了首次健康卡系统国际会议,研究该系统应用及发展等问题。

1994年,西门子公司推出了多媒体电子病历记录系统。

1995年,日本厚生省成立了电子病历开发委员会,当年度投入2.9亿日元用于开发电子病历系统。

2004年,美国总统布什在众议院的年度国情咨文中,要求在10年内确保绝大多数美国人拥有共享的电子病历,还准备以此为基础,建立国家健康信息体系。据研究人员测算,预计在未来10年内需投入2760亿美元。2003年,美国13%的医院使用了电子病历系统,到2004年底增加到19%。

世界各国政府对电子病历建设都高度重视。通过电子病历实现关键医疗信息的共享,已经成为医疗卫生业的发展趋势,同时也成了医院信息化的核心。

2000年左右,我国开始尝试电子病历,由于我国电子病历的研究起步较晚,临床和科研界对电子病历进行的是局部性的实验性电子病历工作,即只是将传统的纸质病历通过相关的医疗信息资料知识数据库完成电子化的病历。我国的电子病历模板可分为三类:一是专业电子病历软件;二是独立医院信息系统产品;三是以模块或组件方式提供的电子病历功能。从广义的角度来看,电子病历的内涵和外延都不是一个产品能够包括的,它涉及所有与临床相关的系统,传统病历的电子化是目前电子病历的实现重点。

世界各国都在加紧对电子病历的研究,我国也在启动电子病历应用基础与标准的研究工作。除了研究电子病历的基础框架及其标准、电子病历实现的技术手段和方法外,还要研究电子病历相关的法律法规,以及临床规范等问题。电子病历是医院信息化(hospital information system,HIS)发展到一定阶段的要求和产物,是医院计算机网络化管理及医院现代化管理的必然趋势,在国际学术界公认为是新兴的医学信息学(medical informatics)的重要信息分支。

尽管电子病历有广阔的前景,但是就现阶段而言,我国的电子病历刚刚起步,在技术上尚不成熟,缺乏行业规范标准,各个医疗信息系统的格式不尽相同,表现形式上局限于文字的处理,还没有真正体现出计算机化管理的优势,不利于信息的管理、传递与共享。此外,国家在政策、法律上尚需完善对电子病历的要求和规范。这些因素制约着我国电子病历的发展。

第二节　电子病历的优缺点

传统病历是医务人员用手写的纸质病历,其缺陷有以下几点。

(1)保存分散,难以查找,容易丢失。

(2)内容是自由文本形式,字迹可能不清,内容可能不完整,意思可能模糊。

(3)科学分析时需要转抄,容易出现潜在错误。

(4)只能被动地供医生作决策参考,不能实现主动提醒、警告或建议。

(5)占用存储空间。

电子病历应是电子化病历的高级形式,是有关患者的健康和医护情况的终身电子信息,是患者完整的、集成的信息。电子病历不仅信息载体电子化、多媒体化,且能提供超越纸质病历的服务功能。

一、电子病历的优点

(一)安全可靠

通过实行 EMR 分级保密管理,设立查阅、输入、修改和使用 EMR 分级授权等,可以保证 EMR 的安全性和使用价值。同时,系统提供数据备份和恢复工具。各级工作站建立数据备份制度,可以保证数据在受到破坏的情况下,得到最大限度的恢复。

(二)存储、查阅、使用方便

EMR 不会霉烂、变质,而且耐热、耐腐蚀、贮存方便。EMR 不需要庞大的存储空间。医务人员在自己的计算机终端上可查找病案资料,也可委托数据中心查找、打印、直接传送或复制传送资料等。

因此,医务人员使用电子病历系统可以方便地存储、检索、浏览、复制病历,可以方便、迅速、准确地开展各种科学研究和统计分析工作,大大减少人工收集和录入数据的工作量,极大地提高临床科研水平。

(三)时效性强

传送速度快是电子病历的极大优势,医务人员通过计算机网络可以远程存取患者病历,在几分钟甚至几秒钟内就能把数据传往需要的地方。在急诊室,电子病历中的资料可以及时地检索出并显示在医师的面前。

患者就医时可授权医生查阅自己的 EMR,协助医务人员迅速、直观、准确地了解患者以前所接受的治疗及检查的准确资料,避免因患者记忆不清导致病史叙述的错误和遗漏,缩短医生确诊的时间,为抢救生命赢得宝贵时间。

(四)存贮容量大

由于计算机存贮技术尤其是光盘技术的进步,电子病历系统数据库的存储容量可以是相当巨大的,而且,患者随身携带的健康卡(光卡或 IC 卡),其容量也是可观的。

(五)成本低

电子病历系统一次性投资建成后,使用中可以减少患者的费用和医院的开支,使用的便捷性和资料的共享性使得医护人员节省了大量的时间,由此大大降低了医疗服务的人力成本。

(六)资料共享

现在使用的常规病历有很大的封闭性,而电子病历具有极好的共享性。电子病历可以通过网络系统,实现异地查阅、会诊和数据库资料共享等功能。

传统的就医模式使得医院诊治患者的记录只保存在本医院,如果患者到其他医院看病则需要重新进行检查,这不仅浪费了宝贵的医疗资源,也使患者增加了等待的时间和不必要的痛苦。而采用电子病历后,则能够克服这些不足。患者在各个医院的诊治结果可以通过医院之间的计算机网络或患者随身携带的健康卡(光卡和 IC 卡)来传输。病历的共享将给医疗带来极大的方便。外界使用者经过授权可通过互联网查询数据中心有关病案资料。

二、电子病历的缺点

(一)需要大量的计算机软硬件投资和人员培训

电子病历的有效实施一般需要较完善的医院信息管理系统和相关的技术人才队伍,软硬件的投入资金数目可观。另外,电子病历系统对医护人员也提出了更高的要求,医院的医务人员需要熟练进行计算机操作。不仅如此,计算机一旦发生故障,将造成系统停顿,无法进行工作,因此,经常需要保存手工的原始记录。

(二)电子病历不利于保护患者的隐私

传统的门诊纸质病历一般由患者自己保管,别人较难获取其中的隐私信息。即使是住院病历,由于是统一放置,而且资料共享和查阅都没有电子病历容易,所以,相对而言,对保护患者隐私更具优势。电子病历具有更大的可及性,网络发布和查询相对简单,假如权限设置或使用上有缺陷或漏洞,患者的隐私就得不到切实保障。

第三节 电子病历书写规范

一、电子病历的基本要求

(1)电子病历录入应当遵循客观、真实、准确、及时、完整的原则。

(2)病历录入应当使用中文和医学术语,要求表述准确,语句通顺,标点正确。通用的外文缩写和无正式中文译名的症状、体征、疾病名称等可以使用外文。记录日期应当使用阿拉伯数字,记录时间应当采用 24 小时制。

(3)电子病历包括门(急)诊电子病历、住院电子病历及其他电子医疗记录。电子病历内容应当按照 2010 年卫生部颁布的《病历书写基本规范》执行,使用统一制定的项目名称、格式和内容,不得擅自变更。

(4)电子病历系统应当为操作人员提供专有的身份标识和识别手段,并设置有相应权限;操作人员对本人身份标识的使用负责。

(5)医务人员采用身份标识登录电子病历系统完成各项记录等操作并予确认后,系统应当显示医务人员电子签名。

(6)电子病历系统应当设置医务人员审查、修改的权限和时限。实习医务人员、试用期医务人员记录的病历,应当经过在本医疗机构合法执业的医务人员审阅、修改并予电子签名确认。医务人员修改时,电子病历系统应当进行身份识别、保存历次修改痕迹、标记准确的修改时间和修改人信息。

(7)电子病历系统应当为患者建立个人信息数据库(包括姓名、性别、出生日期、民族、婚姻状况、职业、工作单位、住址、有效身份证件号码、社会保障号码或医疗保险号码、联系电话等),授予唯一标识号码并确保与患者的医疗记录相对应。

(8)电子病历系统应当具有严格的复制管理功能。同一患者的相同信息可以复制,复制内容必须校对,不同患者的信息不得复制。

(9)电子病历系统应当满足国家信息安全等级保护制度与标准。严禁篡改、伪造、隐匿、抢夺、窃取和毁坏电子病历。

(10)电子病历系统应当为病历质量监控、医疗卫生服务信息和数据统计分析,以及医疗保险费用审核提供技术支持,包括医疗费用分类查询、手术分级管理、临床路径管理、单病种质量控制、平均住院日、术前平均住院日、床位使用率、合理用药监控、药物占总收入比例等医疗质量管理与控制指标的统计,从而利用系统优势建立医疗质量考核体系,提高工作效率,保证医疗质量,规范诊疗行为,提高医院管理水平。

二、实施电子病历的基本条件

（一）医疗机构建立电子病历系统应当具备以下条件

（1）具有专门的管理部门和人员，负责电子病历系统的建设、运行和维护。

（2）具备电子病历系统运行和维护的信息技术、设备和设施，确保电子病历系统的安全、稳定运行。

（3）建立、健全电子病历使用的相关制度和规程，包括人员操作、系统维护和变更的管理规程，出现系统故障时的应急预案等。

（二）医疗机构电子病历系统运行应当符合以下要求

（1）具备保障电子病历数据安全的制度和措施，有数据备份机制，有条件的医疗机构应当建立信息系统灾备体系。应当能够落实系统出现故障时的应急预案，确保电子病历业务的连续性。

（2）对操作人员的权限实行分级管理，保护患者的隐私。

（3）具备对电子病历创建、编辑、归档等操作的追溯能力。

（4）电子病历使用的术语、编码、模板和标准数据应当符合有关规范要求。

第四节　电子病历的管理

（1）医疗机构应当成立电子病历管理部门并配备专职人员，具体负责本机构门（急）诊电子病历和住院电子病历的收集、保存、调阅、复制等管理工作。

（2）医疗机构电子病历系统应当保证医务人员查阅病历的需要，能够及时提供并完整呈现患者的电子病历资料。

（3）患者诊疗活动过程中产生的非文字资料［CT、磁共振（MRI）、超声等医学影像信息、心电图、录音、录像等］应当纳入电子病历系统管理，应确保可随时调阅、内容完整。

（4）门诊电子病历中的门（急）诊病历记录以接诊医师录入确认即为归档，归档后不得修改。

（5）住院电子病历随患者出院经上级医师于患者出院审核确认后归档，归档后由电子病历管理部门统一管理。

（6）对目前还不能电子化的植入材料条形码、知情同意书等医疗信息资料，可以采取措施使之信息数字化后纳入电子病历并留存原件。

（7）归档后的电子病历采用电子数据方式保存，必要时可打印纸质版本，打印的电子病历纸质版本应当统一规格、字体、格式等。

（8）电子病历数据应当保存备份，并定期对备份数据进行恢复测试，确保电子病历数据能够及时恢复。当电子病历系统更新、升级时，应当确保原有数据的继承与使用。

（9）医疗机构应当建立电子病历信息安全保密制度，设定医务人员和有关医院管理人员调阅、复制、打印电子病历的相应权限,建立电子病历使用日志,记录使用人员、操作时间和内容。未经授权,任何单位和个人不得擅自调阅、复制电子病历。

(10)医疗机构应当受理下列人员或机构复印或者复制电子病历资料的申请。

• 患者本人或其代理人;

• 死亡患者近亲属或其代理人;

• 为患者支付费用的基本医疗保障管理和经办机构;

• 患者授权委托的保险机构。

(11)医疗机构应当指定专门机构和人员负责受理复印或者复制电子病历资料的申请,并留存申请人有效身份证明复印件及其法定证明材料、保险合同等复印件。受理申请时,应当要求申请人按照以下要求提供材料。

• 申请人为患者本人的,应当提供本人有效身份证明;

• 申请人为患者代理人的,应当提供患者及其代理人的有效身份证明、申请人与患者代理关系的法定证明材料;

• 申请人为死亡患者近亲属的,应当提供患者死亡证明及其近亲属的有效身份证明、申请人是死亡患者近亲属的法定证明材料;

• 申请人为死亡患者近亲属代理人的,应当提供患者死亡证明、死亡患者近亲属及其代理人的有效身份证明,死亡患者与其近亲属关系的法定证明材料,申请人与死亡患者近亲属代理关系的法定证明材料;

• 申请人为基本医疗保障管理和经办机构的,应当按照相应基本医疗保障制度有关规定执行;

• 申请人为保险机构的,应当提供保险合同复印件,承办人员的有效身份证明,患者本人或者其代理人同意的法定证明材料;患者死亡的,应当提供保险合同复印件,承办人员的有效身份证明,死亡患者近亲属或者其代理人同意的法定证明材料。合同或者法律另有规定的除外。

(12)公安、司法机关因办理案(事)件,需要收集、调取电子病历资料的,医疗机构应当在公安、司法机关出具法定证明及执行公务人员的有效身份证明后如实提供。

(13)医疗机构可以为申请人复印或者复制电子病历资料的范围按照《医疗机构病历管理规定》执行。

(14)医疗机构受理复印或者复制电子病历资料申请后,应当在医务人员按规定时限完成病历后方予提供。

(15)复印或者复制的病历资料经申请人核对无误后,医疗机构应当在电子病历纸质版本上加盖证明印记,或提供已锁定不可更改的病历电子版。

(16)发生医疗事故争议时,应当在医患双方在场的情况下锁定电子病历并制作完全相同的纸质版本供封存,封存的纸质病历资料由医疗机构保管。

第五节 电子病历书写的质量控制

一、电子病历质量现状

(1)随着电子病历越来越广泛的应用,又出现了书写纸质病历时未出现过的新问题,如病历复制错误、张冠李戴,闹出了许多笑话。

(2)一些有时限要求的检诊、报告不按时限要求完成,对时间、部位等描述时前后矛盾;病程记录不及时,随意编造病史,凭主观想象,造成整个诊疗过程不能反映出疾病的转归过程。

(3)病历记录不规范造成的法律败诉现象在医疗事故处理中也屡见不鲜,如遗漏重要阳性体征,体格检查时只注意与专科有关的方面,不注意全面性等。

(4)病历资料不完整,缺少辅诊报告单、操作记录、特殊治疗记录或需家属签字的知情同意书类的内容。

(5)书写、打印不及时,上级医师审签时限滞后等。电子病案在电脑中操作,按照要求应满一页打印一页,但检查中发现大多数病历存在打印不及时现象,所以医生审签相应滞后。

现有电子病历系统,普遍存在的"重功能"而"轻管理"的现状,随着越来越严格的行业规范的发布,在质量控制方面做出改进,是其发展的必然趋势。

二、电子病历质控系统需求分析

质控系统要求实现质量控制管理人员可以随机抽取、实时监控每一份病历资料书写内容的完整性、逻辑性和病历完成的时限,做到事前提醒、事中监督、事后考核,以达到提高医疗质量的目的。下面从三个角度分析病历质控的需求。

(一)监控主题:内容监控、时限监控、流程监控

对入院记录、首次病程记录、日常病程记录、手术病程记录、出院记录等应建立一系列的质量监控体系。

(二)监控方式:自动监控、手动监控

通过监控内容表和入院时间、医嘱时间等时间点,建立自动监控体系,及时提醒医生需要完成的内容和时限。同时,质控管理人员可以随时抽查病历,手动监控病历质量,填写未完成或超时限的病历记录,及时提醒医生。

(三)监控时间:事前提醒、事中监督、事后考核

电子病历的应用,使传统的病历质量事后监督转变为事前提醒与事中监督;将传统的病案"终末质控"转变为"环节质控",在管理上提高了一个层次。

三、电子病历质量控制系统的设计

(一)电子病历质控设计思路

按需求分析要求设计的"网络医疗质量控制"模式,是指医院质量控制人员通过网络对全院各科室的患者从入院直至出院的诊治情况进行全程实时质量检查控制的质控模式,它以"电子病历"为质控主体,同时也包含了传统的文书"终末质控"的全部内容。

(二)电子病历质控功能设计

电子病历质控具有五大控制功能:①流程监控;②在线预警;③智能判别;④信息反馈;⑤评分。

(三)监控指标体系的建立

(1)依据 2010 年卫生部颁布的《病历书写基本规范》。

(2)项目:①书写及时:相关时限质量监控指标体系 30 项;②内容完整:相关内容质量监控指标体系 26 项。

(四)监控方法设计

1. 时限监控

(1)方法:对照标准,统计某一时间段内医师书写和审签的病历数量及完成时间。

(2)原则:根据各项医疗文书之间存在的关系区分监控时限。

入院记录:患者入院 24 小时内完成。

首次病程记录:患者入院 8 小时内完成。

日常病程记录:病危患者应根据病情变化随时记录,至少每天一次,记录时间应当具体到分钟;病重患者至少两天记录一次,病情变化随时记录;病情稳定的患者至少三天记录一次。

上级医师查房记录:主治医师查房记录应在入院 48 小时内完成;科室主任或具有副主任医师以上专业技术职务任职资格医师查房的记录应在一周内完成。

疑难病例讨论记录:讨论后完成。

交接班记录:交班记录在交班前由交班医师完成;接班记录于接班后 24 小时内完成。

转科记录:转出记录由转出科室医师在患者转出科室前完成;转入记录由转入科室医师于转入后 24 小时内完成。

阶段小结:每月一次。

抢救记录:抢救结束后 6 小时内完成,记录应具体到分钟。

会诊记录:常规会诊意见记录应当由会诊医师在会诊申请发出后 48 小时内完成,急会诊时会诊医师应当在会诊申请发出后 10 分钟内到场,并在会诊结束后即刻完成会诊记录。

术前小结(包括术前讨论记录):在手术前完成。

麻醉术前访视记录:在麻醉实施前完成。

麻醉记录:在麻醉实施过程中完成。

手术记录：术后 24 小时内完成。

手术安全核查记录：由手术医师、麻醉医师和巡回护士三方,在麻醉实施前、手术开始前和患者离室前,共同对患者身份、手术部位、手术方式、麻醉及手术风险、手术使用物品清点等内容进行核对和记录,输血的患者还应对血型、用血量进行核对。应有手术医师、麻醉医师和巡回护士三方核对、确认并签字。

手术清点记录：在手术结束后即时完成。

术后首次病程记录：在术后即时完成。

麻醉术后访视记录：在麻醉实施后至麻醉恢复时完成。

2. 内容监控

病历书写内容监控是反映病历书写项目是否完整的重要依据。自动监控只对规定的书写项目进行有或无的监控,通过这种形式监控提醒医师应完成哪些记录,内容写得如何要靠专家去评价。

(1)监控根据：医生医嘱,病历文书。

(2)内容监控原则：

内容监控不包括入院体检和 24 小时内入院、出院及死亡的患者。

书写病程记录时,必须"对号入座",选择指引栏提供的相应项目书写。否则监控不准确。

诊断分析记录、用药分析记录和疗效分析记录分别作为一次病程记录单列或作为副标题,主要目的是突出诊断、用药和疗效分析在病程记录中的重要地位,使病程记录更有针对性。

诊断分析记录、用药分析记录和疗效分析记录,只对住院＞7 天的患者进行监控统计。

对住院≤7 天的患者只进行住院志、住院志上级医师审签、首次病程记录、首次上级医师查房记录和离院记录的监控。手术患者增加术前小结、手术记录、术后当日记录监控统计。

3. 智能判别

(1)方法：系统采用逻辑关系判断方法,自动判别医疗过程中不同病情、不同阶段,各种信息之间错综复杂的关系,使医生能多快好省地完成信息采集。

(2)目的：指导医生应完成记录。

(3)依据：病历文书之间的关系。唯一关系、优先关系、等同关系、替代关系、并列关系、等级关系。分述如下。

首次病程、首次上级医师查房、抢救、手术、转入(出)、交(接)班、出院及死亡记录均属唯一记录,必须单独完成,其他记录不能与之等同或替代。

当术后病程记录和抢救、转入(出)、交(接)班记录同时存在时,相互不能替代,应分别记录。

上级医师的查房记录可替代除唯一记录之外的其他记录。

交(接)班记录、转科记录可替代阶段小结。

任何一项病程记录均等同于一次日常病程记录。

抢救记录可替代除唯一记录之外的其他记录。

首次病程记录可替代同期的病重、病危病程记录。

术后病程记录可替代除唯一记录之外的其他记录。

4. 在线预警

在线预警有下述两方面的作用。

(1)指引:利用各种与患者诊疗密切相关的信息,为医师提供实时帮助指引。

(2)提示:同步提示有关医疗工作要点,反复提醒临床医生,预防遗漏,避免差错。例如,①患者入院一周仍未确诊,系统立即提示:未确诊,请及时组织疑难病例讨论或会诊。②当下达了手术医嘱,系统立即提示一组手术前准备的相关信息:组织术前讨论了吗?签手术同意书了吗?签备血及输血同意书了吗?手术需要审批吗?签麻醉同意书了吗?签冰冻切片病理检查同意书并预约了吗?是否还有特殊术前准备需要做?

5. 病历评分

(1)病历等级划分标准:≥90 分为甲级病历;90～75 分之间为乙级病历;≤75 分为丙级病历;≥90 分的病历如缺住院志、首次病程、首次上级医师查房记录、抢救记录、术前小结、手术记录、死亡记录、出院记录其中一项即为乙级病历。

(2)病历评分数学模型:

$$Q = T \times 0.6 + C \times 0.4$$
$$T = 100 \times (1 - kx/nx)$$
$$C = 100 \times (1 - ky/ny)$$

Q 为每份病历总分;T 为时限质量分;C 为内容质量分;100 为分值;nx 为病程记录时限监控应记次数,如 >20 则取 20,即病程记录时限应记次数的平均分值 ≥5 分;kx 为病程记录时限监控超时次数。

(3)主要功能:①对病程记录的时限和内容质量进行评分。②提供单患者病历评分和区间评分两种方式。

6. 信息反馈

(1)方法:系统对每份病历,通过建立评分数学模型,对监控数据自动评分。

(2)统计方式:按医师个人、科室和全院进行质量统计,找出影响质量的症结。

(3)作用:电子病历具有很强的质量反馈作用,为质量管理部门、科室和医生本人更有针对性地制定措施、纠正偏差提供有效的信息,也可以作为评价医院、科室和医生个人医疗质量的重要指标。

(4)监控数据统计方式:在院患者时限监控表统计当前科室在院患者的各项监控指标;全部患者时限监控表统计科室患者在某一时间段的监控指标;时限监控一览表统计医师书写及审签超时情况;时限监控明细表统计医师书写及审签超时的明细情况,是时限监控一览表的明细表。

(伍珊珊)

第五章 《病历书写基本规范》版本异同的解读

第一节 病历书写规范改进历程

医学的发展、医疗机制的不断健全，公民法律意识及维权意识的不断增强，促使医疗生态环境不断改变，这一系列改变必然要求管理体系随之改变。准确和完善的病历书写与病案管理理论体系要与之适应，才能适应信息社会和知识经济发展的需要，才能使医疗环境更加和谐。所以我国病案管理体系也在与时俱进，不断完善，以适应医疗机构管理和医疗质量管理面临的新形势和新特点的出现。卫生部在原《病历书写基本规范》的基础上，进行修订完善后，于2002年颁布了《病历书写基本规范（试行）》。2002年2月20日国务院第55次常务会议通过《医疗事故处理条例》，2002年9月1日起公布施行。在2002年版《病历书写基本规范（试行）》公布后，又颁布了《医疗纠纷预防和处理条例》，是为了正确处理医疗事故，保护患者和医疗机构及其医务人员的合法权益，维护医疗秩序，保障医疗安全，促进医学科学的发展而制定的。2002年9月1日起施行的《医疗事故处理条例》是病历管理的重要分水岭，由于条例采用了"举证责任倒置"，医疗机构举证不能、败诉情况增加，患方索要赔偿数额大增。这个规范性文件将病历推向了重要的位置，病历日益为医疗机构所重视。

2010年2月4日国家卫生部网站发出通知，要求从2010年3月1日起，在全国各医疗机构施行修订完善后的《病历书写基本规范》，于2002年颁布的《病历书写基本规范（试行）》（卫医发〔2002〕190号）同时废止。《病历书写基本规范》对医疗机构的病历书写行为制定了基本标准。为保护医患共同权益，不断提高病历质量，保障医疗质量和安全，防止医患双方发生误解、争执，又有新的制度出现。2009年12月26日通过的，2010年7月1日起实施的《侵权责任法》对病历的规定共计3条5项内容，在医患双方诉讼中病历成了不可缺少的焦点证据。这是中国民事领域的又一部重要法律，它是法治社会中一部重要法律，也是构建法治社会的基础。

法律相伴病案管理，病案管理离不开法律。2013版《医疗机构病历管理规定》是加强医疗机构病历的管理，保障医疗质量和安全，维护医患双方的合法权益，对医疗文书的书写、质控、保存、使用等环节进行管理的制度，保证病案安全、合理利用，更好地提供服务。

2018年6月20日国务院第13次常务会议通过《医疗纠纷预防和处理条例》，自

2018 年 10 月 1 日起施行。

2020 年《民法典》颁布并于 2021 年正式施行,其中第七编第六章医疗损害责任替代了 2010 年颁布实施的《侵权责任法》有关医疗损害责任(第七章)的条款。

本书没有删旧存新,而是按历史顺序,将其中跟病历书写与医疗安全有关的修改进行分析说明,以梳理其中变化,帮助读者认识医学的进步,理解病历书写的改进与完善。

(蒋李懿　蒋泽先)

第二节　2010 年版本和 2002 年版本病历书写规范要求的变化

本书再版,依旧保留 2010 版《病历书写基本规范》(以下简称《规范》)和 2002 年的对照解析,以体现病历书写规范要求的变迁。

一、新增两个章节

为规范计算机打印电子病历的情况,新《规范》中新增第四章,即"打印病历内容及要求",共计 187 个字。

《2009 年医政工作要点》中明确指出,要逐步建立完善医疗质量管理控制体制和体系,建立国家级、区域性专科医疗质量控制中心,修订完善《病历书写基本规范》,研究制订电子病历基本规范,并将进一步规范医疗服务行为,全面加强医政管理体系建设。当前,全国各大医院都在推进病历电子化进程,这在提高医生工作效率和病历保存等方面都有着积极的意义。可以说,电子病历是大势所趋。然而打印病历是从手写病历到电子病历的过渡,国内越来越多的医院开始使用住院打印病历备案存档,它与手写病历不同,是由医务人员将住院患者各项内容录入电脑后打印出来,相关医务人员手写签名备案存档。

对于打印病历的管理,新《规范》第四章规定更明确:应用处理软件编辑生成并打印的病历,应当按照规定的内容录入并及时打印,并要求打印病历应由相应医务人员手写签名。打印病历编辑过程中应当按照权限要求进行修改,已完成录入打印并签名的病历不得修改。

新增的第五章规定:住院病案首页,特殊检查、特殊治疗内容按照原来要求执行保持不变;强调了中医病历书写的基本规范由国家中医药管理局另行制定;电子病历基本规范由卫生部另行制定。

二、增加 7 项条款,同时删除 1 项条款,合并 3 项条款

(1)第一章基本要求中,增加了"第九条,病历书写一律使用阿拉伯数字书写日期和时间,采用 24 小时制记录。"此项条款在各省地方规范中均有所体现,但时间限定不一,

有的规定 24 小时制,有的规定 12 小时制,且需医师下医嘱时写上上午(am)或下午(pm)等。此条规范删繁就简,统一为 24 小时制,能为医师节约许多宝贵的时间,并使医嘱页面干净可辨,同时体现了其规范性。

(2)第三章住院病历书写规范及要求中,增加了"第二十四条麻醉同意书""第二十五条输血治疗知情同意书"和"第二十七条病危(重)通知书"3 项条款;同时删去旧《规范》中"第三十二条护理记录",并将"第二十六条出院记录""第二十七条死亡记录"和"第二十八条死亡病例讨论记录"合并入新《规范》的"第二十二条病程记录"中。

(3)第四章打印病历内容及要求中,增加 3 项条款,从打印病历的格式、录入、修改、签名、打印等几个方面进行了规范。

(4)第五章其他,该章新增了"第三十七条电子病历基本规范由卫生部另行制定"。

三、增加 10 条记录,删除 1 条记录

(1)将新增的 10 条记录分为三类。

一类:目前大多数医院均已要求医师记录,只是旧版《规范》未能冠以此名,即"急诊留观记录""手术清点记录""有创诊疗操作记录""病重(病危)患者护理记录"。如新版《规范》第十五条详细界定了"急诊留观病历"及其记录内容。

如:新版《规范》明确了急诊留观记录要重点记录观察期间病情变化和诊疗措施,记录简明扼要,并注明患者去向。抢救危重患者时,应当书写抢救记录。门(急)诊抢救记录书写内容及要求按照住院病历抢救记录书写内容及要求执行。

二类:各地《规范》中已体现,但旧版《规范》里未出现的内容,如"麻醉同意书""病危(重)通知书""输血治疗知情同意书""麻醉术前访视记录"。

三类:即所谓的新规,如"麻醉术后访视记录""手术安全核查记录"等。

(2)"删除了大量的一般护理记录",有效地减轻了护理工作的负担,使得护理人员有更多时间投入到护理操作工作;同时,新《规范》将"手术护理记录"改为"手术清点记录",删除"术中记录护理",这是新《规范》中的一大亮点。而在新《规范》第二十二条(二)病程记录中删除了"对病情稳定的慢性病患者,至少 5 天记录一次病程记录",进一步强调医师记录的重要性。

四、增加了大约 2470 个字

(1)部分条款增加少量文字,充实了内容,弥补了旧《规范》中的不足。如第十九条:手术同意书……并由患者签署是否同意手术的医学文书。内容包括术前诊断、手术名称、术中或术后可能出现的并发症、手术风险、患者签署意见并签名、经治医师和术者签名等。

在既往史中,新增了"食物"过敏史,补充了旧规遗漏的项目。初步诊断也提出"对待查病例应列出可能性较大的诊断"。

(2)部分条款添加了新内容。如"疑难病例讨论记录""死亡病例讨论记录",增加了

"具体讨论意见及主持人小结意见";"会诊记录"增加"……记录会诊意见执行情况";"辅助检查"如系其他医疗机构所做检查,应该写明该医疗机构名称,要求分类按检查时间顺序记录检查结果,并加上检查号等。转科记录内容中增加了"转出、转入科室"。

(3)某些条款增加了具体要求,这些多与各省原有规范相近。如第三章第十八条入院记录中"现病史""个人史、婚育史、家族史"和第二十二条病程记录中"首次病程记录"等都加入了与省级规范相似的"进一步说明",使得病历书写的内容和要求更加详细。提出了拟诊讨论,并详细规范了"病例特点、拟诊讨论、诊疗计划"的内容。

(4)有的条款更改了表述,如新版《规范》中删除了"住院志"的规定,取而代之的是"入院记录"。

(5)有些条款强调了时效性,如"会诊记录",增加了"……由会诊医师在会诊申请发出后48小时内完成,急会诊时会诊医师应当在会诊申请发出后10分钟内到场"。时间要求很具体。

(6)有的条款强调病历的保存性,明确手写病历应当使用蓝黑墨水、碳素墨水;删除了"门诊病历可以使用蓝或黑色油水的圆珠笔"的规定;要求打印病历应符合病历保存期限和复印的要求。

五、侧重点

新版《规范》中谈论了"天书病历""病历修改""实习生书写病历""医院代签字"等,增加了规范性的要求,在杜绝"天书病历"方面起到积极的作用。

病历是指医务人员在医疗活动过程中形成的文字、符号、图表、影像、切片等资料的总和,也是患者了解病情的重要手段,同时为患者进一步就医和治疗提供了参考资料。然而,一直以来,天书病历被许多患者所诟病,它的存在,不仅侵犯了患者的知情权,也给部分患者的再次就医治疗带来了不便。

【案例】

2009年5月份,某医院一名内科医生,因书写医嘱字迹潦草而引发一起医疗事故。当时,科室住进一名血液病患者,需要输入白细胞血。值班医生下达医嘱后,由护士传递到检验科进行处理,工作人员将医嘱上的"白"字认成了"红"字,本该是白细胞血被输成了红细胞血。两天后,细心的患者家属发现不对,询问医生才知道是输错了血。幸运的是,患者并没有出现身体异常。

新《规范》的出台,有力地规范了病历的书写。

(1)从病历整体上增加了规范要求,如第三条在"客观、真实、准确、及时、完整"的基础上增加了"规范"的书写要求。

(2)在手写病历书写条款上增加了规范要求,如第六条增加了"规范使用医学术语",同时要求"文字工整,字迹清晰,表述准确,语句通顺,标点正确"。

(3)另立章节规范打印病历,要求打印字迹应清楚易认。打印病历的出现,可以有效避免"天书病历"。

(4)在病历修改条款上进行了详细的说明：

· 病历错字：病历书写过程中出现错字时，应当用双线画在错字上，保留原记录清楚、可辨，并注明修改时间，由修改人签名。不得采用刮、粘、涂等方法掩盖或去除原来的字迹。

· 下级医师书写的病历：强调上级医务人员有审查下级医务人员书写的病历的责任。

· 新规范要求"实习医务人员、试用期医务人员书写的病历，应当经过医院注册的医务人员审阅、修改并签名。进修医务人员由医疗机构根据其胜任本专业工作实际情况认定后书写病历"。这更明确了实习医务人员、试用期医务人员和上级医师的责任及义务，也更好地保护了患者利益，保障了医疗的质量和安全。

【案例】

2009 年，北京大学的某教授到北京一医院治疗腰痛，手术后第 7 天，某教授因抢救无效死亡。该教授的丈夫在调查中发现，抢救的经治医生是没有行医资格的医学院的在校学生（后证实为医院实习医生）。其夫人的病历多处被修改，法院判决，医院的诊疗跟某教授的死亡有因果关系。

· 打印病历：其修改问题引起多方质疑，质疑者认为与电子病历不同，Word 文档、WPS 文档是可以通过后台操作修改文档的生成日期，并可以通过覆盖、删除使修改前的病历不留痕迹。一旦发生医疗纠纷，医院更容易篡改病历，从而使病历失去了作为法律证据的原始价值。然而新版《规范》第三十三条规定"编辑过程中应当按照权限要求进行修改，已完成录入打印并签名的病历不得修改"。

· 医嘱：新版《规范》强调不得涂改。需要取消时，应当使用红色墨水标注"取消"字样并签名。

六、强化法律意识，注重患者安全

1. 强化法律意识，增加了患者知情同意

内容有三项：在原有的"手术同意书""特殊检查（特殊治疗）同意书"基础上，追加了"麻醉同意书""输血治疗知情同意书""病危（重）通知书"。规范了知情同意书上的要求。在患者签字方面，强调了授权的重要性。如患者因病无法签字，"由其近亲属或其关系人签字"改为"由其授权人签字"。新版《规范》更重视患方参与医疗决策的权利，在是否同意进行相关治疗上，患者拥有充分的选择权，这是对患者知情同意权充分尊重的表现。

新版《规范》第二十三条将手术同意书内容中的"医师签名"细化为"经治医师和术者签名"，这就意味着如果是大牌医师给患者手术，不能将告知义务推给助手完成，必须自己亲自参与。

院方代签知情同意书的条款："为抢救患者，在法定代理人或被授权人无法及时签

字的情况下,可由医疗机构负责人或者授权的负责人签字。"医院和医生在危急情况下对患者进行抢救,是救死扶伤的天职,在医疗常规以及行政部门的文件上,如果家属不在,对需要抢救的急诊患者,肯定由医疗机构或授权部门对相关文书进行把关,说到底是对手术评估后切实履行把关职责,是富有人性化和尊重患者生命权的有力体现,是新版《规范》中又一大亮点。

【案例】

2007年11月21日下午4点左右,一名22岁的孕妇因呼吸道感染生命垂危被其丈夫送进北京某医院。医院决定将身无分文的孕妇免费收入医院治疗,为挽救孕妇及胎儿生命,医生欲为孕妇行剖宫产,其34岁的丈夫拒绝在手术同意书上签字。这期间,医院上至院长、下至医护人员一直守在患者旁,并且破例在病房临时设立了手术室。为了动员患者的丈夫签字,医院不惜向公安机关救助,加上在场的其他患者和记者苦心相劝,但这位患者的丈夫仍不为所动,并承诺为不签字的后果负责。医院向上级卫生行政部门请示后,得到的答复是"患者或家属不签字,不能手术"。在医院进行了所有的努力后,最终只得选择眼睁睁地看着两条生命渐渐远去。

2. 强调输血的安全

(1)将输血知情同意书单列条款进一步说明,详细地规范了该项同意书的内容,特别是强调了"输血指征",进一步保证了患者的用血安全。

(2)在手术安全核查记录中强调了用血的安全性,如规范中要求手术医师、麻醉医师和巡回护士三方,"输血的患者还应对血型、用血量进行核对",保障术中用血的安全性。

(3)在手术清点记录中增加了巡回护士对术中所用"血液"进行记录。

【案例1】

1990年8月,怀宁县石牌镇何女士在怀宁县人民医院分娩时,因该院的医务人员一时大意,输错了血,造成何小红染上了希恩综合征,至今仍未治愈,并导致继发不育。2005年患者把该医院告上了法庭,要求法院依法判决被告赔偿其残疾生活补助费、精神损害抚慰金、后续医疗费等共计270874元。

【案例2】

甘肃省的梁女士因患癌症于2009年12月7日来到西安交通大学第一附属医院住院治疗。12月30日在进行手术时,医务人员给她输入了200mL血浆。随后患者出现了血尿迹象,经检查发现本来是O型血的梁女士,因为医护人员的疏忽,被错输了异型AB型血。院方目前已向患者致歉并将给予赔偿。

3. 确保手术及有创操作的安全性

新版《规范》不仅规范了原有的手术相关记录,还增加了4项手术相关的记录,即麻醉术前访视记录、手术安全核查记录、手术清点记录、麻醉术后访视记录和有创操作诊疗记录等内容。从术前、术中、术后多方面要求手术医师、麻醉医师和手术护士做到保障患者手术安全。

新版《规范》第二十三、二十四条规定的手术相关两项知情同意书,均需"患者签署意见并签名",即手术和麻醉知情同意书。

新版第二十二条(十一)规定,术前小结内容增加了"并记录手术者术前查看患者相关情况等",这将意味着手术者即主刀医师在手术前一定要亲自对患者进行面对面的接触,这对当前诸多专家术前不看患者而直接上手术台提出了要求。

新版第二十二条(十六)规定,手术安全核查记录内容中要求手术医师、麻醉医师和巡回护士三方对手术细节等内容进行核查,术中输血的患者还应对血型、用血量进行核对。

新版第二十二条(九)界定了有创操作记录,并规范了其书写内容,要求在操作完成后即刻书写。

新版第二十二条新增了(十三)麻醉术前访视记录,规定:麻醉医师术前要对患者拟施麻醉进行风险评估;(十六)要求其与手术医师和巡回护士三方对患者的手术细节进行核查;(十四)麻醉记录在原有术中对麻醉经过及处理措施进行记录的基础上,增加了"术前特殊情况""手术方式和日期""麻醉诱导及各项操作开始及结束时间"等内容,细化了"麻醉期间用药及处理"的记录内容,更强调麻醉特殊或情况的记录和处理,保障麻醉过程的安全性;(十九)为新增的麻醉术后访视记录,要求麻醉医师术后要对患者麻醉恢复情况进行访视,强调记录麻醉清醒时间和是否拔除气管插管等情况。

【案例1】

曾有过这样的报道:山东某医院有两名儿童同时手术,一名是扁桃体手术,一名是心脏手术,因无手术标识,患者送错了手术间,医生给做扁桃体手术的患者做了心脏手术,给做心脏手术的患者做了扁桃体手术。

【案例2】

2009年11月11日,某县84岁的赵某某不慎摔伤右腿,次日被送进某县中医院。五日后,医院为老人进行了手术。然而,两个多小时的手术后,赵荣彬的双腿却出现了家人意想不到的情况。他骨折的右腿没有任何手术的痕迹,反倒是原本健康的左腿被打上了厚厚的石膏、绷带。家属经与医院交涉后,得到了一个让他们目瞪口呆的答复:医生在手术时弄错了左腿和右腿。

第三节 《民法典》颁布实施后侵权责任的变化

《中华人民共和国民法典》于2020年5月28日第十三届全国人民代表大会第三次会议通过,一共7编,共计1260条,自2021年1月1日起实施。

《民法典》将直接取代现行的诸多民事法律,其中就包括了医疗损害责任诉讼中最重要的《侵权责任法》。

《民法典》第七编侵权责任第六章为"医疗损害责任",与原《侵权责任法》第七章"医疗损害责任"的条文相对应,都是 11 条。

其中,条文内容没有变化的有 3 条,分别是《侵权责任法》56、57、63 条,《民法典》中对应的是 1220、1221、1227 条。其余 8 条均有不同程度的变化。

这些条文替代《侵权责任法》有关医疗损害责任(第七章)的条款。现将其中跟病历书写与医疗安全有关的修改说明如下。

一、病历书写和复制

《民法典》第 1225 条与《侵权责任法》第 61 条比较,没有变化。需要注意的是,该条规定仅列举了客观病历,与《医疗纠纷预防和处理条例》第 16 条规定的"国务院卫生主管部门规定的属于病历的全部资料"不同。但该条使用了"等病历资料",从法律解释的角度,应当理解为全部病历资料。根据"特别法优于普通法"的法律效力等级原则,《医疗纠纷预防和处理条例》相对于《民法典》而言是医疗纠纷处理的特别法,也应当以条例的规定为准。

二、医疗伦理损害责任

(1)第 1219 条规定的是患者的知情权,即医生的告知义务。该条与《侵权责任法》第 55 条比较,将"书面同意"修改为"明确同意",增加了"不能"向患者告知的规定,更加符合临床实践,更加重视实质而不是形式。医患沟通贯穿整个医疗过程,不可能每一个告知都签署书面同意,只要患者有明确的同意即可。另外,明确同意也包含了知情同意的基本要求,即理解的同意,患者或者其近亲属的同意是建立在明确告知的内容后的同意。在实务中,需要注意的是,要保留告知和同意或者拒绝的证据,如录音、录像等。临床上经常遇到不能向患者告知的情况,如患者昏迷、被麻醉等,这种情况显然不是"不宜告知"能够包含的。因此,本条增加了不能告知患者的情形。

(2)必须注意的是,患者才是知情同意权的权利主体,近亲属只是患者的代理人,医疗决策权属于患者。患者的同意或者拒绝才是医疗行为取得合法性的依据。

(3)在不能或者不宜告知患者的情况下,应当向患者的近亲属告知。《民法典》第 1045 条第一款规定了近亲属的范围:配偶、父母、子女、兄弟姐妹、祖父母、外祖父母、孙子女、外孙子女。在实务中必须注意,现在医院要求患者入院时签署《授权委托书》,指定代理人作为其在特殊情况下接受告知的人。根据该条规定,代理人只能在近亲属中指定,即使没有患者授权委托书,近亲属有法定的权利在特殊情况下接受告知。

(4)根据中华人民共和国国家卫生和计划生育委员会制定的《医疗机构管理条例实施细则》第 88 条的规定,特殊检查、特殊治疗是指具有下列情形之一的诊断、治疗活动:①有一定危险性,可能产生不良后果的检查和治疗;②由于患者体质特殊或者病情危笃,可能对患者产生不良后果和危险的检查和治疗;③临床试验性检查和治疗;④收费可能对患者造成较大经济负担的检查和治疗。

三、患者隐私和信息保密责任

《民法典》第 1226 条与《侵权责任法》第 62 条比较,增加了对患者个人信息保密的规定。与总则编和人格权编的规定保持一致,也更好地强化了对患者个人信息的保护。

四、过错推定事由

(1)第 1222 条与《侵权责任法》第 58 条比较,将"患者有损害"修改为"患者在诊疗活动中受到损害",增加了"遗失"病历的情形,将"销毁"病历修改为"违法销毁"。限定患者在诊疗活动中受到损害,更好地限制了医疗机构过错推定事由的适用范围。遗失病历在实践中时有发生,对此医疗机构是有过错的,实际上也不是推定。医疗机构的病历并非长期保存的资料,如果是按照病历管理规定进行的销毁,本身没有违法性,因此也不应当承担责任。只有违反规定销毁病历才有违法性。

(2)过错推定事由与过错推定归责原则不同。前者不能以其他证据来推翻对过错的推定。后者可以举证证明自己没有过错而不承担责任。出现过错推定事由,即认定医疗机构或者医务人员有过错。但从侵权责任构成要素来说,这些过错与患者损害后果之间的因果关系和参与度仍然需要技术鉴定。

(3)实务中,一些医疗机构、医务人员基于病历质控、医院等级评定等原因,对病历进行修改,如果是对实质医疗行为的修改,就构成伪造、篡改病历。如果修改符合《病历书写规范》的要求,能够看到修改前的状态,不构成伪造、篡改。对于电子病历系统,非修改不可的,应当严格按照《电子病历应用管理规范(试行)》《中华人民共和国电子签名法》的规定进行。

(4)医疗机构和医务人员应当严格遵守病历书写和管理的规定,真实、准确、及时、完整、规范地书写病历。做到不修改已完成的病历,避免法律风险。

五、免责事由

第 1224 条与《侵权责任法》第 60 条比较,没有变化。该条是对医疗损害责任特别规定的免责事由,同时,《民法典》总则部分规定的免责事由同样适用于医疗损害责任。在患者或者其近亲属不配合诊疗的情况下,如果医疗机构或者其医务人员有过错的,应当承担相应责任。这是过失相抵原则,承担的比例需要进行鉴定。这在实务中是非常复杂的问题,医疗机构和医务人员必须充分履行告知义务,详尽告知不配合诊疗的风险,并由患者或者其近亲属签字。在患者和近亲属意见不一致时,应当以患者的意见为准。

还有一些情形,是否属于不配合诊疗,需要扩大解释,但由于做司法解释的机构、审理案件的法官对医疗并不了解,难以做出准确的认定。如:某患者需要深静脉置管以行化疗,但患者和近亲属明确拒绝,要求周围静脉滴注,结果发生了注射部位的皮肤坏死,很明显,患者及近亲属选择了风险更高的方式,使自己陷于不可避免的风险中,对于该损害,如果医护人员未及时发现、未及时处理,理应承担相应责任,但如果无这些情形,医院是否可以免责,需要在实务中引起重视。

《民法典》一方面加大了医疗机构的告知义务,必须做到"具体说明",同时也加重了对阻碍患方举证的行为的处罚力度,如"遗失"和未及时提供病历将使医方承担不利后果,从而实现了对受害者更充分的救济。另一方面,对医疗机构承担赔偿责任的范围也进行了一定程度的限制,要求患者必须是在诊疗活动中受损害,并且若医方并非违法销毁病历、以其他形式取得患方知情同意的都将无须承担侵权责任。

这些细节的改变无一不体现了立法者在医患问题上的良苦用心,既要照顾到作为弱势群体的患者的合法权益的保护,又不能牺牲兢兢业业工作的医务人员的权利而限制其发展。

(唐光波)

第六章　病历书写与医疗安全

第一节　病历的功能及作用

病历单纯为医院医教研服务的时代已经结束,特别是最高人民法院《关于民事诉讼证据若干规定》有关医疗侵权损害案件实施医疗机构举证的制度,以及《医疗事故处理条例》等重新规制了新的医疗事故处理机制,使沿袭了多年的传统的病历书写要求受到新形势、新情况的冲击和挑战,如何使病历书写适应当前形势的需要,是医务人员面临的新课题。

因此,医务人员必须要重新审视病历的功能、作用和社会价值,树立法律观念,既要为医学发展、科研提供一手资料,也要将其作为证据来对待。现实中,病历在处理医疗纠纷时的原始证据作用及在医保付费时的凭据作用日显突出。病历的功能在扩展,医院的病历可用于刑事或者民事伤害案件中的证据、商业保险理赔的根据、医保付费凭据、医疗鉴定依据、医疗损害赔偿诉讼医方举证的重要证据等。因此对病历书写质量的要求不再只是医院为提高医疗质量而进行内部监督管理的需要,更关键的是病历书写质量将面对的是来自广大患者及社会的挑剔和法律的约束。

医院在病案管理上要加强病历保管和管理,如采取病案室有专人负责、病历由专人传送、阅读病历须请示等有效措施,加强对病历的管理。

与病历相关的诉讼举例如下。

一、未经患者同意复印病历引发的诉讼

【案例】　新疆某医院未经患者同意复印病历案

一牙病患者因牙痛几天,来到离家较近的个体牙科诊所就诊,但未治好。后来该患者来到新疆某三甲医院就诊并治愈。患者因此向法院起诉该牙科诊所,该牙科诊所负责人因认识患者所就诊的三甲医院有关工作人员,就请其帮忙私自给牙科诊所复印了该患者的病历。该患者知道后,将该三甲医院一并起诉,最后法院判决该三甲医院某医师及牙科诊所医师侵犯患者隐私权而承担赔偿责任。

在这个案例中,因该三甲医院工作人员违反法律法规,未经患者本人或其代理人同意,私自给他人复印患者病历,虽无医疗过错,但是侵犯了患者的隐私权,也应承担侵权责任。

二、病历书写不清楚引发的诉讼

【案例】 南京某患者要求医师重新书写病历案

某退休工人因头晕就诊于某大医院,由于医师没有认真问诊、检查,即开具CT检查和大处方,并且门诊病历记载十分潦草。患者吃药后未见好转。后患者来医院投诉,要求医院重新履行医疗行为,重新写病历,返还多收医疗费。

在这个案例中,虽然该患者头晕用药并无不妥,但是由于医生对于门诊病历记载不认真,且开具了大处方,违反了《处方管理办法》,属于医疗行为不当,所以医院最后要求该医生重新写病历,并返还了多收的医疗费。

三、病历丢失引发的民事诉讼

【案例1】

某医院不慎将多次来该院就诊的患者郑女士的病历丢失,恰巧郑女士办理病退需要拿该病历到有关鉴定中心进行病退鉴定,病历丢失使得鉴定无法顺利进行。郑女士认为由于医院将自己的病历丢失,导致自己不能如期退休,在工资差额、医保个人账户、医药费报销等方面损失很大,遂起诉至法院要求医院赔偿各项经济损失50000余元及精神损失费2000元。最终法院判决医院赔偿相关损失共计3000元。

【案例2】

2002年5月,北京某区居民姜某到其公费医疗定点医院就诊,但是在其挂号后却拿不到病历。为了让姜某及时就诊,医院为其提供了新的病历续页作为就诊记录。姜某再次就诊时院方为其重新建立了病历,并告知其旧病历仍未找到。2002年10月,姜某向人民法院提起诉讼,主张医院侵犯自己的财产权和人身权,要求医院对于丢失病历的行为赔礼道歉、赔偿精神损失费5000元。最终姜某胜诉。

以上两个案例中,医院对患者的病历负有保管的义务,而当医院未能履行好此项义务时,就违反了《医疗机构病历管理规定(2013年版)》,从而使得患者胜诉。

第二节 病历管理中的几个重要制度

一、医疗机构书写病历和保管病历的义务

当患者来到医院就诊及治疗的时候,即与医院建立了医疗服务关系,相当于双方之间成立了医疗服务合同。而其中医疗机构书写和保管病历就是该项合同的随附义务,医疗机构必须履行。

医疗机构书写病历时,应严格按照《病历书写基本规范》的要求来进行书写。医疗机构对于病历的保管,要遵照《医疗机构病历管理规定(2013年版)》妥善保管病历,一般来讲门诊病历保管15年,但是对于很多未进行门诊电子病历试点的医院来说,病历往往是

交给患者,所以当门诊病历交予患者后,医院也无法保存门诊病历。住院病历保管 30 年,一般是由医院的病案部门进行保存。

二、适时记录与抢救补记制度

1. 适时记录

医疗机构应当按照《病历书写基本规范》规定的要求完成病历的书写。

2. 抢救记录的补记要及时

对于抢救患者,不能马上书写病历的,也要在抢救完毕后 6 小时内据实补记。

三、病历复印制度

1. 病历复印制度的意义

病历复印制度的存在,首先保障了患方的知情权;其次,它有利于医疗侵权案件的举证;再次,在国际上,各国对病历的复印都有其相关的制度存在。

2. 病历复印的内容

根据《医疗事故处理条例》第十条规定:患者有权复印或者复制其门诊病历、住院志、体温单、医嘱单、化验单(检验报告)、医学影像检查资料、特殊检查同意书、手术同意书、手术及麻醉记录单、病理资料、护理记录以及国务院卫生行政部门规定的其他病历资料。患者依照前款规定要求复印或者复制病历资料的,医疗机构应当提供复印或者复制服务并在复印或者复制的病历资料上加盖证明印记。复印或者复制病历资料时,应当有患者在场。

《医疗机构病历管理规定(2013 年版)》第十五条规定:医疗机构可以为申请人复印或者复制的病历资料包括:门(急)诊病历和住院病历中的住院志(即入院记录)、体温单、医嘱单、化验单(检验报告)、医学影像检查资料、特殊检查(治疗)同意书、手术同意书、手术及麻醉记录单、病理报告、护理记录、出院记录。

3. 病历复印的权利人

根据《医疗机构病历管理规定(2013 年版)》第十二条,医疗机构应当受理下列人员和机构复印或者复制病历资料的申请:①患者本人或其代理人;②死亡患者近亲属或其代理人;③保险机构。

4. 病历复印须提交的材料

病历复印者须提交有关材料。《医疗机构病历管理规定(2013 年版)》第十三条规定:医疗机构应当由负责医疗服务质量监控的部门或者专(兼)职人员负责受理复印或者复制病历资料的申请。受理申请时,应当要求申请人按照下列要求提供有关证明材料:

(1)申请人为患者本人的,应当提供其有效身份证明。

(2)申请人为患者代理人的,应当提供患者及其代理人的有效身份证明、申请人与患者代理关系的法定证明材料。

（3）申请人为死亡患者近亲属的,应当提供患者死亡证明及其近亲属的有效身份证明、申请人是死亡患者近亲属的法定证明材料。

（4）申请人为死亡患者近亲属代理人的,应当提供患者死亡证明、死亡患者近亲属及其代理人的有效身份证明,死亡患者与其近亲属关系的法定证明材料,申请人与死亡患者近亲属代理关系的法定证明材料。

（5）申请人为保险机构的,应当提供保险合同复印件,承办人员的有效身份证明,患者本人或者其代理人同意的法定证明材料;患者死亡的,应当提供保险合同复印件、承办人员的有效身份证明、死亡患者近亲属或者其代理人同意的法定证明材料。合同或者法律另有规定的除外。

同时《医疗机构病历管理规定(2013年版)》第十四条规定:公安、司法机关因办理案件,需要查阅、复印或者复制病历资料的,医疗机构应当在公安、司法机关出具采集证据的法定证明及执行公务人员的有效身份证明后予以协助。

四、病历查看和使用制度

《医疗机构病历管理规定(2013年版)》第六条规定:除涉及对患者实施医疗活动的医务人员及医疗服务质量监控人员外,其他任何机构和个人不得擅自查阅该患者的病历。因科研、教学需要查阅病历的,需经患者就诊的医疗机构有关部门同意后查阅。阅后应当立即归还。不得泄露患者隐私。

五、病历封存制度

《医疗事故处理条例》第十六条规定:发生医疗事故争议时,死亡病例讨论记录、疑难病例讨论记录、上级医师查房记录、会诊意见、病程记录应当在医患双方在场的情况下封存和启封。封存的病历资料可以是复印件,由医疗机构保管。

《医疗机构病历管理规定(2013年版)》第十九条规定:发生医疗事故争议时,医疗机构负责医疗服务质量监控的部门或者专(兼)职人员应当在患者或者其代理人在场的情况下封存死亡病例讨论记录、疑难病例讨论记录、上级医师查房记录、会诊意见、病程记录等。封存的病历由医疗机构负责医疗服务质量监控的部门或者专(兼)职人员保管。封存的病历可以是复印件。

但是在实际处理病历封存过程中,应注意处理几个问题。

（1）封存病历前,应当复印2份,尽可能封存复印件,这样也可给医院的医疗事故鉴定委员会留下资料,医院内部可以先进行判定是否属于医疗事故。

（2）约定封存的期限,1年为限;院方最好能与患方约定病历封存期限,一般以一年为宜。对于双方约定了封存期限的,逾期患方不到场视为放弃共同启封的权利,院方有权自行启封。但是逾期启封病历应有见证人并制作封存笔录。

（3）对于来不及补记的抢救记录,应当予以书面说明。

(4)对于有关文件未经上级医师审阅的情况,也要予以书面说明。

(5)封存时,要患方和医方双方人员在场人签字封存。

第三节　病历在医疗事故技术鉴定中的作用

一、医疗事故技术鉴定的本质

医疗事故鉴定的本质是鉴定人运用自己的知识和经验对既往发生事件的分析和判断。鉴定是鉴定人对法律事实的分析和判断。因此,鉴定结论取决于鉴定人的知识、经验、水平,以及用于证明法律事实的证据——送鉴材料。

二、医疗事故技术鉴定的主要依据

医疗事故技术鉴定、司法鉴定,都以病历作为鉴定的主要依据。所以说鉴定的实质是鉴定专家对病历资料的主观分析。因此,从某种程度说,鉴定结论是临床医务人员自己做出的,自己的病历书写情况将决定鉴定结论对自己是否有利。

【案例1】　某医院收治骨折患者发生猝死的案例

患者胫腓骨骨折就诊于某三甲医院,等待手术的过程中死亡。鉴定认为医院存在3项过失:①心电图提示 T 波异常;②抢救中多巴胺用法不当;③抢救中心脏除颤器用法不当。最终鉴定结论为:一级甲等医疗事故,次要责任。

【案例2】　某支气管错构瘤患者手术后成植物人的案例

某患者因支气管错构瘤来某医院做手术,但因肿瘤位置特殊,手术难度大,手术后患者成了植物人。但是医院的手术记录直接记载了术者操作失误,最终鉴定结论为:一级乙等事故,主要责任。

三、医疗事故鉴定与病历的关系

(1)医疗事故鉴定,指由医学会组织有关临床医学专家和法医学专家组成的专家组,运用医学、法医学等科学知识和技术,对涉及医疗事故行政处理的有关专门性问题进行检验、鉴别和判断并提供鉴定结论的活动。

(2)医疗事故鉴定主要依据以下几个方面:①医患双方陈述;②证人证言;③其他证据;④病历材料。但是在鉴定会上,经常的情况是,医患双方的陈述及各自提供的证据矛盾重重。最终,双方一般会妥协为以病历为准来进行鉴定。

总之,病历在医疗事故技术鉴定中起重要作用,病历书写科学、真实、准确决定了病历的质量和真实性。

第四节 诉讼中涉及病历的几个具体问题

一、医疗机构如何实施"举证倒置"

(1)医疗机构要提供病历和相关医疗材料,特别要注意其他医疗材料,如检查、护理记录等。一定要提供详细记录。

(2)医疗机构应提供相关法规、文献资料。对于相关治疗的说明,如果有相关文献进行印证,医疗机构应当提供有关文件资料,但主要提供的文献资料一定要具有权威性。

(3)医疗机构应该撰写一份论证有关问题的综合报告。医疗机构对于相关案件要提供一份简明扼要、提纲挈领、有层次和标题的综合报告。

二、法官判决案件的 3 种思维模式

(1)待证事实为真,法官依据实体法进行判决,即法官根据事实证据,能明显判定一方所证实的事实是真实的,就根据实体法判决一方胜诉。

(2)待证事实为假,法官依据实体法进行判决,即法官根据事实证据,能明显判定一方所证实的事实是虚假的,就根据实体法判决一方败诉。

(3)待证事实真伪不明,法官依据程序法,即举证责任的分担情况,进行判决。这就是说法官根据事实证据,并不能判断事实之真相,就根据举证责任的划分进行判决。

三、举证不能与败诉

医疗机构举证不能的几种情况。

在以下几种情况下,医疗机构因无法举证,从而有可能被判为败诉。①病历丢失;②病历被证明为伪造;③病历内容有缺陷;④医疗行为本身有问题。

一般来说,患方获得胜诉最稳妥的办法就是让医疗机构举证时出现上述内容①或②的情况。但是,举证不能并不一定败诉。

四、医疗机构可能具有的证据

(1)病历。

(2)检查资料。

(3)剩余药品及其包装。

(4)输液、注射等器具。

(5)医师的陈述。

(6)证人证言。

(7)录像资料。

五、病历的证据价值

(1)根据有关规定,对于民事诉讼中证据的要求,书证的证明力一般大于其他物证,而病历就是属于书证。

(2)病历是医护人员依医疗职务行为形成的特殊文件。根据最高人民法院《关于民事诉讼证据的若干规定》第77条第1项:国家机关、社会团体依职权制作的公文书证的证明力一般大于其他书证。

(3)病历真伪判断。根据最高人民法院《关于民事诉讼证据的若干规定》第70条:一方当事人提出的下列证据,对方当事人提出异议但没有足够可以反驳的相反证据,法院应当确认其证明力:书证原件及核对无误的复制件。

病历书写有关纠纷案例解析与防范要点举例如下。

【案例1】　因是熟人,拒绝及时手术签字,产生纠纷后口说无凭导致赔偿

1.案例经过

原告王某是一名10岁的残疾儿童,状告他出生时的医院。原告在诉状中称,其母亲在1991年9月1日由于腹痛一天而住进被告医院,此时已怀孕42周,经医生检查原告应于当晚11时左右出生。然而直到第二天12时他才出生。于是他状告的内容是:院医务人员在接生过程中严重失职,没有及时采取有效的措施,以致延期,造成新生儿窒息、新生儿颅内出血,导致他残疾。出院后原告监护人多次要求被告赔偿损失均遭到拒绝。

被告医院认为原告所述不符合事实。当得知孕妇已妊娠近42周时,医院即建议她接受剖宫产,但孕妇及家属不同意。第二天人工破膜发现羊水已达Ⅲ度污染时,医生又嘱其接受剖宫产以尽快结束分娩,孕妇及其家属也予以拒绝。在胎儿出现宫内窘迫、持续性枕横位时,医院为原告母亲行会阴侧切并使用吸引器而使原告被娩出。医院为原告母亲接生时均按妇产科正常规范要求接生,并无过错。

医疗事故技术鉴定委员会认为,若能认定在破膜时羊水出现Ⅲ度浑浊,医院已建议其家属产妇行剖宫产,而在家属不同意的情况下,医院以后的措施是适当的。但医院的病历上没有记载告知家属宜行剖宫术,也无家属签字。经了解得知,医务人员顾某是孕妇的朋友,分娩时一直在场,家属拒绝剖宫产时就未能坚持要家属签字。

2002年10月25日,在法院的主持下医院因无证据而败诉,由被告方医院一次性给付原告66000元的赔偿。

2.防范要点

(1)医疗行为的实施者负有两项基本义务:一是详细告知患者手术及特殊治疗的风险,并征得患者对该治疗手段的同意,要以文字为凭。二是进行适当、合理的治疗。

(2)医务人员在履行医院的各种义务时,一定要按规范程序办理。特别是对待亲戚和朋友,更要以真诚的态度认真履行医院的各种义务和有关程序。这样做既是对亲朋负责,也是对自己和医院负责。

【案例2】 病历记录与事实不符引发的纠纷

1. 案例经过

刘某,女,60岁,2002年7月5日凌晨5时左右,被人用刀刺伤胸部及背部,急送某医院就诊。病历记录(5:30am):伤者出血较多,有休克表现,意识不清。查体:血压测不清,神志不清,呼之不应,呼吸不稳,双瞳等大等圆,无对光反射,口唇及面色苍白,右胸6～7肋及右后背部胸11肋处各有一刺创口,深达胸腹部;腹软,下腹部略膨胀,心率130次/分,心音低钝,四肢末梢温度较低。初步诊断:胸腹联合伤、失血性休克。给予查血常规及血型、交叉配血、心电监护、吸氧等处理,并请外科会诊,于5:40am建立静脉通道两条。但刘某因伤势严重,经抢救无效于当日7:25am死亡。经所在市公安局尸检,结论为:刘某系被他人用锐器刺伤肝脏、右肾、右肾,静脉大出血死亡。但因医方的病历书写与实际情况有所出入,家属遂对医方的救治处理产生疑问,由此引发医疗纠纷。

2. 分析

经法医鉴定,刘某死于外伤造成的大出血,死因明确。医院在抢救过程中并无不当之处,应与刘某死亡无关。但首次鉴定后,家属认为送检材料虚假,继而要求补充或重新鉴定,其申请书称,医方提供的病历资料存在以下失实之处:

(1)就诊时间应当是2002年7月5日5:10am,病历错误地记载为5:30am,从伤者受伤到就诊的时间是10分钟左右,而不是病历所述的半小时。

(2)伤者就诊时呼之能应,手脚能动,但病历却记载为呼之不应,瞳孔等大等圆,无对光反射,而且整个救治过程没有使用手电筒,如何检查瞳孔的对光反射。

(3)整个救治过程中,有人证明只在伤者的左手建立了一条静脉通道进行输液,尸检报告也已经证实,然而,5:40am的病历却记载建立了两条静脉通道。

病历书写太晚(伤者死亡6小时以后),医生靠回忆判断书写病历,有医方单方面编造嫌疑,从而引发医疗纠纷。

3. 防范要点

(1)抢救急危患者时,病历应在抢救结束后6小时以内据实补记,并加以注明。

(2)对于危重病例,医务人员更应客观、真实、准确、及时、完整地书写病历,记不清的要问当事人并确认。

(3)切忌涂改、伪造、隐匿、销毁或者抢夺病历。

(4)病历的失实或者修改不会使病历完整,不会达到隐藏缺陷的目的,反而会使病历出现更多的纰漏,更易引发医疗纠纷。

(5)在医疗纠纷诉讼中,假病历会使医疗机构处于被动地位,败诉,承担原本无须承担的责任。

【案例3】 病历未详细记录引发的医患纠纷

1. 案例经过

武汉的一家医院将一患者诊断为双乳"乳腺增生",并行了包块切除手术。术后1个月,患者因感觉手术部位仍有包块而再次到该院就诊,并接受了穿刺检查,医院给出的结论是"未见异常细胞成分"。患者不放心,到同济医院就诊,诊断为"乳腺癌",患者一气之下将手术医院告上法庭。主刀医生在法庭调查中辩解,称当时手术一完成,他将切除的包块交给了患者,并开出检查通知单,嘱咐其去做病理切片。但患方则称,当时医生只让她把包块交给家属看一下,并未要求她去做病理切片检查。法庭要求医院根据"举证责任倒置"的规则承担举证责任,但院方提供的病历中并没有记载要求患者做病理切片的相关内容,医院在举证期限内也未能提供其他证据材料。因此,法院认定医生在诊疗过程中存在未做病理切片检查的过失,且此过失导致误诊,扩大了患者医疗损害后果的可能,判决院方败诉。

2.分析

这个案例告诉医务人员,在诊疗活动中不能重治疗轻病历,不能光做不记或光说不记,不能因工作忙而忽视病历的记载与书写,因为一旦出现医疗纠纷,法官不仅仅要听你怎么说,更重要的是看你在病历上有没有记,是如何记的。因此,医务人员应当有举证责任意识,应当认识到自己在诊疗活动中天天接触、司空见惯的病历绝不仅仅是记载患者病情和医务人员诊疗、护理活动的医疗文书,而是很有可能成为日后出现医疗纠纷时的法律文书,成为决定自己在医疗官司中最终命运的重要证据。

3.防范要点

在医患纠纷当中,医院通常要承担举证责任。病历是最重要的证据记录。

(1)病历记载要全面,防止漏记;特别是关键环节,不能光做不记或光说不记。

(2)该由患者签字的地方绝不能省略。

(3)病历记载内容应一致,避免前后矛盾。

(唐光波)

第五节　医疗病历书写缺陷举例与简析

一、医疗病历是处理医疗纠纷的主要法律依据

医患双方走向法庭,病历是最主要的证据之一,有时,甚至是唯一证据。

病历材料是医疗事故鉴定的主要依据,医疗机构因病历瑕疵而败诉的案件占很大比例,如漏写、错写、不及时写、笔迹模糊等。认真规范书写病历,规范病历档案管理是医疗工作的一个十分重要的组成部分。

病历对医疗、预防、教学、科研、医院管理等都有重要的作用,当今多了一项重要作用,即处理医疗纠纷的法律依据,是律师举证的资料。临床医疗病历有了缺陷往往使医患纠纷以院方失败告终。病历作为医疗纠纷中具有法律效力的文体,要想防范医疗纠

纷所带来的法律后果,应依照法律、法规强化病案管理,规范执业及病历书写内容,确保医疗行为的合法性,保证医疗安全和质量。

二、临床医疗典型缺陷病历举例

【病例 1】

患者简况:金××,女,41 岁,司法工作者。

主诉:右下牙疼痛三天,夜间更甚。

检查:右下 7 远中龋坏至颈部,颌面磨损。牙片显示龋坏接近髓腔。

诊断:牙髓炎。

经与患者沟通,建议开髓,行根管治疗。根管治疗后,仍有咬合痛。医生经咬合纸检查,决定对右下后牙对殆牙,即右上颌 7 牙调殆治疗。疼痛缓解。治疗本应结束,但患者状告医生。

理由是,伤害了她的正常牙齿。患者来治疗右下后牙,医生对右上颌对颌正常牙调殆,致医源性损伤,未告知患者,损害了患者知情权。

分析:调殆是治疗方法的一种。如的确需要,操作前,医生要尽到告知患者的义务。这是患者应拥有的知情权。我国相关法律规定:患者有权知道自己的病情及诊断、治疗情况,有权知道医师拟定给自己实施的手术、特殊检查、特殊治疗的适应证、禁忌证、并发症、疗效、危险性、可能发生的其他情况,有权同意或者拒绝进行医师拟定的检查、治疗方案,在有多种治疗器械或多个治疗方案时,有选择权。同时有权知道医院诊疗秩序和规章制度,知道看病时应尊重医护人员诊治权,知道自己进行特殊检查和手术应该履行的签字手续,知道发生医疗纠纷应当依法解决的相关程序,知情权需告知等。

依据:

中华人民共和国民法典(第七编侵权责任)第一千二百一十九条 医务人员在诊疗活动中应当向患者说明病情和医疗措施。需要实施手术、特殊检查、特殊治疗的,医务人员应当及时向患者具体说明医疗风险、替代医疗方案等情况,并取得其明确同意;不能或者不宜向患者说明的,应当向患者的近亲属说明,并取得其明确同意。

医务人员未尽到前款义务,造成患者损害的,医疗机构应当承担赔偿责任。

中华人民共和国侵权责任法 第五十五条 医务人员在诊疗活动中应当向患者说明病情和医疗措施。需要实施手术、特殊检查、特殊治疗的,医务人员应当及时向患者说明医疗风险、替代医疗方案等情况,并取得其书面同意;不宜向患者说明的,应当向患者的近亲属说明,并取得其书面同意。

医务人员未尽到前款义务,造成患者损害的,医疗机构应当承担赔偿责任。

解读:本条对应的是违反告知义务责任,考虑到医学的专业和复杂,《民法典》对医方的告知义务提出了更高的要求——"具体说明",而不是格式化的或是形式主义的说明,要求必须做到使患者知情、理解从而保障其知情选择权的有效行使。但同时也为避免给医方造成过重的负担,法律对医方告知的要求不再限定于"书面同意",可采用口头、录音、视频等多种形式，只要达到令患方"明确同意"的程度即可认定其尽到了说明义务。

本条第二个变化，在"不宜向患者说明的，应当向患者的近亲属说明"的条件中增加了"不能"，正是考虑到除了"保护性医疗措施"外还存在客观上不具有同意的能力的情况（如精神病患者，昏迷、术中无意识的患者等当时不具有行为能力的患者），其属于"不能"。

可见，调𬌗虽然是治疗方法之一，一样可以致医疗纠纷。本案患者胜诉。

【病例2】

患者简况：刘××，男，60岁，退休工人。

主诉：牙外伤2小时致牙齿缺失、松动，要求治疗。

检查：牙失落；伤者患有牙周病。三度松动。

因患者原有牙周病，脱落过多；口内有血。医生检查不认真不仔细。病历字迹潦草、难以辨识，导致司法鉴定机构在进行医疗过错及因果关系的鉴定中无法识别。牙位与牙数记录有误。患者赔偿受损，造成医疗纠纷。

分析：病历是判断医生对患者的诊疗是否有过错的重要证据，书写要求工整，如因病历潦草影响鉴定，法庭将推定由医疗机构承担责任。专科检查需准确记录患者的情况，牙位和牙失落数情况需记录清楚。记录时需用通俗语言告知患者，并用科学的方式表达并记录清楚。

【病例3】

患者简况：张××，女，18岁，学生。

主诉：发现下唇有肿块10余天，无痛。

检查：黄豆大小透明肿块，界清，软。

诊断：口腔黏液腺囊肿。

处理：门诊给予手术切除。手术顺利。

术后患者伤口局部出现血肿。针眼渗血不止。患者担忧质问，致医疗纠纷。

分析：术前有进行血常规检查。病史中没有询问血液性疾病，没有查患者的凝血机制。患者有血友病病史，尽管病情在稳定阶段，但仍有术后伤口出血的可能。接诊医生对现病史、既往史、个人史、家族史、婚育史等各个病史都需详细询问，准确记录，认真思考，找出问题。医生对该患者问诊不全，检查缺项，所以没有发现以往病情，导致出现问题。如发现患者禁忌证存在疑点，应该推迟进行或拒绝进行这次手术。

【病例4】

患者简况：洪××，男，48岁，农民。

主诉：左后大牙痛，要求拔除。

检查：左下7远中颈部龋坏，探痛，扣痛。

接诊医生检查后提出治疗方案是，拔出左下8，对左下7进行根管治疗。患者接受了这个方案。遂拔除了左下8。拔牙术后两小时，患者认为拔错了牙。理由是，这颗牙没有坏。我要求的是拔坏牙。我没有同意拔这颗牙。

分析:医务科调查结果是,患者没有签同意拔牙的告知书。病历上简单地写着建议拔8治7。患者口头同意没有法律效应。

患者为什么会反告医生呢?患者走出治疗室后,询问了根管治疗的费用与疗程。这两项让他大吃一惊,治疗费用等,他都难以承受。于是他找到医务科告状。拔牙治牙在很多诊所都不会请患者签字,或是操作结束后,程序式或象征性地请患者签字,这是错误的做法。

【病例5】

患者简况:邢××,男,82岁,退休干部。

主诉:左下牙疼痛伴发热两天半。曾在社区输液(克林霉素)两天,口服阿莫西林片剂。依然发热,遂来就诊。

检查:左下颌肿胀,皮肤潮红。压痛,凹陷性水肿。张口受限,张口度1cm。体温38.8℃。

诊断:左侧咬肌间隙感染。糖尿病、高血压、心脏病。

建议:收住院,观察。调整抗生素使用,头孢菌素与甲硝唑静脉给药。

患者入院后第二天体温为38.1℃。患者诉,局部疼痛加剧,心慌,头痛。当班医生给予止痛药一片。患者夜间时体温升至38.7℃,局部疼痛未见好转,遂请上级医生会诊。上级医生做了三条处理:一是紧急做床头心电图;二是穿刺看有无脓肿形成,尽量做到及时切开引流;三是请ICU主任医师会诊,判断是否转入ICU。第二天是双休日,口腔科当班医生将患者转入ICU。而未及时请口腔科医生会诊及时做切开引流。凌晨患者高热40℃,局部疼痛难忍,心律过速、心律不齐,遂扩大会诊。口腔科主任提出立即切开引流。

患者家属提出医生造成了患者健康损害和后续诊疗的发生,存在过错,故要求赔偿。

分析:口腔科间隙感染治疗原则是,早期发现病灶,及时切开引流,彻底清除病灶。诊断须分清是牙源性、腺源性、外伤性、血源性、医源性五种中的哪一种。一旦脓肿形成,切开引流是唯一正确的方法,指望药物是错误的理念。脓肿切开强调及时或偏早进行,以预防为主,要做到引流通畅。这个病例中,患者有多个并存症(基础病),互为并发症,因为患有糖尿病,抵抗力差,所以口腔感染难以好转,趋于向病重的方向发展,感染加重致菌血症,诱发心脏不适,刺激血压升高,心脏负担加重,形成恶性循环。因为转科,双休日经管医生不到位,错过了最佳治疗时间。患者无恙是最大的幸运。所以医生在转科时、交接班时要千万注意细节与重点。

【病例6】

患者简况:何××,女,38岁,公务员。

主诉:牙痛,要求治疗。

检查:右上6见牙冠龋坏,探痛。

诊断:深龋。

治疗:建议根管治疗。

治疗后,一个月后右上6颊侧出现瘘管。患者状告医生。

理由是,她挂的是主任医师号,治疗过程一直没有看见主任医师的身影。她理解教学医院有学生或青年医生操作。她不能容忍的是,主任医生别说动手,就连动嘴的时间都没有,而主任医师说他来看患者了。患者请他提供证据。主任医师称有病历为证。每次他都在病历上签了字。患者否认他的说法。因为每次签字都是年轻医生去找他。这个案子到了律师事务所。经多位专家鉴定、证明,这位专家只签名,而未看病。理由是,根管治疗中出现了侧壁穿孔,学生没有报告,主任也没有纠正。病历上只签了名字。

分析:医院的三级医师负责制是医疗安全质量的保证。即使患者没有挂主任专家号,下级医生有疑难,也须随时请教解决。请教和指导就要及时记录在病历上。何况该患者是挂了主任号,那主任对诊断、治疗的指导都应在病历上有清楚的记录而不是签名。此例中下级医生在治疗过程中不慎致根管侧壁穿孔,上级医生如何指导纠正、再治疗,病历上未见文字,所以错在医方。

【病例 7】

患者简况:胡某某,男,58 岁,公务员。

主诉:右下后牙缺失多年,要求种牙。

检查:46、47 牙位缺失,对𬌗伸长 2mm。

诊断:右下颌磨牙(46、47)缺失。

处理:局麻下微创手术植入(46、47 牙位)种植体,半年后完成种植牙牙冠修复。

一周后患者复诊。诉种植牙咀嚼食物时,右侧耳屏前酸胀疼痛(轻度)不适。因此发生了纠纷,患者要求医生免费进一步诊治。

经颞下颌关节专家检查问诊,患者右下后牙缺失多年导致颞下颌关节紊乱病,曾在该科就医,有病历记载。种植医生忽视既往史,种植修复前没有认真检查病历,也未查看既往史详细记录。患者强调是种植牙引起的酸胀疼痛不适,要求负责。经颞下颌关节专家解释治疗,误会解除。

提示:一位专家病历记录详细,一位年轻医师,忽视了查看记录。最后靠病历化解了矛盾,应引以为训。

【病例 8】

患者简况:舒某,男,28 岁,教师。

主诉:左上门牙因外伤脱落 1 天。

检查:21 牙位缺失,伤口未愈合,口腔卫生差,邻牙牙周组织萎缩轻度但无松动,高笑线,11 牙呈三角椭圆形。

处理:经全口牙周洁治及刮治术后,牙周及口腔卫生有了好转,一个半月后行 21 牙早期种植,半年后完成种植牙冠修复。

一天后患者返回,诉家人不满意种植牙修复效果,因为种植牙与邻牙存在"黑缝",即"黑三角",影响美观,尤其是微笑时。

分析:患者因有牙周病致牙周组织萎缩,牙龈乳头消失,外伤致牙齿脱落后,剩余的牙周组织进一步受到影响,所以种植牙修复后牙龈乳头很难恢复,从而导致"黑三角"出现,影响美观。

而病历上没有告知这一情况。并发症的发生是必然的还是意外的？是可逆的,还是不可逆的？患者没有获得知情权。

【病例9】

患者简况:王××,女,58岁,退休女工。

主诉:右腮腺区肿瘤3年。无痛。

检查:右腮腺区耳垂可触及桂圆大小的肿块,活动,有节结感。

诊断:腮腺肿瘤。

治疗:全麻下手术切除。术后口角歪斜。

患者难以接受,导致医疗纠纷。三个月后症状慢慢缓解,患者仍然要求索取心理补偿费。

分析:术前谈话需交代清楚手术并发症,此案由于医患双方术前沟通不到位。这类情况要请患者和家属一起签字。

【病例10】

患者简况:章××,男,23岁,大学生。

钱××,女,65岁,退休女干部。

黎××,男,80岁,退休老同志。

这类患者集中在一起是因为他们均为拔牙致死。

第一个患者有心肌炎。病历中未显示问诊,拔牙后当夜逝去,尸检报告:心肌炎。

第二个患者有高血压。拔牙后血压突然升高,头痛。CT显示脑出血。病历上显示的是头一天的血压记录,也无详细问诊记录。

第三个患者患心衰,右上大牙牙齿三度松动,影响吃饭进食。患者提出要拔牙。因为太松动,医生竟未问诊,涂抹一点麻药就拔除了患牙,术后伤口渗血,患者两小时后逝去。

在患者拔牙前医生都应详细询问病史,并记录在病历中。

可见从病历的书写规范可以看出医生的水平,同样,病历严格的书写可提高医生的水平,预防医疗纠纷的发生。

三、防止病例缺陷出现的措施

1. 写好:规范性、科学性、准确性

病历具有法律效力,是涉及医疗纠纷和诉讼的重要依据的医疗文件。所以,病历书写中应特别重视相关的法律问题,书写者要知道自己的责任。尤其是在教学医院,病历书写者多为没有医生资历的未毕业的实习生。他们法律观念不强,不懂或不知晓如何反映患者的知情权和选择权,不重视病历内容的真实完整、连续性、相关证据的收集等。写好病历,还包括字迹清楚与语言表达及时准确。有了电子病历后,一个病不同的人几乎是一个模板印出来的,没有体现出疾病的个体特点。病历书写缺陷常导致医疗纠纷

事件,面对法律时,败诉日渐增多。

尽管条例不断更换,但不会改变的是,对病历书写做出严格规范与要求,严禁涂改、伪造、隐匿、销毁或抢夺病历资料。患者有权复印或复制门诊病历、住院病历、体温单、医嘱单、检验报告、医学影像资料、特殊检查同意书、手术同意书、手术及麻醉记录单、病理资料、护理记录等。因此,为了预防医疗纠纷发生或处在被动局面,医生一定要认识到病历的规范性、科学性、准确性。

这里结合 2010 年版《病历书写基本规范》将书写要求归纳如下。

(1)病历是医务人员通过问诊、查体、辅助检查、诊断、治疗、护理等医疗活动获得有关资料,并进行归纳、分析、整理形成的文字、符号、图表、影像、切片等资料的总和。病历书写是将医疗活动记录下来的行为。

(2)病历应当按照规定的内容进行书写。表达要求:客观、真实、准确、及时、完整、规范。病历书写一律使用阿拉伯数字书写日期和时间,采用 24 小时制记录。

(3)病历书写应规范使用中文,通用的外文缩写和无正式中文译名的症状、体征、疾病名称等可以使用外文。医学术语规范,文字工整,字迹清晰,表述准确,语句通顺,标点正确。出现错字时,应当用双线划在错字上,保留原记录清楚、可辨,并注明修改时间,修改人签名。不得采用刮、粘、涂等方法掩盖或去除原来的字迹。

(4)写毕应由相应医务人员签名。上级医务人员有审查修改下级医务人员书写的病历的责任。实习医务人员、试用期医务人员书写的病历,应当经过本医疗机构注册的医务人员审阅、修改并签名。进修医务人员由医疗机构根据其胜任本专业工作实际情况认定后书写病历。

(5)对需取得患者书面同意方可进行的医疗活动,应当由患者本人签署知情同意书。患者不具备完全民事行为能力时,应当由其法定代理人签字;患者因病无法签字时,应当由其授权的人员签字;为抢救患者,在法定代理人或被授权人无法及时签字的情况下,可由医疗机构负责人或者授权的负责人签字。因实施保护性医疗措施不宜向患者说明情况的,应当将有关情况告知患者近亲属,由患者近亲属签署知情同意书,并及时记录。患者无近亲属的或者患者近亲属无法签署同意书的,由患者的法定代理人或者关系人签署同意书。

以大小、时间、诊断为例对准确性进行如下解释。

(1)大小:有病变大小和伤口大小。口腔黏膜病变因处在口腔内,不好测量。医生常用形容词来描述大小,如颊部病变区"非常大",舌部"少,较小"。这样的描述都不规范,要明确大小,如 2cm×1.5cm;治疗后面积 1.5cm×0.5cm。有一位患者,因医生未能写出大小变化而状告医治无效,要求赔偿。还有殴打、车祸所致的伤口都要用阿拉伯数字注明大小。

(2)时间:受伤的时间、病变的时间、复诊的时间、牙脱位的时间等。一位医生没有明确告知患者是否要复诊及复诊的具体时间。患者病情变化后状告医生。医生说口头告知了,但无记录。这就使得医生陷入了纠纷之中。

(3)诊断。怎样给疾病一个正确的临床诊断命名? 又怎样给疾病诊断进行一个准确的分类？口腔科医生要做出准确的临床诊断,就必须了解《国际疾病分类》(ICD－10,第10次修订版)。ICD－10是国际标准,也是国家标准。口腔疾病有自己的分类,有自己的诊断标准。牙齿折裂是一个诊断,而残根与残冠就有异议。残根与残冠是损坏的结果,不是疾病。由于外伤或龋坏等原因而致使牙冠大部分缺损,称为残冠或残根。一旦形成了残冠、残根,牙齿的髓腔、根管就暴露于口腔的有菌环境之中,细菌可以通过根管而到达根尖,形成根尖周围炎,使牙齿成为病灶牙,进一步还可能引起全身的其他疾病。残根、残冠持续不断刺激口腔黏膜,有可能引起口腔溃疡和癌变,所以要拔除。如果是发生在乳牙,乳牙的残根、残冠有可能会影响后期恒牙的发育和萌出,这种情况下是需要先行拔除的,拔除以后如果还没有到恒牙萌出的时间,有可能需要用间隙保持器来保持间隙。如果对颌牙的残根、残冠没有经过及时的处理,会引起对颌牙的伸长,这是一种废用,对于这个对颌牙来说,可能就需要拔除。拔牙前的残根该如何准确诊断呢？严格地说,残根不是一种疾病,只是疾病所致的一种病理结果,就像"术后疤痕"一样。乳牙未能按时脱落,有一个诊断是:乳牙滞留;一些专家则也视其为残根、残冠。

科学性是指一切记录都要以教科书为依据,术语、病程都要专业地表达。不能自己造词。

2. 写全:完整性、系统性

以"【病例10】中章××,男,23岁,大学生,拔牙死亡"为例,再深入探讨一下。

这份病历虽符合一般诊疗常规,但过于简单。因为患者是年轻人,医生想当然地轻易排除了禁忌证。父母称其孩子告诉过医生,他上周因感冒住院,有过前胸、后背疼痛的症状,问过,能不能拔牙,医生回答可以。专家鉴定报告分析认为,病历上无任何既往史记录,也没有做心电图,连血压的记录都没有。鉴定机构认为:医方病历记载欠完善。医方认为患者隐瞒了病情。分析患者死亡的主要原因应为自身所患疾病严重及疾病的发展、演变和转归所致。专家认为,拔牙是选择性手术,当怀疑有禁忌证时,完全可以拒绝拔牙,就可以避免这次死亡。最后尸体解剖鉴定结论为:医院对于患者的医疗行为存在过失,与患者死亡后果存在一定因果关系。尤其是病历书写,未能表达手术前的问诊、检查、禁忌证的排除,有一定的责任。可见,病历书写不完整,会导致损害赔偿责任。

"不全"就是病历书写不完整。这是不认真所致。不认真有可能引发误诊、漏诊的情况。之前所述的病历中,都有病历记载欠完善、病历不完整的情况导致的纠纷。鉴定机构根据医院病历书写的相关规定等,认定医院对于患者的医疗行为存在过失,与医疗损害存在一定因果关系。应该说符合相关法律的要求,法院据此判决医疗机构承担损害赔偿责任合理合法。病历有瑕疵部分不能作为鉴定依据,如果有实质性影响,造成鉴定无法客观进行的,则应终止鉴定。显而易见,若因病历真实性、完整性、瑕疵或缺陷导致案件终止鉴定的,病历保管方、提供者将承担法定的不利后果。在医疗纠纷解决中,医生必须明白:法庭能寻求的仅仅是法律事实,而非社会生活中的客观真实。所以剥茧抽丝后,最终看到的就只剩下静静躺在那儿的可能是唯一证据——病历。因此,医者在恪尽职守的同时,应规范书写病历,从而让所有人看到我们对健康和生命的尊重和一丝不苟,远离纠纷。

病历中病史、体格检查等采集、记录不完整是常见的现象。如病历记录"体温38.1℃

与 38.7℃",该表述模糊了法定的"及时"书写病历的要求。只知道体温,而不知具体时间点。测量患者各时段的体温,是医院的法定义务。医院违法了法定义务,或执行不到位,未依法及时为患者进行体格检查并记录可能的阳性体征,进而贻误后续的诊断和治疗,医院就存在过错,并因此要承担相应的责任。必要的阴性体征和辅助检查结果记录不及时、不完善,导致患者诊断和治疗措施正确与否无从判断。从举证责任分配的角度来看,医院是不对的。无论从提高医疗质量的角度,还是从规范自身诊疗行为、避免纠纷发生的角度,均应依法规范采集和书写病史、体格检查等项目。语言不通畅,模棱两可,这样的病历,容易让患者及其家属陷入猜疑,同时也可能进一步影响患者法定的病情知情权、诊疗措施知情权等,是医疗纠纷发生的导火索。无法辨识的病历内容,有可能进一步加重医院的责任程度。如因病历影响鉴定,法庭将推定由医疗机构承担责任。这样有可能使本无过错的医疗机构承担了赔偿责任,或过错轻微的医疗机构承担了较重的赔偿责任。指导病历书写除了以《病历书写基本规范》为理论依据外,还要知晓法律常识,树牢法律意识。

3. 预防要点

预防要点:质量、法律、责任、道德、服务、沟通、告知。

(1)提升医院医疗质量。医院要防范医疗纠纷,还必须要重视医院的医疗质量,看得好病,治得好患者,能够帮助病患解决痛苦,这就是医院的主要职责,这些职责需要医院的医疗质量来保障。一个医疗质量好的医院,在老百姓中的口碑好,既帮助了别人,也为医院带来了荣誉。

(2)增强医务人员的法律意识。医院要防范医疗纠纷,首先得做好医务人员的法律意识教育,只有医院的所有人员都有较强的法律意识,都做一个知法守法的人,才能在日常的行为规范中做到依法办事,严格按照医疗卫生人员应该遵守的法律规范工作,才不会带来不必要的医疗纠纷。

(3)做好医务人员的职业道德教育。医院要防范医疗纠纷,还必须要做好医务人员的职业道德教育。每一个行业都有自己的职业道德规范,作为医务人员,其工作关乎患者生命,此时的职业道德教育就更为关键,医院必须要求每一个工作人员都遵守职业道德,不要动歪心思,打歪主意,不得损害病患及其家属的合法权益。

(4)提升医务人员的服务意识。医院要防范医疗纠纷,还必须要提升医务人员的服务意识,医院的职责就是为患者解除痛苦,医生的职责就是救死扶伤。医院从本质上说是一个很大的服务机构,是为患者服务的服务机构,要想不遭遇一些不必要的医疗纠纷,就必须要严格要求医务人员提高自己的服务意识,尽心尽力为病患及家属做好服务。

(5)要求医务人员规范操作。医院要防范医疗纠纷,还必须要从医院的操作规范入手,医务人员在日常操作中,必须要按照医务人员的操作规范行事,把患者当成亲人和朋友,把医疗技术的精髓发挥到极致,尽力做到妙手回春,肩负起救死扶伤的重大责任。

(6)做好医患交流和沟通。医院要防范医疗纠纷,还必须要求职工在日常工作中,严格按照规定做好医患及家属的沟通和交流,任何问题都要和家属或患者沟通,保障他们的知情权,只有实现了医患之间的良好交流和相互信任,才能避免一些不必要的麻烦。

(7)做好各种告知工作。医院要防范医疗纠纷,就要求医护人员在日常的工作中,特别是在做一些特殊的操作时,比如做大手术、做大检查等工作时,一定要和患者及其家属做好沟通,特别是一些手术的风险性、药物的副作用、治疗的疗效等,都要提前打好招呼,让大家都明明白白,才能心无旁骛地做好救护工作。

(8)担当起医务工作者的责任。我国的医疗工作者都会记得孙思邈《大医精诚》中的名句:

凡大医治病,必当安神定志,无欲无求,先发大慈恻隐之心,誓愿普救含灵之苦。若有疾厄来求救者,不得问其贵贱贫富,长幼妍蚩,怨亲善友,华夷愚智,普同一等,皆如至亲之想。亦不得瞻前顾后,自虑吉凶,护惜身命,见彼苦恼,若己有之,深心凄怆,勿避险巇,昼夜寒暑,饥渴疲劳,一心赴救,无作工夫行迹之心,如此可做苍生大医,反之则是含灵钜贼。

医生入学时都背过这样的词:"健康所系,性命相托"。当学医者步入医学学府时,都会庄严宣誓:

我志愿献身医学,热爱祖国,忠于人民,恪守医德,尊师守纪,刻苦钻研,孜孜不倦,精益求精,全面发展。我决心竭尽全力除人类之病痛,助健康之完美,维护医术的圣洁和荣誉,救死扶伤,不辞艰辛,执着追求,为祖国医药卫生事业的发展和人类身心健康奋斗终生。

每一名护士都牢记着南丁格尔誓言:

余谨以至诚,于上帝及会众面前宣誓终身纯洁,忠贞职守。勿为有损之事,勿取服或故用有害之药。尽力提高护理之标准,慎守病人家务及秘密。竭诚协助医生之诊治,务谋病者之福利。谨誓!

全世界各国的医生都遵循着"医学之父"希波克拉底的誓言行医。

我要遵守誓约,矢忠不渝。对传授我医术的老师,我要像父母一样敬重,并作为终身的职业。对我的儿子、老师的儿子以及我的门徒,我要悉心传授医学知识。我要竭尽全力,采取我认为有利于病人的医疗措施,不能给病人带来痛苦与危害。我不把毒药给任何人,也决不授意别人使用它。我要清清白白地行医和生活。无论进入谁家,只是为了治病,不为所欲为,不接受贿赂,不勾引异性。对看到或听到不应外传的私生活,我决不泄露。如果我能严格遵守上面誓言时,请求神祇让我的生命与医术得到无上光荣;如果我违背誓言,天地鬼神一起将我雷击致死。

这是公元前460年至公元前370年的誓言,之所以传承至今,就是其源不断。现代医学泰斗张孝骞教授曾说过:"病历是有历史意义的公共财富,不能看成个人的小事而漫不经心,要对别人和后任负责。"这句话道出了医学大师们对待病历的态度,体现出严谨、求精、勤奋、奉献的精神。

当下病历不仅是医疗活动的记录、科学研究的资料、医生诊疗工作的水平尺,还是依法判定的依据,是医疗损害赔偿诉讼医方举证的重要证据,是商业保险理赔的根据,是医疗保险付费的凭据,是医疗鉴定的依据。所以请每一位医生重视病历的书写。

(蒋李懿　刘建伟　芮瑞)

下篇

口腔医学病历书写教程篇

第一章　儿童口腔科病历书写

第一节　儿童口腔科病历的内容与格式

一、病史部分

门诊病历首页应有患儿的一般情况,包括:姓名、性别、出生年月(年龄)、出生地、民族、家长姓名、住址、电话、门诊病历号、X线片号等,不能缺项或漏项。病史部分包括主诉、现病史、既往史,分述如下。

1. 主诉

(1)儿童主诉大多数为父母代述。如儿童具备一定自我表达能力,可按其所述病变部位、主要症状和发病时间进行书写。

(2)复诊时,主诉牙(病)治疗后的自觉症状。

2. 现病史

(1)主诉牙(病)病史的病程,即主诉牙(病)的发生、发展、曾经治疗及目前情况。

(2)复诊:主诉牙(病)上次治疗后的反应。

3. 既往史

(1)婴幼儿出生及喂养情况:足月/早产、母乳/人工乳/混合喂养。

(2)儿童饮食习惯、卫生习惯及刷牙习惯等。

(3)儿童生长发育史及有无系统性疾病史。

(4)儿童口腔卫生习惯及接收口腔疾病预防保健措施的状况等。

(5)家族遗传病史。询问患者直系亲属中是否有人患过癌症、糖尿病、结核病、先天性畸形等疾病,尤其有涉及遗传因素的口腔疾病时,需记录清楚。如釉质结构异常、遗传性牙本质发育不全、先天性缺牙等。

(6)无陈述时记录(一)。

说明:门诊病历手册的首页有患儿的一般情况,包括,姓名、性别、出生年月(年龄)、出生地、民族、籍贯、家长姓名及职业、住址、邮编、电话、门诊号、X线片号等。不能缺项或漏项。

二、检查部分

儿童口腔科病历资料可通过三个渠道获得:①详细问诊。儿童过小、不善表达时,可由父母代为回答。②耐心检查。③辅助检查。

　　一般患儿不会或者难以讲述自身的病情,医生应该详细检查,在检查中耐心询问,对父母的回答要结合检查的结果进行判断。例如:母亲述孩子牙龈发炎,检查中可能发现牙龈炎或增生性的牙髓炎,甚至有牙龈肿块。所以病历记录要以检查所见为主。

　　儿童口腔科有三个特点:

　　(1)儿童检查时的不合作、以哭啼对抗会造成检查困难,因此检查时要有爱心。

　　(2)儿童常处在混合牙列期,乳、恒牙混合生长。由于同名乳牙与恒牙形态接近,在检查中很容易辨错,因此检查时要细心。

　　(3)儿童口腔科,涵盖口腔内科、口腔修复科、口腔外科、口腔正畸科和口腔预防科等技术和方法,同时又具儿科的特点,因此检查时要有耐心。

1. 牙体牙髓病专业检查

　　(1)牙齿部位的记录符号。Palmer-Zsigmondy 记录法:以"＋"符号将牙弓分为上、下、左、右四区。依照牙位排列顺序,自前至后,用数字代表,分别记载于各区内。恒牙用阿拉伯数字代表,乳牙用罗马数字或大写英文字母代表。还有一种 FDI 公式记录法:个位数从 1 至 8 代表牙齿排列顺序,恒牙十位数从右上颌起顺时针依次为 1、2、3、4,乳牙十位数从右上颌起顺时针依次为 5、6、7、8。举例说明,记录右上乳牙 5,可以有 $\dfrac{V}{}\Big|$ 、$\dfrac{E}{}\Big|$ 、55 三种记录方法。

　　(2)牙齿色泽、形态、数目及位置是否正常,有无畸形,有无缺失牙及多生牙,有无拥挤、稀疏、错位、倾斜、阻生等情况。

　　(3)牙体缺损及病变。记录病变牙位、范围及程度等,必要时进行温度、电活力或局部麻醉试验,以查明病变部位及性质。

　　(4)修复情况有无充填物,充填体的密合度,有无继发性龋。

　　(5)咬合关系。记录正常、反、锁(跨)、超、深覆、对刃、开合等。

　　(6)牙外伤。应详细记载和描述牙齿的折断(包括横断、冠折、缺角),是否露髓,牙齿是否移位、脱出等。陈旧性牙折断还需注意观察牙齿色泽,牙脱落时是否看到脱落的牙齿,牙床处是否出血,牙根的发育情况,牙齿的疾病状况(包括未受损的牙齿),这些都应该有详细的描述,必要时应该拍牙片予以证实。

　　(7)牙列缺损。辨别缺牙是生理性替换还是病理性缺牙,是否为龋源性,检查拔牙创口愈合情况。

　　(8)正确记录非主诉牙或其他患牙牙位及龋坏牙面。

　　(9)正确记录其他专业阳性所见。

　　(10)复诊:详细记录主诉牙(病)本次检查所见。

2. 牙周病专业检查

　　(1)牙龈组织变化:牙龈形态、色泽及坚韧度是否正常,是否易出血。注意有无炎症、溃烂、肿胀、坏死、增生、萎缩、瘘管。

(2)牙周袋深度:辨别两种牙周袋(骨上袋、骨下袋),记录其部位及范围,并测量其深度,以 mm 计算,盲袋内有无分泌物。

(3)牙石、软垢度数:辨别两类牙石(龈上及龈下),注意其部位及程度,龈上牙石可分为少量(＋),中等量(＋＋),大量(＋＋＋)。

(4)牙齿松动度:辨别生理性松动和病理性松动。正常生理性松动不计度数;大于生理性松动度而不超过 1mm 者及颊舌向松动为Ⅰ°松动;松动度相当于 1～2mm 者,颊舌向及近远中向松动为Ⅱ°松动;松动度大于 2mm 者,颊舌、近远中向及垂直向松动为Ⅲ°松动。

(5)正确记录其他口内、口外、修复科阳性所见。

(6)正确填写必要的专科检查用表:包括探诊深度、龈退缩、出血指数、松动、牙石、根分歧病变、颌关系、菌斑指数、签名日期、治疗设计。

(7)复诊:详细记录本次检查所见。

3.黏膜病专业检查

(1)唇及黏膜有无色泽、形态异常,有无疱疹、皲裂、脱屑、角化、充血、出血、溃疡、糜烂、结痂、硬结、畸形等,记录其部位、大小、性质、表面及基底情况。

(2)舌体大小、颜色,有无硬结、溃疡、肿块、印迹,是否松软、肿胀,有无舌苔及其颜色、厚薄,舌背有无裂纹、角化,舌乳头有无异常,舌的运动及感觉功能有无障碍,舌系带是否过短。

(3)腭部有无瘘管、充血、角化、糜烂、溃疡、肿块、畸形等,软腭运动有无障碍。

(4)检查涎腺及其导管。是否有肿胀、压痛、阻塞、充血、溢脓、外瘘等。

(5)检查与黏膜专业有关的皮肤、黏膜及全身情况。正确记录必要的辅助检查及特殊检查。

4.辅助检查

(1)X 线片、牙片袋上注明患者姓名、病历号。正确描述根吸收、根尖周、根分歧、恒牙胚、根管充填等情况。患儿年龄小,对放射性敏感,应尽量减少拍片量。

(2)正确记录必要的血液检查、涂片检查及活体组织病理检查情况。

(3)正确记录牙髓活力测定、温度测定、电活力测定,判断牙髓活力状态。

三、诊断部分

诊断依据应充分,诊断名称应正确。

(1)应准确记录对主诉牙(病)的诊断。

(2)应准确记录对其他病的诊断。

（3）诊断不明确时应记录"印象"或"待查"（待查时必须注明倾向性意见）。

（4）三次就诊仍不能确诊应及时请上级医师会诊并做详细记录。

四、治疗设计部分

（1）应准确记录主诉牙（病）的治疗计划。

（2）应准确记录非主诉牙（病）的治疗指导原则。

（3）治疗计划应合理，必要时附以图示。

（4）必要时在专科病历中详细记录治疗计划。

五、其他部分

1. 医嘱及记录

正确施以医嘱并记录。主诉牙（病）每次治疗或阶段治疗结束后可确定预约复诊日期，通常为"不适随诊，一周后复诊"。

（1）详细记录治疗牙位、治疗过程、治疗操作、用药（材料）及手术经过。

（2）疑难病治疗超过疗程时，应有上级医师会诊的详细记录，必要时由会诊医师填写会诊意见。

（3）详细记录用药情况，并与处方相一致，合理用药，正确用药。

2. 签名和日期

必要时需由患者签署治疗（手术）同意书或在病历上签字。经治医师、指导医师签全名，签名字迹要清晰。最后注明日期。

第二节　病历书写中常存在的问题

儿童牙列有乳牙列期、混合牙列期及恒牙列期三个不同的牙列阶段，混合牙列书写常会因牙位认错而导致书写错误。因此混合牙列期要注意乳牙、恒牙的鉴别，详细检查并记录牙齿萌出情况、牙体及牙周情况。儿童的临床病史采集大多以家长讲述为主，其叙述具有一定的片面性，因此在病史采集中除详细询问外，还要检查后再书写，以防家长口述替代真实病情。

一、病史部分

（1）病历书写字体不工整，页面不整洁，常见漏字、错别字，有严重涂改（涂改应用红笔签字并注明日期）。

(2)病历描述语言不通顺,运用术语不正确,绘图标记不准确,使用英语不正确。主诉牙(病)的首诊均须按初诊要求书写病志,复诊指主诉牙(病)的继续治疗。

二、口腔检查部分

由于儿童牙科的对象年龄比较小,拒绝或不配合检查会导致病历书写失误、失真、失准。

1.牙体牙髓病专业检查

(1)对主诉病牙一定要记录牙位、龋坏牙面、龋蚀度数、探诊、牙髓活力测验、温度试验、叩诊及松动度等,做到准确无误。

(2)在检查有无探痛、叩痛时,他们往往不能正确表达,故常常要求医生通过观察其表情反应来确定。例如:检查露髓点有无探痛时,可探及露髓点观察其表情变化,若患儿立刻扭转头去或将医生的检查器械推开并哭闹,则说明有探痛;又如在叩诊检查时,患儿往往数个牙都有叩痛,此时,医生可用镊子柄或口镜柄置于患牙上,嘱其咬紧,若患儿不能咬紧或咬后即刻松开,则说明有叩痛;若患儿能咬紧,并持续一段时间,则说明其叩痛为假阳性。

(3)牙外伤患儿初期因牙髓呈现"休克"状态,临床温度、电活力检查呈阴性,但是不能因为阴性结果而不做记录。初诊和每次复诊都应仔细检查并记录温度、电活力试验。对于牙外伤患儿,除全面详细记录损伤牙之外,还应详细记录周围邻牙的情况,以查明病变部位及性质。

2.牙周病专业检查

(1)正确记录牙周阳性或阴性所见。记录牙垢及牙石度数、牙龈组织变化、牙周探诊、牙齿松动度、咬合创伤存在与否、牙列缺损等。

(2)正确记录X线片及其他辅助检查所见。

3.黏膜病专业检查

(1)口腔黏膜检查时要注意病损部位、大小、性质、表面及基底情况。同时询问或检查与黏膜专科有关的皮肤及全身情况。

(2)复诊患者要记录疗效反应,服药后病情有无异常等。

三、辅助检查部分

(1)在X线片、牙片袋上注明患者姓名、病历号,在单个牙片上标定牙位。正确描述根吸收、根尖周、牙周膜、根分歧、恒牙胚,以及根管充填等情况。对于牙外伤患儿的X线片,还应特别注意年轻恒牙牙根发育情况和邻牙发育情况。

（2）正确记录必要的血液检查、涂片检查及活体组织病理检查情况。

（3）正确记录牙髓活力测定、温度测定、电活力测定，判断牙髓活力状态。

四、诊断

（1）应准确记录对主诉牙（病）的诊断。

（2）应准确记录对其他病的诊断或二级诊断。

（3）诊断不明确时应记录"印象"或"待查"（待查必须注明倾向性意见）。

（4）三次就诊仍不能确诊应及时请上级医师会诊并做详细记录。

要求：诊断依据应充分，诊断名称应正确。

五、治疗设计

应准确记录治疗计划。

（1）主诉牙（病）的治疗计划。

（2）非主诉牙（病）的治疗指导原则。

（3）治疗计划应合理，必要时附以图示。

（4）必要时在专科病历中详细记录治疗计划。

六、临床技术操作

（1）详细记录治疗牙位、治疗过程、治疗操作、用药（材料）及手术经过。

（2）疑难病治疗超过疗程时，应有上级医师会诊的详细记录，必要时由会诊医师填写会诊意见。

（3）详细记录用药情况，并与处方相一致。

七、其他

（1）正确施以医嘱并记录，主诉牙（病）每次治疗或阶段治疗结束后定出预约复诊日期，通常为"不适随诊，一周后复诊"。

（2）必要时需由患者签署治疗（手术）同意书或在病历上签字。

（3）经治医师、指导医师签全名，签名字迹要清晰。

（4）注明检查日期。

第三节　典型病例与儿童外伤评估

典型入院记录样式如下。

入院记录

患者姓名:张×　　　　　　　性别:男

出生日期:2003 年 03 月 06 日　　出生地:南昌市

民族:汉族　　　　　　　　　就诊科室:儿童口腔科

家长姓名:张×　　　　　　　家长职业:教师

家庭住址:南昌市

病历号:2009　　　　　　　联系电话:×××××××

　　　　　　　　　　　　　X 线片号:001

主诉:右下后牙肿痛 1 周。

现病史:患儿一周前发现右下后牙牙龈肿疼,近半年右下后牙一直有冷热疼,自发疼,时好时坏,多次就诊未能治愈。本周因食物嵌塞加重疼痛伴肿胀,要求治疗。

既往史:有哮喘病史。

检查:84MOD 龋坏,髓腔暴露,探诊(一),叩诊(十),冷热诊(一),牙龈缘有一 5mm×5mm 脓肿,轻压有脓溢出,伴Ⅰ°松动。36O 龋坏,探达牙本质层,质软,探诊(十十),冷热诊(十),叩诊(一),松动度(一),牙龈正常。16、26、46 完全萌出,窝沟深,软垢覆盖牙面,未探及龋坏。11、21、31、41 正常萌出,其余乳牙正常,牙龈颜色正常,无牙石,口腔卫生良好。74OD 和 75MO 可见玻璃离子充填体,充填体边缘密合,无继发龋,牙龈正常,探诊(一),冷热诊(一),叩诊(十)。

X 线片:84 牙根分歧及根尖周有大面积低密度影像,根周骨硬板消失。4 牙根形成 1/3,牙囊点状不连续。74 龋坏近髓角,根周骨硬板连续。74OD 和 75MO 充填体边缘密合,未见悬突。

诊断:1.84 慢性牙槽脓肿。

　　　2.36 深龋。

治疗计划:1.拔除 84,做丝圈保持器。

　　　　　2.充填治疗 36。

　　　　　3.16、26、46 行窝沟封闭术。

　　　　　4.预防宣教。

上述已告知患者,在知情同意书上签字。

处置:1.16、26、46 行窝沟封闭术。

　　　2.二次去腐法充填治疗 36。首先去腐质,如果很深,可以保留髓室顶部分软化牙本质,氢氧化钙间接盖髓,2 个月后复诊再去腐质。

　　　3.局麻下拔除 84,止血,医嘱告之。

医嘱:不适随诊,一周后复诊。

医师签名:×××

×× 年 × 月 × 日

儿童外伤评估表样式如下。

<table>
<tr><td colspan="2" align="center">**儿童外伤评估表**</td></tr>
<tr><td>姓名_____</td><td>学号_____</td></tr>
<tr><td>年龄_____　性别____　民族____</td><td>专业_____</td></tr>
<tr><td>受伤地点_____</td><td>表号_____　　日期_____</td></tr>
<tr><td>受伤日期_____</td><td></td></tr>
<tr><td>受伤时间_____</td><td></td></tr>
<tr><td colspan="2">病史</td></tr>
<tr><td>　　主诉_____</td><td>既往外伤史_____</td></tr>
<tr><td colspan="2">　　既往内科病史_____</td></tr>
<tr><td colspan="2">　　既往牙科病史_____</td></tr>
<tr><td colspan="2">　　如何受伤的_____</td></tr>
<tr><td>　　破伤风注射：没有　有</td><td>上次注射时间_____</td></tr>
<tr><td>口外评估</td><td>口内评估</td></tr>
<tr><td>　　中枢神经系统</td><td>　　硬组织</td></tr>
<tr><td>　　　意识丧失　　　　失忆</td><td>　　　牙槽骨骨折　　上腭骨骨折</td></tr>
<tr><td>　　　瞳孔不等大　　　头痛</td><td>　　　具体描述_____</td></tr>
<tr><td>　　　瞳孔固定　　　　恶心</td><td></td></tr>
<tr><td>　　　脑脊液耳漏　　　定向障碍</td><td>　　软组织</td></tr>
<tr><td>　　　脑脊液鼻漏　　　嗅觉丧失</td><td>　　　唇　　　　　系带</td></tr>
<tr><td>　　　眼球震颤　　　　癫痫发作</td><td>　　　颊黏膜　　　舌</td></tr>
<tr><td>　　　眩晕</td><td>　　　牙龈　　　　上腭</td></tr>
<tr><td>　　　具体描述_____</td><td>　　　具体描述_____</td></tr>
<tr><td>　　硬组织</td><td>　　咬合关系</td></tr>
<tr><td>　　　颅骨骨折　　　　颧骨骨折</td><td>　　　磨牙　　　　尖牙</td></tr>
<tr><td>　　　下颌骨骨折　　　感染</td><td>　　　覆盖__mm　　覆𬌗　　　%</td></tr>
<tr><td>　　　上颌骨骨折</td><td>　　　开𬌗_____</td></tr>
<tr><td>　　　具体描述_____</td><td>　　　创伤引起的分类偏差_____</td></tr>
<tr><td></td><td>　　　具体描述_____</td></tr>
<tr><td>　　软组织</td><td>　　放射学检查</td></tr>
<tr><td>　　　撕裂　　　　擦伤</td><td>　　　根尖片　　　　𬌗翼片</td></tr>
<tr><td>　　　挫伤　　　　感染</td><td>　　　侧方前部𬌗片　曲面断层片</td></tr>
<tr><td>　　　肿胀　　　　嵌入的食物</td><td>　　　其他</td></tr>
<tr><td>　　　具体描述_____</td><td></td></tr>
</table>

牙齿检查

牙齿折断　　　分类Ⅰ　　　分类Ⅱ　　　分类Ⅱ　　　分类Ⅳ

画出外伤情况

41　　　　　12　　　　　　　　　　31　　　　　32

12　　　　11　　21　　　　22

受伤的牙齿＿＿＿＿＿

牙齿移位

　　挫入　　　部分脱出

　　脱出　　　侧向移位

　　完全脱出

颜色

　　正常　　　变暗　　　变浅

牙齿反应——牙髓和牙周膜

牙位			
露髓			
出血			
热测			
冷测			
污染			
叩诊			
松动度			
电活力测			

总结和诊断

牙冠＿＿＿＿＿＿＿＿　　　　　牙槽突＿＿＿＿＿＿＿＿＿＿

牙髓＿＿＿＿＿＿＿＿　　　　　牙根移位＿＿＿＿＿＿＿＿＿

牙根＿＿＿＿＿＿＿＿　　　　　充填体＿＿＿＿＿＿＿＿＿

牙碎片＿＿＿＿＿＿＿＿＿＿

根尖周组织＿＿＿＿＿＿＿＿＿＿＿＿＿＿＿＿＿

治疗

　　软组织_____

　　牙髓_____

　　充填_____

　　固定_____

　　全身用药_____

定期复查

　　2周　　　3周　　　6周

　　3个月　　6个月

　　其他_____

（黄　彦　何予敏）

第二章 口腔预防科病历书写

第一节 病历书写的内容与格式

一、病史部分

患者一般信息,包括:姓名、性别、出生年月(年龄)、职业、住址、电话。不能缺项或漏项。

1. **主诉**

患者要求进行口腔检查。说明:口腔预防科大多是个体或集体主动要求进行口腔检查。该病历书写重点在检查医嘱或诊疗计划。

2. **现病史**

患者有无牙龈出血、牙痛。

3. **既往史**

患者有无糖尿病、高血压、胃病、血液疾病、放射化疗史。

二、体格检查部分

颜面部左右是否对称,皮肤颜色是否正常,张口度及张口型是否正常。如果有异常,张口度以"cm"为单位进行测量,并测张口型偏斜程度。口腔黏膜色泽是否正常,有无糜烂溃疡、结节、瘢痕、肿物。全口牙色泽是否正常,有无缺失,有无龋坏。是否探颊侧出血,是否探及明显牙周袋。例如,16颊侧软垢覆盖牙面1/3,腭侧探及5mm深牙周袋,松动Ⅰ°。36舌侧龈缘有少量牙石,根分叉探及情况,根分叉病变Ⅰ°,松动Ⅰ°。32、31、41、42牙根暴露1/3,上覆牙石,均有颊舌向松动,Ⅰ°松动。

三、诊断与治疗计划部分

1. **诊断**

以牙周炎为例,根据检查写出诊断。如成人牙周炎,8水平阻生导致龈乳头炎等。

2. 治疗设计

(1)进行口腔卫生宣教。

(2)进行全口龈上洁治术。

四、其他部分

(1)检查者和记录者签名。

(2)注明检查日期。

第二节　病历书写中常存在的问题

病历书写中常出现以下问题,需引起注意。

(1)病史部分的书写流程同口腔科的标准病历,注意询问现病史、家族史、既往史。

(2)口腔健康调查表填写时必须使用标准代码。不检查的项目,表内方格可以空着,其他表格内各项方格都必须填有英文字母或阿拉伯数字。代码填写必须清晰、规范,数字应以印刷体书写,英文字母应大写。如连续几个牙位的检查符号相同时,则中间可以用直线代替,但直线两侧符号必须一致。如 0—0。

(3)口腔健康调查表中牙位表述是应用国际牙科联盟(FDI)两位数字系统,两位数字代表特定的牙齿,第一位数字代表口腔的象限,第二位数字代表牙位。

(4)病历的一般资料、主诉、病史、检查、诊断、治疗、签名都不可缺少。

(5)预防科的检查应该是口腔颌面部的全面检查,在做记录时既要记录阳性体征,也要记录阴性体征。

(6)口腔健康调查表的填写必须使用 2B 铅笔。

第三节　口腔健康调查/口腔检查记录表

口腔健康调查/口腔检查记录样式如下。

口腔健康调查/口腔检查记录表

受检者编号:□□□□□□□　　　　　　姓名:

户口类型:□(1 城市,2 农村)　　　　　民族:

性别:□(1＝男,2＝女)　　　　　　　出生日期:

检查者编号:□ □　　　　　　　　　　检查日期:

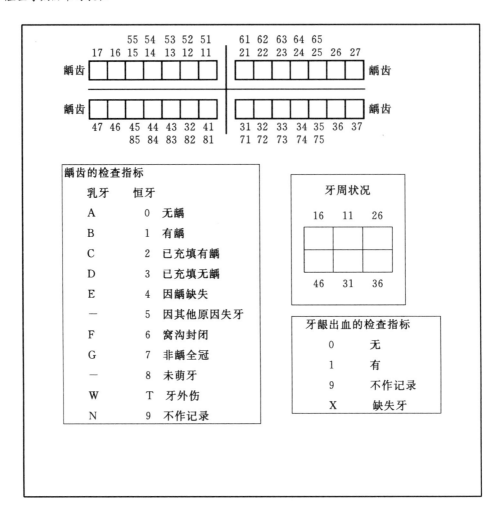

	55 54 53 52 51	61 62 63 64 65	
	17 16 15 14 13 12 11	21 22 23 24 25 26 27	
龋齿			龋齿
龋齿			龋齿
	47 46 45 44 43 32 41	31 32 33 34 35 36 37	
	85 84 83 82 81	71 72 73 74 75	

龋齿的检查指标

乳牙	恒牙	
A	0	无龋
B	1	有龋
C	2	已充填有龋
D	3	已充填无龋
E	4	因龋缺失
—	5	因其他原因失牙
F	6	窝沟封闭
G	7	非龋全冠
—	8	未萌牙
W	T	牙外伤
N	9	不作记录

牙周状况

16	11	26
46	31	36

牙龈出血的检查指标

0	无
1	有
9	不作记录
X	缺失牙

（熊　伟）

第三章　牙体牙髓病科病历书写

第一节　病历书写的内容与格式

一、病史部分

门诊病历手册的首页有患者的一般情况,包括:姓名、性别、出生年月(年龄)、出生地、民族、籍贯、职业、住址、邮编、电话、门诊号、X线片号等。不能缺项或漏项。

1. 主诉

本次就诊的牙病的部位、症状和发病时间。使用患者的语言,记录要简明扼要。

2. 现病史与既往史

(1)患者牙科病史:患者主诉牙或非主诉牙疾病历史,包括其以前的疼痛经历及曾接受过的治疗。

(2)系统性疾病的疾病史、手术史及治疗经过。主诉牙(病)病史、病程,主诉牙(病)的发生、发展、曾经治疗及目前情况。

二、体格检查部分

1. 记录测试牙的牙位

(1)在牙列图上使用红笔标明龋坏的牙位及程度。

(2)使用蓝笔及不同符号标明全面的口腔检查情况。

2. 口腔检查

(1)测试牙的冷诊、热诊、叩诊、扪(触)诊、电活力。

(2)疼痛:疼痛的性质、部位,加剧或缓解疼痛的因素。

(3)肿胀:肿胀的部位、范围,是否有波动感。

(4)瘘管:记录有无瘘管及其部位。

(5)颊侧及舌侧的近中、中央、远中六个位点的牙周袋深度。

(6)测试牙的松动度。

三、辅助检查部分

1. X 线表现

(1)测试牙的牙体、牙周及尖周病变的检查。

(2)测试牙的牙体、牙周及尖周病变的治疗效果。

2. 正确记录必要的血液检查、涂片检查及活体组织病理检查情况

四、诊断与治疗计划部分

1. 诊断

(1)牙髓诊断:活力正常/充血/可逆性牙髓炎/不可逆性牙髓炎/牙髓坏死/内吸收。

(2)根尖周诊断:正常/急性根尖脓肿/慢性根尖脓肿/肉芽肿、囊肿/其他(活检报告)。

2. 治疗设计

(1)根据检查和诊断,依病情的轻重缓急,制定治疗的先后顺序,规范化做出治疗计划。

(2)治疗计划应合理,必要时附以图示。

五、其他部分

1. 记录操作、麻醉用药及费用

正确施以医嘱并记录。主诉牙(病)每次治疗或阶段治疗结束后定出预约复诊日期。通常为"不适随诊,一周后复诊"。

(1)详细记录治疗牙位、治疗过程、治疗操作、用药(材料)及手术经过。

(2)疑难病治疗超过疗程时,应有上级医师会诊的详细记录,必要时由会诊医师填写会诊意见。

(3)详细记录用药情况,并与处方相一致,合理用药,正确用药。

2. 签名及日期

必要时需由患者签署治疗(手术)同意书或在病历上签字。经治医师、指导医师签全名,签名字迹要清晰。最后注明日期。

第二节　病历书写中常存在的问题

一、病史部分

(1)主诉是促使患者就诊的主要症状及其性质、部位、程度和持续时间的简单扼要的概括。不能用诊断或检查来代替主诉。例如:右上大牙龋坏 6 月余。龋是诊断用语,不是症状。

(2)全身系统性疾病史是患者现在或曾经患过的系统性疾病的情况,是与口腔科疾病无关或有所关联的独立的疾病。应特别注意记录过敏史、出血及止血情况。

(3)牙位记录方法。

Palmer-Zsigmondy 记录法:目前我国最常用的是以"＋"符号将牙弓分为上、下、左、右四区。每区以阿拉伯数字 1～8 分别依次代表中切牙至第三磨牙;以罗马数字Ⅰ～Ⅴ或英语字母 A～E 分别依次代表每区的乳中切牙至第二乳磨牙。

FDI 公式记录法:国际牙科联合会系统记录牙位时,第一位数表示象限和乳牙或恒牙,即以 1 表示恒牙右上区,2 表示恒牙左上区,3 表示恒牙左下区,4 表示恒牙右下区,5 表示乳牙右上区,6 表示乳牙左上区,7 表示乳牙左下区,8 表示乳牙右下区;第二位数表示各牙与中线相关的位置,愈近中线牙数字愈小。

通用编号系统牙位记录法:通用编号系统记录牙位,每一颗牙均有其独立的编号。恒牙采用阿拉伯数字从 1～32 记录;右上第三磨牙编号为 1,依次由右向左,到左上第三磨牙定为 16,再向左下第三磨牙定为 17,然后依次由左向右,到右下第三磨牙定为 32。

二、口腔检查部分

(1)对主诉病牙一定要记录牙位、龋坏牙面、龋蚀度数、探诊、牙髓活力测验、温度试验、叩诊及松动度等,不能漏检,做到准确无误。

(2)与鉴别诊断有关的阳性或阴性资料,均不能漏记。

三、辅助检查

(1)在 X 线片、牙片袋上注明患者姓名、病历号,在单个牙片上标定牙位。

(2)正确描述牙体牙髓、根尖周、牙周膜、根分歧、根管充填等情况。

四、诊断

(1)应准确记录对主诉牙(病)的诊断。

（2）诊断不明确时应记录"印象"或"待查"（待查必须注明倾向性意见）。

（3）三次就诊仍不能确诊则应及时请上级医师会诊并做详细记录。

五、治疗设计

（1）应准确记录主诉牙（病）的治疗计划。

（2）治疗计划应合理，必要时附以图示。

（3）必要时在专科病历中详细记录治疗计划。

六、临床技术操作

（1）详细记录治疗牙位、治疗过程、治疗操作、用药（材料）及手术经过。

（2）在根管治疗中，依次记录治疗牙的牙位、根管、临时长度、参照点、工作长度、初尖锉、主尖锉、充填材料、封闭剂及充填技术。

（3）疑难病治疗超过疗程时，应有上级医师会诊的详细记录，必要时由会诊医师填写会诊意见。

（4）详细记录用药情况，并与处方相一致，合理用药，正确用药。

七、其他

（1）正确施以医嘱并记录，主诉牙（病）每次治疗或阶段治疗结束后定出预约复诊日期。通常为"不适随诊，一周后复诊"。

（2）必要时需由患者签署治疗（手术）同意书或在病历上签字。经治医师、指导医师签全名，签名字迹清晰。最后注明日期。

第三节　牙体牙髓病科病历格式化样式

格式化样式如下。

牙体牙髓科病历

（初诊）

姓名 ＿＿＿＿＿＿　　性别 ＿＿＿＿＿＿　　年龄 ＿＿＿＿＿＿　　就诊日期 ＿＿＿＿＿＿

职业 ＿＿＿＿＿＿　　电话 ＿＿＿＿＿＿　　家庭住址 ＿＿＿＿＿＿

主诉:部位症状时间

现病史:疾病的发生发展过程,包括疾病治疗史等。

既往史:全身系统性疾病史,药物过敏史

检查:

(1)牙体检查:

缺损部位;质地;深度(达釉质层、牙本质浅层、牙本质中层、牙本质深层,及穿髓孔);探痛(＋,－,±);叩痛(－,＋,±,＋＋,＋＋＋),松动度(0,Ⅰ°,Ⅱ°,Ⅲ°)。

(2)牙髓活力检查:

A.冷诊:正常,敏感(一过性敏感,激发痛,热痛冷缓解),迟钝(迟缓反应痛),无反应;

B.热诊:正常,敏感(一过性敏感,激发痛,热痛冷缓解),迟钝(迟缓反应痛),无反应;

C.牙髓电活力检查:对照牙示数,患牙示数。

(3)牙周检查:

探诊深度;牙龈;根尖周;窦道(部位、方向,必要时插诊断丝拍片确定,是否溢脓);扪痛(＋,－,±)。

(4)充填体及修复体检查:

充填体及修复体部位,性质(如牙色充填物、金属充填物、金属冠、烤瓷冠、全瓷冠等),边缘是否密合等。

(5)其他:如咬合情况,有无𬌗创伤等。

备注:＋＝阳性,－＝阴性;±＝不适

诊断测试

牙位	探痛	叩痛	扪痛	松动度	冷诊(热诊)	牙髓电活力	窦道(瘘管)	牙周袋深度(mm)					
								颊			舌/腭		
								近	中	远	近	中	远

辅助检查:影像学检查(X线片、曲面断层片、CBCT等)描述冠部、牙根、髓腔、根尖周及牙槽骨情况。

诊断:部位＋诊断(参考人民卫生出版社第5版《牙体牙髓病学》)。

治疗计划:根据疾病诊断制定相应治疗计划。

处置:根据疾病诊断及治疗计划作出相应处置。

诊断测试

牙位	根管	工作长度(mm)	参照点	初尖锉	主尖锉	镍钛系统	充填材料	封闭剂	充填技术

第四节　典型病历

牙体牙髓科典型病历样式如下。

姓名:张××　　性别:男　　年龄:55 岁　　就诊日期:　年 月 日

职业:职工　　　电话:　　　　家庭住址:

主诉:左下后牙夜间痛 2 日。

现病史:近 3 个月来,左下后牙自发痛,伴放射痛,疼痛不能定位,冷热刺激加剧,可持续十几分钟,口服消炎药(具体不详)后稍缓解,近 2 日来,夜间痛明显,遂于我院就诊。

既往史:高血压病史,规律服药控制(具体不详),今日血压 123/73mmHg;否认其他全身系统性疾病史及药物过敏史。

检查:36 近中殆面深大龋坏,及穿髓孔,探痛(＋),叩痛(±),不松动,冷诊疼痛,牙龈轻度红肿,根尖周未见明显红肿,扪痛(一)。

辅助检查:X 线片示 36 冠部近中低密度影及髓,根管内未见充填物影像,根管下段影像欠清,根尖周未见低密度影,近远中牙槽骨水平吸收至根上 1/3。

诊断:36 慢性牙髓炎急性发作。

治疗计划:36 根管治疗＋冠部修复。

处置:

1.告知患者相关病情、治疗计划、费用及并发症等,患者知情理解,同意治疗,签署知情同意书。

2.2％利多卡因下牙槽神经阻滞麻醉下,上橡皮障,36 去腐未净露髓,出血少量,揭髓顶,探及 4 个根管口,拔髓,EDTA 辅助下,疏通至 15 号,根管内封 $Ca(OH)_2$,棉球＋ZOE 暂封。

3.医嘱,7～14 天复诊,勿咬硬物,不适随诊。

（杨　健　戴　芳　王晓雪）

第四章　牙周病科病历书写

第一节　病历书写的内容与格式

一、病史部分

门诊病历手册的首页有患者的一般情况,包括:姓名、性别、出生年月(年龄)、出生地、民族、籍贯、职业、住址、邮编、电话、门诊号、X线片号等。不能缺项或漏项。

1. 主诉

牙周病症状以牙龈出血、牙齿松动、牙痛、牙龈肿胀为主。患者往往用非专业术语叙述。

2. 现病史

现病史是对主诉的进一步陈述,是本次疾病自发病到就诊前对疾病的起始、演变、诊疗等全过程的详细记述。其主要内容包括下列几个方面。

(1)起病情况:发病时间、起病的缓急情况、前驱症状、发病的症状及其严重程度、发病的可能病因或诱因。如牙痛是自发痛还是外伤痛,牙龈出血量、颜色、时间等,有无诱因。

(2)主要症状、特点及演变情况。要按其发生的先后次序有层次地描述主要症状的性质、部位、程度、持续时间,以及演变发展情况。

(3)伴随症状。询问了解主诉以外的其他伴随症状能为准确诊断提供依据,因为不同的疾病可能有相同的或类似的主诉。

(4)发病以来的诊治情况及结果。无论在本院或外院所做的检查,诊断治疗结果均要详细记述。

(5)与鉴别诊断有关的阳性或阴性资料,均不能漏记。

(6)与本病有关的过去发病情况及诊治经过需详细记述。

(7)与本病无关的其他疾病尚需治疗者,需要在现病史中另起一段扼要叙述。

(8)吸烟与牙周病的发生、发展及疗效密切相关,所以对于吸烟的患者,应记录其烟龄及每日吸烟量。

3.既往史

(1)记述本病发病前患者曾经患过或诊治过的疾病情况,一般是与本病无关或有所关联的独立的疾病。

(2)在询问病史时,不可忽视系统性疾病史,特别是与牙周病有关的系统性疾病,如血液病(急性白血病、血小板减少性紫癜等)、心血管疾病、糖尿病、病毒性肝炎、肺结核或其他内分泌疾病、免疫功能缺陷,以及某些遗传性疾病等。

(3)家族遗传病史。询问患者直系亲属中是否有牙周病史。

(4)无陈述时记录(一)。

二、体格检查部分

(1)按一定的检查顺序详细记录口内情况。口内情况包括黏膜、牙龈色形质、口腔卫生指数、出血指数、龈退缩情况、牙周袋深度、根分叉病变、牙松动度、缺失牙及食物嵌塞、牙体牙髓情况、咬合情况等。

(2)按一定的检查顺序详细记录口外情况。

三、辅助检查部分

(1)在X线片、牙片袋上注明患者姓名、病历号。正确描述根吸收、根尖周、根分歧、恒牙胚、根管充填等情况。

(2)正确记录必要的血液检查、病理检查情况。

四、诊断与治疗计划部分

1.诊断

(1)根据病史、临床症状和体征给出正确诊断,使用正确的诊断用语。

(2)对于非牙周疾病,也需给出相应诊断。

2.治疗设计

(1)应制定牙周治疗计划。

(2)进行当日处理。

(3)详细医嘱告之。

(4)必要时在专科病历中详细记录治疗计划。

五、其他部分

1. 医嘱及记录

正确施以医嘱并记录,主诉牙(病)每次治疗或阶段治疗结束后定出预约复诊日期。通常为"不适随诊,一周后复诊"。

(1)详细记录治疗牙位、治疗过程、治疗操作、用药(材料)及手术经过。

(2)疑难病治疗时间超过疗程时,应有上级医师会诊的详细记录,必要时由会诊医师填写会诊意见。

(3)详细记录用药情况,并与处方相一致,合理用药,正确用药。

2. 签名和日期

必要时需由患者签署治疗(手术)同意书或在病历上签字。经治医师、指导医师签全名,签名字迹清晰。最后注明日期。

第二节　病历书写中常存在的问题

一、病史部分

(1)牙周病患者常见的就诊原因有刷牙或进食时出血、牙龈肿痛、牙齿松动、牙齿移位、牙龈退缩、咀嚼无力、疼痛、口臭等。记录时不能用诊断或检查来代替主诉,记录时要求重点突出,要有高度概括性,文字要简明扼要。如刷牙出血2月余,右下后牙牙龈肿痛3天等。

(2)牙周病的起病情况要正确描述。如"晨起刷牙时牙龈出血半年余"与"右上后牙自发性出血不止2小时"可能是两种完全不同的疾病。

(3)根据牙周病的主要症状和特点,努力找出症状出现和缓解的原因。

(4)根据牙周病的伴随症状进行仔细鉴别。如晚期牙周炎和牙根纵裂都可以主诉咬合疼痛,这就需要进一步询问有无牙齿松动、牙龈出血,并对咬合疼的不同表现仔细鉴别。

(5)对于牙周病发病以来诊治情况及结果,如外院治疗,无论是患者所持书面资料或患者口述提供的材料均需加引号,便于与本院资料加以区别。

二、口腔检查部分

按一定的检查顺序正确记录牙垢、牙石度数、牙龈组织变化、牙周探诊、牙齿松动度、咬合创伤存在与否、牙列缺损、牙体牙髓等情况。

三、辅助检查

(1)在 X 线片、牙片袋上注明患者姓名、病历号,在单个牙片上标定牙位。

(2)其中 X 线检查的书写要规范,对异常或对诊断有意义的正常影像都需描述,如牙槽骨、牙周膜、牙体、根尖周、缺失牙等。

四、诊断

(1)诊断依据应充分,诊断名称应正确。

(2)诊断不明确时应记录"印象"或"待查"(待查必须注明倾向性意见)。

(3)三次就诊仍不能确诊应及时请上级医师会诊并做详细记录。

五、治疗设计

(1)制定牙周治疗计划。如口腔卫生宣教,龈上下洁治、刮治,纠正牙周病促进因素,拔除无保留价值的患牙,相关牙体牙髓治疗,牙周手术治疗,修复缺失牙,维护阶段等。

(2)牙周系统病历是针对病情较重、较特殊或病例收集专门设计的一种病历,除上述内容外,对牙周专项检查部分可使用牙周炎专用表或图进行描述,必要时还可以画出牙周袋深度及牙槽骨吸收的示意图,使病情一目了然。牙周系统病历记录更为合理和详细,较准确地反应患者对治疗的反应及患者的态度,可为制定最佳的治疗计划提供依据。复诊病历可适当简化,主要记录患者主观感觉、症状的改变及处理、医嘱等。

(3)必要时在专科病历中详细记录治疗计划。

六、临床技术操作

(1)详细记录治疗牙位、治疗过程、治疗操作、用药(材料)及手术经过。

(2)疑难病治疗超过疗程时,应有上级医师会诊的详细记录,必要时由会诊医师填写会诊意见。

(3)详细记录用药情况,并与处方相一致,合理用药,正确用药。

七、其他

(1)正确施以医嘱并记录,主诉牙(病)每次治疗或阶段治疗结束后定出预约复诊日期。通常为"不适随诊,一周后复诊"。

(2)复诊病历可适当简化,记录患者主观感觉、症状的改变及处理、医嘱等。

(3)患者签署治疗(手术)同意书或在病历上签字。经治医师、指导医师签全名,签名字迹清晰。最后注明日期。

第三节 牙周病科病历格式化样式

典型牙周科病历样式如下。

牙周科病历

一般资料

患者姓名： 性别： 年龄： 单位或住址：

职业： 联系电话：

药物过敏史：

就诊时间： 年 月 日 就诊科室：牙周科 咨询电话：×××

主诉：

现病史：

口腔病史：

系统性疾病史：血液病（白血病、血小板减少性紫癜、再生障碍性贫血、血友病）（ ）；糖尿病
（ ）；肝炎（ ）；高血压病（ ）；心血管疾病（ ）；肺结核（ ）；艾滋病（ ）；其他（ ）

吸烟情况：吸烟（是/否）；有（ ）年烟龄；约（ ）支/日

家族史：

检查：

　　口腔卫生状况（清洁 一般 较差 极差）；软垢指数（ ）；牙石指数（ ）

　　牙龈状况 粉红色（ ）暗红色充血（ ）；质地坚韧/松软；边缘菲薄/红肿增生

　　附着丧失 有（ ）无（ ）

　　口腔黏膜其他病损：

　　口腔内其他牙体牙髓病损、缺牙、修复情况：

辅助检查：

诊断：

治疗计划：

处理：

　　　　　　　　　　　　　　　　　　　　　　　　　　医师签名：

　　　　　　　　　　　　　　　　　　　　　　　　　　　年 月 日

牙周检查记录表示例如下。

牙周检查记录表

姓名_____ 性别_____ 年龄_____ 病历号_____ X线片号_____

检查日期:___年___月___日

菌斑																	菌斑___%
探诊出血																	BOP___%
溢脓																	B
牙齿松动度																	L
根分叉病变																	B
AL(附着丧失)																	L
																	B
龈缘-CEJ																	L
																	B
PD(探诊深度)																	L
																	B
牙位	8	7	6	5	4	3	2	1	1	2	3	4	5	6	7	8	
PD(探诊深度)																	L
																	B
龈缘-CEJ																	L
																	B
AL(附着丧失)																	L
																	B
根分叉病变																	L
牙齿松动度																	B
溢脓																	L
探诊出血																	B
菌斑																	L

咬合关系:错𬌗拥挤　深覆𬌗　　深覆盖

对刃𬌗　　反𬌗

其他:

诊断:

检查者签名:_____

记录者签名:_____

(宗娟娟　蒋李懿)

第五章　口腔黏膜病科病历书写

第一节　病历书写的内容与格式

一、病史部分

门诊病历首页有患者的一般情况,包括:姓名、性别、出生年月(年龄)、联系方式等。不能缺项或漏项。

1. **主诉**

注意主诉症状的特征、程度、性质(如疼痛是阵发性剧痛、持续性烧灼痛或痒痛等等),发作时间的规律,加剧或减轻的因素,部位及时间等。

2. **现病史**

(1)注意患者年龄、起病时间、病程长短(几天、1 年或数年)。

(2)发生部位,如口腔黏膜与皮肤、口腔黏膜和鼻腔、口腔黏膜及外阴黏膜。

(3)发病频率及本次发病时间。

(4)全身系统有无症状,如皮疹、发热、关节酸痛。

(5)有无服药史、过敏史,是否用过免疫抑制剂。

3. **既往史:个人史**

(1)是否患有高血压、糖尿病、系统性红斑狼疮。

(2)是否妊娠或有疾病感染。

(3)有无遗传性疾病病史。

(4)有无家族史及患病状况。

(5)有无个人烟酒史或嗜好。

(6)病程长的要记录治疗史及治疗中病情的变化。

二、体格检查部分

(一)**局部检查**

1. **唇红**

注意唇线的对称性,唇的张力和形态,上下唇的封闭情况,唇红的色泽,有无皲裂、脱屑及痂壳,口角区黏膜有无糜烂或渗出物。少数患者唇红部可见皮脂腺颗粒或唇黏液腺增生。

2. 唇、颊黏膜

注意唇系带的位置及唇前庭部位黏膜形态。在上下牙的咬合线相对位置常可见到前后纵向的组织皱襞,色灰白而微水肿,称为颊白线,是牙齿长期机械刺激所致,有时演变为部位较宽的白色水肿。正对上颌第二磨牙牙冠处,颊黏膜隆起称为腮腺乳头,有时因创伤而显红肿。其周围常有皮脂腺颗粒,称为迷脂症。最后磨牙的远侧称为磨牙后垫,此处聚集了较多颊腺。

3. 口底及舌腹

口底黏膜菲薄,有时可隐约见到舌下腺及血管。舌系带位于口底中份,舌下腺的导管及颌下腺的 Wharton 管均沿系带两侧或舌下肉阜形成多数开口,扪诊时可压出唾液。舌腹黏膜亦薄,常可见舌腹静脉的曲张或小的出血点。

4. 舌

患者伸舌检查时应注意其对称性及有无歪斜或震颤,舌背乳头有无增生或萎缩(丝状乳头、菌状乳头),舌苔的形态及颜色。

用纱布包绕舌前份,用手握持并向前拉出,可较清楚地检查舌背基部及舌侧面基部,前者分布有 8~12 个轮廓乳头,有时被患者误认为肿瘤,或者可见舌侧中份的纵行排列的叶状乳头,常有水肿或炎症,其后有数目不等凹陷状或颗粒状淋巴滤泡,也常有炎症或水肿,而成为患者就诊主诉。

5. 腭

硬腭前份有腭皱襞,硬软腭交界处有腭凹,磨牙区有时可见稍突起的腭隆突;对于软腭应注意其活动性及腭垂(悬雍垂)的形态。

6. 咽

口咽部的咽前后柱常见充血,扁桃体肿大发炎,而本部位的炎症又常同时并发舌根部的淋巴滤泡炎症,并逐渐演变为迁延的慢性炎症。

7. 牙龈

牙龈的形态、色泽,有无起疱及上皮剥脱,白色斑纹的分布等均与口腔黏膜病有密切关系。

(二)系统检查

(1)全身有无斑疹。

(2)四肢及关节有无红、痛。

（3）眼角膜有无充血。

（4）手指甲、脚指甲的颜色。

三、辅助检查部分

1.血液检查

除血常规外，可考虑进行凝血功能检查，血清铁、叶酸、B_{12}测定，红细胞沉降率的测定，血糖测定等。

2.免疫学检查

近年来开展的项目较多，除血清免疫球蛋白含量测定、淋巴细胞转化试验、E花环形成试验外，抗核抗体、类风湿因子试验、T细胞及其亚群测定、B细胞测定等均已较普遍地作为口腔黏膜病的辅助检查方法。

3.活体组织检查

口腔黏膜病活检的目的一是确定诊断，二是排除恶变，因此不是每例必做的常规检查。病变范围较小的损害一般采用切除活检，因此，切取的部位、大小和深度均应合适，标本应含有与正常组织相连的损害边缘，深度至少达到网状层或黏膜下层。

4.脱落细胞学检查

脱落细胞学检查主要了解上皮细胞的种类和性质，也可作为病毒性疾患及天疱疮的辅助诊断。

5.微生物学检查

例如临床常用的白色念珠菌的直接涂片检查，必要时也可进行培养鉴定，对细菌和病毒的检查均详见有关章节。

6.免疫组织化学检查

该方法是利用特异免疫反应以定位组织中某类抗原成分分布的一门较新的技术，具有敏感、快速，且能在组织细胞原位检测目标抗原的优点，有助于某些黏膜疾病的诊断、鉴别诊断及分型分期。

7.分子生物学技术

分子生物学技术[如聚合酶链式反应（PCR）、印迹杂交等]已较普遍地应用于病原微生物的检测和鉴定，某些黏膜的病因和发病机制的研究。

四、诊断与治疗计划部分

1. 诊断

(1)诊断依据应充分,诊断名称应正确。诊断依据应将病史中所有符合诊断条件的症状,有意义的既往史、个人史、家族史,有意义的体检内容、辅助检查都列出。

(2)应准确记录对主诉牙(病)的诊断和其他病的诊断。

(3)对诊断的疾病与具有相同症状或体征的疾病应进行鉴别。

(4)诊断不明确时应记录"印象"或"待查"(待查时必须注明倾向性意见)。

(5)三次就诊仍不能确诊应及时请上级医师会诊并做详细记录。

2. 治疗设计

(1)应按检查治疗顺序排列,治疗按主要治疗和辅助治疗的顺序排列,即先是主诉牙(病)的治疗计划,然后是非主诉牙(病)的治疗指导原则。

(2)治疗计划应合理,必要时在专科病历中详细记录治疗计划。

五、其他部分

(1)正确施以医嘱并记录,主诉牙(病)每次治疗或阶段治疗结束后定出预约复诊日期。通常为"不适随诊,一周后复诊"。①详细记录治疗牙位、治疗过程、治疗操作、用药(材料)及手术经过。②疑难病治疗超过疗程,应有上级医师会诊的详细记录,必要时由会诊医师填写会诊意见。③详细记录用药情况,并与处方相一致,合理用药,正确用药。

(2)必要时需由患者签署治疗(手术)同意书或在病历上签字。经治医师、指导医师签全名,签名字迹清晰。最后注明日期。

第二节　病历书写中常存在的问题

病历书写中常出现以下问题,需引起注意。

(1)书写中专业术语不标准,描述不到位。

(2)现病史与既往史时间难以界定。如复发性阿弗他溃疡,从幼年开始,出现口腔溃烂;年龄增大后,复发频率降低,近期又增多。现病史可以从本次发病算起。幼年的情况可以写在既往史中。

(3)对病损观察不细,认识不清,描述时用词错误。如糜烂与溃疡,白斑与白色斑纹,丘斑与斑纹或疱疹。

(4)没有或缺少询问全身疾病的记录。

(5)辅助检查没有出现在病历记录中。

第三节　典型病历

典型病历样式如下。

口腔黏膜病典型病历

姓名_____

年龄_____

性别_____

联系方式_____

××年×月×日

主诉:进食时舌、口内黏膜疼痛 4 天,自己发现溃烂 3 天。

现病史:近两年口内反复出现疼痛与糜烂,常用"消炎药",每月照常发作,未见好
转。每次疼痛后,照镜子发现口内有脓样黄色小点,进食时特别疼痛,要
求治疗。

既往史:否认药物过敏史、传染病史及全身系统性疾病史。

检查:右侧颊部黏膜可见 3mm×4mm 大小和 1mm×2mm 大小共两个椭圆形损伤
面,右侧舌缘白色假膜覆盖,边缘清晰呈血红色,中央凹陷,触之疼痛。

辅助检查:血常规、空腹血糖与餐后 2 小时血糖。

结果:血常规正常;空腹血糖:7.8mmol/L,餐后两小时血糖:14mmol/L。

诊断:阿弗他溃疡(复发性口疮)。

处置:1.贝复新凝胶涂抹于创面,每日 3 次。

　　　2.注意调整饮食结构,改正不良生活习惯。

请内分泌科会诊,控制血糖。

第四节　口腔黏膜与口腔黏膜病的基本知识

一、黏膜及口腔黏膜

黏膜(mucosa)是指口腔、鼻腔、肠管、阴道等与外界相通体腔的湿润衬里。口腔黏膜(oral mucosa)在功能或结构上具有皮肤和消化道黏膜的某些特点。如在组织学上口腔黏膜与皮肤具有很相似的组织学结构,由上皮组织和结缔组织组成,二者的交界处呈波浪状。但与皮肤相比,口腔黏膜又具有它独特的特点,比如它湿润而且光滑,呈粉红色,而且除皮脂腺外,没有其他的皮肤附件。

二、口腔黏膜病

口腔黏膜病(mucosa diseases)是指发生在口腔黏膜及软组织上的种类众多的疾病总称,包括以下几个方面。

（1）主要发生在口腔黏膜上的疾病,如复发性阿弗他溃疡。

（2）同时发生于皮肤和黏膜或单独发生于口腔黏膜上的皮肤疾病(如扁平苔藓)。这类疾病可以与皮肤病同时发生,但是,发生于口腔者可能与发生于皮肤的病损有明显的差异,前者常为细条状,可出现糜烂,而后者呈紫红色多角形扁平丘疹,常有瘙痒感。

（3）合并起源于外胚层和中胚层的某些疾病。如合并外阴、肛门、眼结膜、虹膜的多形性红斑、白塞病等。

（4）全身性或系统性疾病的口腔表征。如维生素缺乏症、血液病、克罗恩病等。

三、对口腔黏膜病症状的描述

1.斑

斑(macule)为黏膜上较局限的颜色异常的损害,其大小不定,不高出黏膜表面,不变厚,亦无硬结改变。斑的颜色,常较周围正常黏膜深,可呈红色、红棕色或棕黑色。红斑因黏膜固有层血管扩张、增生和充血而形成。若加压不褪色则为出血,可见于艾迪生病(Addison disease),或黏膜固有层有陈旧性出血的含铁血黄素存在,故使表面发黑;黏膜内有些金属颗粒沉积,如银、铋等,也可形成黑斑。斑的外形有圆形、椭圆形等。

2.丘疹

丘疹(papule)是黏膜上一种小的实体性突起,针头大小至直径 5mm 不等。基底形状为圆形或椭圆形,表面形状可为尖形、圆形、扁平形。显微镜下可见上皮变厚,浆液渗出,炎性细胞浸润。口腔黏膜的丘疹,一般都由大量排列不一的针头大小的病损组成,颜色呈灰白色或为红色,消退后不留痕迹。扁平苔藓在口腔的表现为典型的丘疹,它排列成带状、斑块和环状。

3.丘斑

丘斑(patch)是一种界限清楚、大小不等、稍隆起而坚实的病损,为白色或灰白色,表面比较平滑或粗糙,可看到有沟裂将病损分隔开来。口腔黏膜白斑和癌,可呈现丘斑形病损,慢性盘状红斑狼疮也可有这种表现。

4.疱

疱(vesicle)由黏膜内贮存液体而成,呈圆形,突起,直径 2~5mm,表面为半球形。疱在不同的形成、愈合时期,可为单个或多个的病损。若疱的部位在皮内,称为上皮内疱,因只有上皮的一部分形成被膜,且被膜或疱壁很薄而柔软;若疱的部位在皮下,称为基层下疱(或上皮下疱),疱壁由上皮的全层构成,因此疱壁较厚。疱内的液体可以是透明的或微红的,这主要根据疱基底炎性反应的严重程度而定。疱壁一旦破裂,则形成糜烂或溃疡。疱性损害,可见于病毒感染、药物反应、烫伤和疱性皮肤病等。

5.大疱

大疱(bulla)是一种大的水疱型病损,直径 5mm 以上。大疱壁的薄厚,取决于大疱的部位是皮下还是皮内。大疱被膜的紧张或松弛度,取决于疱内液量多少。大疱性病损,可直接发生或由数个邻接的小疱融合而成。典型的大疱,见于天疱疮或类天疱疮。有时大疱也可见于典型的疱性疾病,如多形性红斑、疱疹性口炎。药疹一般是由疱和大疱两者组成。

6.脓疱

脓疱(pustule)也是一种疱型病损,其内由脓性物取代了透明的疱液。除脓性口炎外,口腔黏膜的脓疱是较少见的。

7.溃疡

溃疡(ulcer)是黏膜上皮的完整性发生持续性缺损或破坏,因其表层坏死脱落而形成凹陷。浅层溃疡只破坏上皮层,愈合后无瘢痕,如轻型口疮。深层溃疡则病变波及黏膜下层,愈合后遗留瘢痕,如复发坏死性黏膜腺周围炎。溃疡底部是结缔组织和有多核白细胞渗出的纤维蛋白。基底可呈黄色并化脓,或发红或呈灰白色。溃疡的外形一般是圆的,但也可出现狭长带状溃疡,特别见于机械性或化学性损伤的反应。溃疡的边缘可能不整齐呈潜掘形,如结核性溃疡,或者突起和硬化,如恶性肿瘤。溃疡也可由疱或大疱破裂后形成,其周围可有大小不等的红斑,常引起疼痛。

8.糜烂

糜烂(erosion)是黏膜的一种表浅缺损,为上皮的部分损伤,不损及基底细胞层。其大小形状不定,边界不清,表面光滑。黏膜糜烂常见于上皮内疱破溃后,如单纯疱疹、天疱疮,或由机械创伤所造成,并可呈边缘模糊的线形。因为上皮部分缺失而呈红色,其下方结缔组织的多血管状态也更明显易见。糜烂可能有痛感。

9.结节

结节(nodule)是一种突起于口腔黏膜的实体病损。它是一个结缔组织成分的团块,迫使其表面上皮向外突起,形成表浅损害,大小不等,一般直径为 0.5~2.0cm,形状不定。颜色从粉红色至深紫色,如纤维瘤或痣。

10.肿块

口腔黏膜的肿块(tumor)是一种起自黏膜向外突起的实体性生长物,其大小、形状、颜色不等。肿块按组织病理学可分为真性肿块和各种肿块样病变,后者如脓性肉芽肿与血管性肉芽肿,或囊肿性损害。真性肿块可以是良性的或恶性的,某些临床特点有一定的意义,如良性肿块的表面较规则,触诊时活动;恶性肿块常较固定,表面常不规则并有溃疡。但仅凭临床标准对肿块样病变进行确诊,是有困难的,必须取活体组织做组织学检查。

11.萎缩

萎缩(atrophy)可呈现发红的病变,表面所覆盖的上皮变薄,结缔组织内丰富的血管分布清楚可见,病变部位略呈凹陷,其特有的一些上皮结构消失,被一薄层上皮所取代。

如舌乳头的萎缩,可使舌面光滑而发红。

12. 皲裂

皲裂(rhagades)为黏膜表面的线状裂口,由炎性浸润使组织失去弹性变脆而成,如核黄素缺乏引起的口角皲裂。皲裂线仅限于上皮内,痊愈后不留瘢痕。若深达黏膜下层,能引起出血、灼痛,愈合后可有瘢痕。

13. 假膜

假膜(pseudomembrane)为灰白色或黄白色膜,由炎性渗出的纤维素、坏死脱落的上皮细胞和炎性细胞聚集在一起形成,它不是组织本身,故可以擦掉或撕脱。溃疡表面常有假膜形成。

14. 坏死和坏疽

坏死(necrosis)是体内局部细胞的病理性死亡;较大范围的坏死,又受腐物寄生菌作用而发生腐败,称为坏疽(gangrene)。黏膜组织坏死或坏疽时形成腐肉而脱落,遗留深溃疡。坏死组织腐败后产生的硫化氢与红细胞崩解后的铁,形成硫化铁沉淀,使组织变黑,坏死腐败时有恶臭。坏死性龈口炎、复发坏死性黏膜腺周围炎、白血病的牙龈、口腔黏膜的坏死性溃疡,皆属坏死的范畴;坏死性口炎(走马牙疳)为坏疽。

除了解临床病损的类型以外,病损的分布部位也是重要的,这有助于临床诊断。例如,在口腔后部咽部的疱疹,可能为疱疹性咽峡炎,但若侵及口腔前份及牙龈时,则多可提示为疱疹性口炎。唇黏膜严重的疱性或大疱性损害,可考虑为多形性红斑。

(蒋李懿)

第六章　口腔正畸科病历书写

第一节　病历书写的内容与格式

一、病史部分

门诊病历手册的首页有患者的一般情况,包括:姓名、性别、出生年月(年龄)、出生地、民族、家长姓名、住址、邮编、电话、门诊号、X线片号等。不能缺项或漏项。

1. **主诉**

患者所述牙病部位、症状、发病时间或者患者的要求等。

2. **现病史**

主诉牙病的发生、发展,曾经的治疗及目前情况。

3. **既往史**

既往与正畸相关的病史,生长发育、全身性疾病等情况,家族遗传史,家族是否有类似畸形及遗传性疾病,无陈述时记录(一)。

二、体格检查部分

(1)牙列时期及临床牙位记录。①确定患者牙殆的发育阶段及牙列式。②检查牙弓的形态和排列。检查上下牙弓关系、近远中关系、垂直关系、水平关系等,对异常情况做出正确描述。③检查牙齿的发育情况。是否有个别牙错位、缺失、增多、形态异常、发育异常等,应进行详细记录。

(2)磨牙关系:前牙覆殆、前牙覆盖、前牙开殆、牙列拥挤、个别牙错位(唇向错位、颊向错位、舌向错位、腭向错位、近中错位、远中错位、高位、低位、转位、易位、斜轴)。

(3)上下颌及牙列中线是否偏斜。检查上下颌骨及齿槽座情况,面部健康情况。如检查口腔卫生状况,有无龋齿、唇腭裂;牙龈的色泽,有无充血、水肿和增生现象;上下颌形态、大小、位置;牙槽、基骨及腭盖情况;舌系带长短及附着情况等都需要准确记录。

面部检查主要有：①正面观。检查并记录患者颜面部是否对称，正面类型、对称性、唇齿位、𬌗位和微笑曲线。②侧面观。检查并记录患者侧面型、鼻唇角、唇位、颏唇沟和下颌角。

（4）咬合关系应记录：正常、反、锁（跨）、超、深覆、对刃、开合等。双侧颞下颌关节是否有疼痛、弹响，开口度及开口型变化情况。

（5）记存模型分析应对记存模型拥挤度、Bolton 指数、𬌗曲线曲度、牙弓对称性、牙弓长度和宽度、牙槽弓的长度和宽度、基骨弓的长度和宽度、腭穹高度进行分析，为临床治疗方案提供理论依据。

（6）按要求填写口腔一般情况。检查栏内必须填写"详见正畸专科病历"。

三、辅助检查部分

（1）影像学检查是正畸治疗中常用的辅助检查，包括牙片、咬合片、颞下颌关节平扫片（开口位＋闭口位）、全𬌗曲面断层片、X 线头影测量定位片、头颅正位片、手腕部 X 线片、头颅 CT 片，以确定骨骼发育情况等。

（2）在 X 线片、牙片袋上注明患者姓名、病历号，在单个牙片上标定牙位，以免混淆造成误诊。

四、诊断与治疗计划部分

1. 诊断

诊断依据应充分，诊断名称应正确。应记录主诉牙（病）的诊断及其他病的诊断。诊断不明确时应记录"印象"或"待查"（待查时必须注明倾向性意见）。三次就诊仍不能确诊则应及时请上级医师会诊并做详细记录。

2. 治疗设计

治疗设计应合理，必要时附以图示（如活动矫治器）。治疗设计应详细记录患者或其监护人的要求、治疗目的。设计方案应取得患者或其监护人的同意。临床技术操作应详细记录治疗过程。预约或阶段治疗结束后确定复诊日期。

3. 临床技术操作

详细记录治疗牙位、治疗过程、治疗操作、用药（材料）及手术经过。疑难病治疗超过疗程时，应有上级医师会诊的详细记录，必要时由会诊医师填写会诊意见。详细记录用药情况，并与处方相一致。合理用药，正确用药。

五、其他部分

（1）正确施以医嘱并记录，主诉牙（病）每次治疗或阶段治疗结束后定出预约复诊日期。

(2)必要时需由患者签署治疗(手术)同意书或在病历上签字。经治医师、指导医师签全名,签名字迹清晰。

第二节　病历书写中常存在的问题

一、病史部分

(1)病历书写字体不工整,页面不整洁,有错别字,有严重涂改(涂改应用红笔签字并注明日期)。

(2)病历描述语言不通顺,运用术语不正确,绘图标记不准确,使用英语不正确。

(3)主诉牙(病)的首诊未按初诊要求书写病志。

(4)治疗过程中忽视患者社会行为及治疗心理意识。患者前来正畸治疗的原因、对治疗结果的预期程度、对畸形的自我评价、对新事物的接受能力、口腔卫生习惯、配合治疗的程度都直接影响到治疗效果。因此,病史书写要正确和全面。

(5)不了解患者的不良习惯。患者的不良习惯可直接导致牙列畸形,比如咬指甲、吮指、吐舌、咬唇、口呼吸打鼾、呼吸困难、不正常的吞咽习惯、语言及发音问题等都应在病史书写中准确描述。

二、口腔检查部分

1.牙列专业检查

(1)确定患者牙殆的发育阶段及牙列式。

(2)检查牙弓的形态和排列。检查上下牙弓关系、近远中关系、垂直关系、水平关系等,对异常情况进行正确描述。

(3)检查牙齿的发育情况。是否有个别牙错位、缺失、增多、形态异常等发育异常,应进行详细记录。

2.颌面部软、硬组织检查

检查口腔卫生状况,有无龋齿、唇腭裂;牙龈的色泽,有无充血、水肿和增生现象;上下颌形态、大小、位置;牙槽、基骨及腭盖情况;舌系带长短及附着情况等都需要准确记录。

3.面部检查

(1)正面观:检查并记录患者颜面部是否对称,正面类型、对称性、唇齿位、颏位和微笑曲线。

(2)侧面观:检查并记录患者侧面型、鼻唇角、唇位、颏唇沟和下颌角。

4. 功能检查

检查患者发音功能、咀嚼功能、下颌运动功能、颞颌关节有无压痛、弹响及运动异常。

5. 记存模型分析

对记存模型拥挤度、Bolton 指数、牙殆曲线曲度、牙弓对称性、牙弓长度和宽度、牙槽弓的长度和宽度、基骨弓的长度和宽度、腭穹高度进行分析，为临床治疗方案提供理论依据。

三、辅助检查

(1)影像学检查是正畸治疗中常用的辅助检查，包括牙片、咬合片、颞下颌关节开(闭)口位片、全颌曲面断层片、X线头影测量定位片、头颅正位片、手腕部 X 线片、头颅 CT 片等。

(2)X 线片、牙片袋上注明患者姓名、病历号，单个牙片标定牙位，以免混淆造成误诊。

四、诊断

诊断依据应充分，诊断名称应正确。

(1)应准确描述对主诉牙(病)的诊断。

(2)应准确描述对其他病的诊断。

(3)诊断不明确时应记录"印象"或"待查"(待查必须注明倾向性意见)。

(4)三次就诊仍不能确诊应及时请上级医师会诊并做详细记录。

五、治疗设计

准确记录治疗计划。

(1)应准确描述主诉牙(病)的治疗计划。

(2)应准确描述非主诉牙(病)的治疗指导原则。

(3)治疗计划应合理，必要时附以图示。

(4)必要时在专科病历中详细记录治疗计划。

六、临床技术操作

(1)详细记录治疗牙位、治疗过程、治疗操作、用药(材料)及手术经过。

(2)疑难病治疗超过疗程时，应有上级医师会诊的详细记录，必要时由会诊医师填写会诊意见。

(3)详细记录用药情况，并与处方相一致，合理用药，正确用药。

七、其他

(1)正确施以医嘱并记录,主诉牙(病)每次治疗或阶段治疗结束后定出预约复诊日期。通常为"不适随诊,一周后复诊"。

(2)必要时需由患者签署治疗(手术)同意书或在病历上签字。经治医师、指导医师签全名,签名字迹清晰。最后注明日期。

第三节　口腔正畸科病历格式化样式

典型口腔正畸科病历样式如下。

口腔正畸科门诊病历
病历首页

就诊科室:正畸科

姓名＿＿＿＿＿＿　　　　性别＿＿＿＿　　　　年龄＿＿＿＿＿

出生年月＿＿＿＿＿＿＿　　职业＿＿＿＿　　　婚姻＿＿＿＿

家长姓名(患者18岁以下)＿＿＿＿＿＿＿

民族＿＿＿＿＿　　　住址＿＿＿＿＿＿＿＿＿＿＿＿　邮编＿＿＿＿＿

联系电话＿＿＿＿＿＿＿＿＿＿＿＿＿＿＿

药物过敏史＿＿＿＿＿＿＿＿＿＿＿＿＿＿＿

病历号＿＿＿X线片号＿＿＿记存模型号＿＿＿＿面相号＿＿＿

就诊日期＿＿＿年＿月＿日起＿＿＿年＿月＿日止

正畸专科病历

| 姓名 | 性别 | 年龄 | 出生年月 | 民族 | 籍贯 | 职业 | 婚姻 |

通信地址：邮编：

监护人：联系电话:1. 2. 邮箱：

门诊编号：记存模型编号：X线编号：面相号：就诊日期：年月日

主诉：

全身性疾病史(包括现病史及既往史)：请对以下情况认真作答,异常请打"√"

遗传性疾病		类风湿性关节炎		血压高或低	
心脏病		冠状动脉供血不足		动脉硬化	
心绞痛		中风		先天性心脏缺损	
心脏杂音		风湿性心脏病		甲亢	
糖尿病		肾脏疾病		佝偻病	
过度出血或出血倾向		贫血或出血性疾病		肺炎、肺结核	
胸部疼痛、呼吸急促		胃溃疡		肝脏疾病、HBV(＋)	
免疫系统性疾病		HIV(＋)		经常头痛、感冒	
眼、耳、鼻或喉疾病		鼻炎、鼻中隔偏曲		扁桃体及腺样体增生	
哮喘、水痘或荨麻疹		癫痫等神经性疾病		精神障碍或抑郁	
视觉、听觉、味觉障碍		言语障碍		厌食、贪食症	
骨质疏松症		皮肤疾病		肿瘤及放、化疗史	

你是否服用药物、营养补充剂？_____药物名称_____

你现在或曾经有过滥用药物的问题吗？____药物名称_____

曾经是否住院____住院原因_____曾经是否手术_____手术原因_____

曾经是否输过血_____输血原因_____

(女性)是否怀孕____是否准备怀孕____

家族病史：请对以下情况认真作答,异常请打"√"

出血性疾病		类风湿性关节炎		严重过敏	
糖尿病等代谢性疾病		心脏疾病		特殊的牙列问题	
有无类似畸形					

过敏病史：请对以下情况认真作答,异常请打"√"

局麻药物		阿司匹林		青霉素等抗生素	
磺胺类药物		布洛芬等		橡胶	
金属		聚乙烯		丙烯酸树脂	
食物		动物		其他	

口腔病史：请对以下情况认真作答,异常请打"√"

乳牙早脱		乳牙迟脱		恒牙早萌	
乳牙滞留		乳(恒)牙先天缺失		咬指甲	

吮指		咬唇		不正常的吞咽习惯	
吐舌		口呼吸打鼾		呼吸困难等	
语言及发音问题		牙齿遇冷、热疼痛		上下颌骨骨折	
牙齿冠根折断		囊肿		口腔感染	
死髓牙根管治疗		牙龈出血		口腔异味	
牙龈退缩		食物嵌塞		口腔溃疡及疱疹	
松动破损的充填体		修复体		咀嚼困难	
面部及耳朵周围肌肉是否有疼痛		关节紊乱疾病治疗史		牙周疾病治疗史	
正畸检查及治疗史					

社会行为及治疗心理意识
对新事物的接受能力：　　　　强　　　　　中　　　　弱
对畸形的自我评价：　　　　在意　　　　　中　　　不在意
愿意配合程度：　　　　　　愿意　　　　　中　　　不愿意
是否反对正畸矫治器：　　　反对　　　　不反对
对矫治器的要求及选择类型：　唇侧矫治器　　舌侧矫治器　　隐形矫治器
前来正畸治疗的原因：
刷牙次数及刷牙时间：
对治疗结果的预期程度：

牙、颌、面专科检查
牙𬌗的发育阶段：乳牙𬌗　　替牙𬌗　　恒牙𬌗
牙列式：
牙和牙弓
个别牙错位：　　　　牙的发育异常：　　　牙弓形态和排列异常情况：
上下牙弓关系异常：
近远中关系异常：
垂直关系异常：
水平关系异常：
颌面部软、硬组织
上下颌形态、大小、位置：　　　　牙槽、基骨及腭盖情况：
舌系带长短及附着情况：　　　　舌体的大小及形状：
牙龈的色泽：　　有无充血：　　水肿和增生现象：　　口腔卫生状况：
面部有无外伤瘢痕：
其他（龋齿、唇腭裂、舌腭扁桃体）：

面部检查					
正面观			侧面观		
正面型	短面 均面 长面		侧面型	凹 直 凸	
对称性	对称 不对称		鼻唇角	大 正常 小	
下面高	长 正常 短		唇位	前 正常 后	
唇齿位	正常 唇闭合不全		颏唇沟	浅 正常 深	
颏位	偏左 正常 偏右		颏位	前 正常 后	
微笑	正常 露龈 过度		下颌角	大 正常 小	

功能检查

发音：s.z　　f.v　　th.sh.ch　　t.d　　i.n

咀嚼：正常　　偏侧咀嚼　　　　　　吞咽：　正常　　伸舌

下颌运动：张口度：正常　受限　　　开口型：正常　异常

颞颌关节有无压痛、弹响及运动异常：

记存模型分析

拥挤度：　　　　　　上颌　　　　下颌

Bolton 指数：　　　　前牙比　　全牙比

𬌗曲线曲度：

牙弓对称性：

牙弓长度：　　　　　前段　　中段　　后段

牙弓宽度：　　　　　前段　　中段　　后段

牙槽弓的长度：

牙槽弓的宽度：

基骨弓的长度：

基骨弓的宽度：

腭穹高度：

影像学检查

1）牙片：

2）咬合片：

3）颞下颌关节平扫片（开口位＋闭口位）：

4）全颌曲面断层片：

5）手腕部 X 线片：

6）X 线头影测量定位片：

7）头颅正位片：

8）头颅 CT：

第四节　正畸治疗知情同意书

正畸治疗知情同意书示例如下。

正畸治疗知情同意书

亲爱的患者:

作为您的医生,我们将用最适合您的矫治方法和优质的医疗服务为您治疗。然而,正畸治疗是一个技术复杂、疗程较长的过程,疗效的好坏直接与您的配合相关。为了取得良好、稳定的疗效,在正畸治疗中,您需要了解和注意以下问题:

一、正畸治疗开始前要进行全面的检查:需要拍 X 线片、照殆面相、取记存模型,询问相关的遗传病史、先天病史、健康情况。

二、充分和医生配合,听从医生的指导,是治疗成功的关键。

1.听从医生的口腔卫生指导和饮食指导。

2.按预约时间定期复诊。若长期不复诊,牙齿将不会移动或出现异常变化,不能取得预期效果。超过三个月无故不复诊者,视为自动终止治疗。

3.如果您的治疗需要使用其他正畸装置,如头帽、面弓、唇弓、橡皮圈、前牵引面具、颏兜等,请按医生指导正确使用,防止受伤。

4.如果您确实不能配合治疗,经常损坏矫治器或口腔卫生很差,我们将不得不终止治疗。费用不予退还和赔偿。

三、大部分患者需要拔牙治疗。其主要作用是解除牙齿拥挤,改善面部的外形。拔牙的间隙一般都会被关闭。拔牙不会引起牙齿松动。

四、正畸治疗开始1～2周内有不适感属正常现象。矫治器初次戴用后,牙齿出现轻度不适、疼痛、轻度松动及口腔黏膜溃疡,属正常反应,一般将在一周之内消除。如有其他严重不适,请与医生联系。

五、正畸治疗过程中需保持良好的口腔卫生。每次进食后要仔细刷牙,否则堆积在牙齿上的食物残渣可能造成牙龈炎、牙周炎、牙齿脱钙龋齿,影响治疗及口腔健康。有些患者需定期洁牙,保持牙周健康。正畸治疗期间所有的牙体、牙周治疗需要另外收费。

六、正畸治疗中的饮食注意事项。正畸治疗中不能啃食硬物及黏性食物,大块食物及较硬的水果需切成小块后食用,否则将造成矫治器松动或脱落,延长疗程。若发现带环松脱、弓丝折断等情况而影响到口腔功能时,应及时与医生联系,确定是否需要来院处理。重新粘结或制作矫治器需要另外收费。

七、正畸治疗中某些事先不可预知或不可避免的问题。

1.有些牙齿由于早期受到碰撞或咬合创伤而不自知,造成慢性牙髓坏死。

2.有严重牙周病时,牙齿可能脱落。

3.处在生长发育期的少年儿童的颌骨生长方向和生长型,受内因、环境及其他多因素影响,医生并不能完全控制,这可能导致治疗效果不令人满意,或表现复杂。严重的骨骼发育异常可能需结合正颌外科手术进一步治疗。

4.颞颌关节问题。由错殆畸形引起的颞颌关节问题,经治疗后颞颌关节问题可能有缓解或完全消除;不是由错殆畸形引起的颞颌关节问题,正畸治疗可能对其不起作用。

5.有些患者由于单侧拔牙、上下牙齿比例不协调,治疗结束时可能中线不齐、咬合关系欠佳或牙弓内有少许间隙。

6.少数患者的牙齿可能由于存在的难以发现的根骨粘连而无法移动,以致无法完成治疗计划。

八、正畸治疗后需充分保持、防止复发。患者去除固定矫治器后,需按医生指导戴用保持器,以巩固疗效,防止复发。一般需要保持1~2年,有些患者需要更长时间,甚至终身保持。

九、所有的病历、模型、各种检查资料由医院保管。为了对患者进行全面的诊断、设计及治疗中观察研究之用,我们对每位患者记录病历、取模、照相、摄X线片以及进行其他必要检查。这些资料由医院保管,患者不得随意带走。

十、疗程。正畸治疗是用生理性的力使牙槽骨进行改建,使牙齿移动,因此疗程较长。简单的乳牙列期治疗一般需半年左右,恒牙期的全面治疗一般需两年的时间,有些疑难患者可能需要更长时间,另外,疗程的长短与您的配合密切相关,如果您不配合,疗程将延长。

十一、治疗费用。正畸治疗是您对健康和美丽的投资。治疗费用与畸形程度、矫治器种类、疗程长短有关。

十二、实行预约制度。

1.复诊:必须严格遵循医嘱,准时复诊。

2.改约:患者不应随意更改复诊时间,如果是不可抗拒的因素需要改约,患者应至少提前三天与主治医师联系,取得同意后方可另约时间复诊,

3.逾期缺诊、未经医师同意缺诊会影响治疗效果,延长治疗时间。超过预约复诊时间三个月不来复诊的,作为自动放弃治疗处理,造成的不良治疗效果由患者负责。

十三、医师的设计方案综合考虑了患者要求、健康、美观、功能、稳定自身条件等因素,可能不能完全满足您的所有要求或特殊喜好,但我们会尽最大的努力为您提供目前医疗水平所能达到的较好的治疗结果。

经过仔细全面的临床检查、模型分析、X线分析和其他辅助检查,考虑到您的要求制订以下治疗计划:

1.方案一:

2.方案二:

3.方案三:

医生、患者及家属协商同意实施方案为:_____,此方案可能出现或不能解决的问题有:

1.

2.

3.

如果您同意以上治疗计划,阅读并理解以上注意事项及可能出现的问题,愿意配合治疗,按期交纳治疗费用,请签字:

　　患者/父母或监护人(未成年人):　　　　　签字日期:　　年　月　日
　　医生:　　　　　　　　　　　　　　　　签字日期:　　年　月　日

×××医院正畸科

治疗过程记录

日 期	收 费	签 名

(李志华)

第七章　口腔修复科病历书写

第一节　病历书写的内容与格式

一、病史部分

门诊病历手册首页的一般情况包括:姓名、性别、出生年月(年龄)、出生地、民族、籍贯、住址、邮编、电话、门诊号、X线片号等。不能缺项或漏项。

1. 主诉

患者就诊的主要症状、牙病部位及持续时间。

2. 现病史

有无修复治疗史,修复治疗的原因、修复时间及目前情况。

3. 既往史

患者饮食习惯、卫生习惯及刷牙习惯,有无家族史。询问患者直系亲属中是否有人患过癌症、糖尿病、结核病,以及先天性畸形等疾病,尤其是涉及遗传因素的口腔疾病。有无系统性疾病史,患者接受口腔疾病预防保健措施的状况等。

二、体格检查部分

1. 口腔外部检查

(1)颌面:□左右对称　□左侧较大　□右侧较大

(2)笑线:□高　□中　□低

(3)侧面轮廓:□直面型　□凸面型　□凹面型　□颌骨前突　□颌骨后缩

(4)颞下颌关节双侧髁突大小:□对称　□左侧较大　□右侧较大

触诊:□无疼痛　□疼痛

关节弹响:□无　□有

(5)开口度:□Ⅰ°　□Ⅱ°　□Ⅲ°

(6)咀嚼肌扪诊:□无压痛　□有压痛,位置_____

(7)咀嚼肌收缩:□左右对称　□左侧明显　□右侧明显

2. 口腔内检查

(1)口腔卫生:□良好　□一般　□较差　□严重

(2)牙体/列缺损范围：

(3)牙周检查：松动□Ⅰ°　□Ⅱ°　□Ⅲ°

　　　　　　　松动□Ⅰ°　□Ⅱ°　□Ⅲ°

　　　　　　　松动□Ⅰ°　□Ⅱ°　□Ⅲ°

(4)正中𬌗关系检查：

上下牙列　□有广泛接触　　□无广泛接触

上下颌牙列中线　　□一致　　□下牙列左偏＿＿mm　　□下牙列右偏＿＿mm

前牙覆𬌗＿＿mm　覆盖＿＿mm

(5)息止𬌗间隙：＿＿mm

(6)正中咬合、前伸𬌗、侧方𬌗：□有干扰　　□无干扰

(7)缺牙区情况：缺牙间隙大小＿＿＿mm　位置＿＿＿

□骨尖　　□倒凹　　□骨隆突

拔牙创愈合＿＿＿　邻牙＿＿＿　对𬌗牙＿＿＿

(8)无牙颌口腔专项检查：

上下颌弓牙槽嵴大小＿＿＿＿＿　形态＿＿＿＿＿　位置＿＿＿＿＿

牙槽嵴吸收＿＿＿＿＿

口腔黏膜：□炎症　　□溃疡　　□瘢痕

舌体大小＿＿＿＿＿　　形态＿＿＿＿＿　　活动＿＿＿＿＿

唾液分泌量＿＿＿＿＿　黏稠度＿＿＿＿＿

(9)原有修复体检查及原有修复体存在位置：

原有修复体质量：密合情况＿＿＿＿＿　咬合关系＿＿＿＿＿　外形＿＿＿＿＿　人工牙色泽＿＿＿＿＿　排列＿＿＿＿＿　义齿对牙龈黏膜＿＿＿＿＿　义齿功能效率＿＿＿＿＿

是否重做：□是/□否　重做原因：＿＿＿＿＿＿＿＿＿＿＿＿＿＿＿＿＿

三、辅助检查

(1)根尖片：固定修复前，根管治疗后，牙齿外伤后，牙齿拔除2～3个月后，预观察基牙根尖时，以及要了解牙根根充是否完善、牙根长短、挤压是否隐裂折断、拔牙窝吸收情况时，常需拍摄根尖片。

(2)X线曲面断层片：缺牙较多、余留牙多数情况较差时，全口义齿修复前，患者上下牙列重度磨耗时，预观察多数牙牙根情况、牙槽骨情况及患者关节情况等，常需拍摄此片。

(3)CT(计算机断层扫描)：主诉关节异常、牙齿重度磨耗需咬合重建的患者常需做CT检查。

四、诊断与治疗计划部分

(1)诊断：诊断依据应充分，诊断名称应正确；应记录主诉牙(病)的诊断及其他病的诊断。诊断不明确时应记录"印象"或"待查"(待查时必须注明倾向性意见)。三次就诊

仍不能确诊应及时请上级医师会诊并做详细记录。

（2）治疗设计：记录主诉牙（病）的治疗计划及非主诉牙（病）的治疗指导原则。治疗计划应合理，必要时附以图示，也可在专科病历中详细记录治疗计划。

五、其他部分

1. 医嘱及记录

正确施以医嘱并记录，主诉牙（病）每次治疗或阶段治疗结束后定出预约复诊日期。通常为"不适随诊，一周后复诊"。

（1）详细记录治疗牙位、治疗过程、治疗操作、用药（材料）及手术经过。

（2）疑难病治疗超过疗程，应有上级医师会诊的详细记录，必要时由会诊医师填写会诊意见。

（3）详细记录用药情况，并与处方相一致，合理用药，正确用药。

2. 签名和日期

必要时需由患者签署治疗（手术）同意书或在病历上签字。经治医师、指导医师签全名，签名字迹清晰。最后注明日期。

第二节　病历书写中常存在的问题

病历书写中常出现以下问题，需引起注意。

（1）病历首页需规范填写的项目未写全。

（2）语言描述不准确，有错别字、漏字、笔误、标点符号不规范，字迹潦草无法辨认，关键字写错，"左右"不清，给人以不准确、治疗不当的感觉。涂改不仅影响病历的整洁，更影响病历的真实性。

（3）记录语言不规范，没有用医学术语，句子逻辑关系差，概念不准。记录不规范，没按病历的要求书写，病程记录内容空洞，似记流水账（如患者感觉牙齿不好看，要求镶牙）。缺乏对疾病的分析见解和逻辑性，不能动态地反映疾病演变过程；病程记录前后矛盾，漏洞百出。

（4）没按规定将与患者有关的各种检查报告收入病历中。鉴别诊断依据不足，体检内容、专科检查内容不全。对病历中有些检查（如全景片或 CT）分析过少，是否有诊断依据在病历中无从考查；部分辅助检查没在病程记录中反映。

（5）书写病历时，在做到简明准确的同时还要内容齐全。凡是口头向患者交代的问题（如诊疗计划内容、预后、不及时修复或治疗的不良后果等）都应该记录在案，如"建议患者做根管治疗""已告知患者，若不做冠修复/根管治疗，预后将不好""患者坚持拔牙，拒绝根管治疗""患者目前不想做冠桥修复治疗"等。

第三节 典型病历

口腔修复科病历书写样式如下。

1.初诊

主诉:现有义齿咀嚼无力半年,要求重新镶牙。

现病史:全口牙齿拔除 10 年,9 年前开始戴用全口义齿。自觉近半年来义齿咀嚼无力,自观义齿磨耗明显,要求重新修复。

既往史:高血压史 8 年,否认冠心病、心脏病、糖尿病等系统性疾病。

家族史:父母及哥哥患有高血压病。

全身情况:尚好。

检查:

(1)口内:全口牙缺失,上颌剩余牙槽嵴吸收较轻、下颌剩余牙槽嵴中度吸收,上颌无明显隆突、左侧下颌舌侧可见下颌隆突,手指扪诊未见明显骨突、骨刺和骨棱。

黏膜无红肿,弹性尚可,未见松软牙槽嵴。上下颌间间隙较大,上下颌弓呈卵圆形,对应关系基本正常,舌体大小基本正常。口腔黏膜无炎症、溃疡、瘢痕等现象。唾液分泌量适中,黏稠度中等。

(2)面部:患者面部对称,面部轮廓呈卵圆形。侧面观:患者面下 1/3 属直面型,未发现下颌骨后缩。带上旧义齿,面部鼻唇沟、唇颊沟过深。颞下颌关节双侧髁突区无压痛,颞下颌关节无关节疼痛及关节弹响。咀嚼肌扪诊无压痛。咀嚼肌收缩左右对称。

(3)开口型:直线型。开口度:Ⅲ度。下颌张口和闭口时无明显习惯性前伸动作。

(4)旧义齿咬合面变平,无明显的尖窝结构,带上旧义齿后,仍觉得面部鼻唇沟、唇颊沟过深,面部垂直距离偏低,面部呈苍老面容。

X 线片:颞下颌关节双侧对称,大小基本一致。上下颌牙槽嵴存在不同程度吸收,下颌吸收程度较重。

诊断:牙列缺失。

处理:今日向患者详细介绍修复类型、程序、费用、就诊次数、时间及修复效果等。患者知情,选择维他义齿牙重新进行全口义齿修复,签署知情同意书。今日开始上下颌全口义齿修复。藻酸盐取初印模,灌白石膏模型。在模型上制作个性化树脂托盘,用红膏进行托盘边缘整塑。用个性化树脂托盘灌注聚醚橡胶取二次印模,灌制超硬石膏模型。约 2 日后复诊确定正中颌骨位置记录。

医生签名:

日期: 年 月 日

2.复诊

主诉:患者无不适。

检查:同上次检查。

处理:今日确定正中颌骨位置记录。在超硬石膏模型上制作𬌗托。用上𬌗托在口内确定𬌗平面,上下𬌗托确定垂直关系和水平关系(哥特式弓法或直接咬合法),确定后验证颌位关系。核对无误后,将上𬌗托戴入口内,用面弓转移上颌颌弓相对于双侧髁状突的位置关系,再将上下𬌗托、上𬌗

117

架固定。牙齿选色时,由医师和患者共同选定义齿颜色。约 4 日后复诊试排牙。

医生签名:

日期: 年 月 日

3.复诊

主诉:患者无不适。

检查:同上次检查。

处理:全口义齿试排牙。在模型上检查暂基托,再将暂基托于口内就位。暂基托就位稳定,固位良好。垂直距离合适,面部外形自然协调。正中关系正确,中线位置基本正确,殆平面正确,补偿曲线曲度正常。牙齿覆盖与覆殆基本正确。前牙过牙唇倾,覆盖过大,在口内进行少量调整。后牙丰满度适中,后牙咬合基本正常,口内少量调整。牙齿微调后患者对牙齿外形、美观及丰满度满意。约 5 日后复诊戴牙。

医生签名:

日期: 年 月 日

4.复诊

主诉:患者无不适。

检查:同上次检查。

处理:今日戴全口义齿。手指触摸检查义齿边缘有无锐边,少量调改后将基托就位。检查口内有无软组织压迫等情况(有条件的可用边缘指示蜡检查)。下颌左侧后牙前庭沟区基托边缘过长,上唇系带区义齿边缘过长,少量调改后就位稳定。上颌固位良好,下颌固位中等。垂直距离满意,面部外形自然协调。正中关系正确,中线位置正确,殆平面正确,补偿曲线曲度正常。牙齿覆盖与覆殆正确。前后牙丰满度满意。基托边缘(左上颌颊系带),略进行调改缓冲至合适。组织面用义齿压痛定位糊剂定位缓冲(上颌硬区,左下颌舌隆突区)。用压力指示糊剂检查义齿磨光面。右侧上颌磨牙区颊侧过突,调改至合适。调正中、前伸及侧方殆平衡。义齿抛光,交代注意事项,义齿交给患者戴走。约 2 日后复诊。

医生签名:

日期: 年 月 日

5.复诊

主诉:患者感觉下颌牙齿咬合时后牙区舌侧有压痛。

检查:右侧下颌舌隆突区黏膜发红。

处理:组织面用义齿压痛定位糊剂定位缓冲,调改右侧下颌舌隆突区义齿组织面至合适。嘱患者停用义齿一天后再戴义齿,不适再行就诊。

医生签名:

日期: 年 月 日

(冷 斌)

第八章 口腔种植科病历书写

第一节 病历书写的内容与格式

一、病史部分

门诊病历手册首页的一般情况包括：姓名、性别、出生年月（年龄）、出生地、民族、籍贯、家长姓名及职业、住址、邮编、电话、门诊号、X线片号等。不能缺项或漏项。

1. 主诉

(1)患者就诊的主要症状、口腔疾病的部位，以及发病时间和持续时间。

(2)主诉应使用患者的语言进行记录。

2. 现病史

(1)主诉牙（病）病史的病程，主诉牙（病）的发生、发展，曾经的治疗及目前情况。

(2)复诊：主诉牙（病）上次治疗后的反应。

3. 既往史

(1)本病发病前曾经患过或诊治过的疾病情况，一般为与本病无关或有所关联的独立的疾病。

(2)患者全身性疾病、精神心理状态等情况。

(3)患者有无系统性疾病史。

(4)在询问病史时，不可忽视家族遗传病史，特别是与牙周病有关的系统性疾病，如血液病（急性白血病、血小板减少性紫癜等）、心血管疾病、糖尿病、病毒性肝炎、肺结核、内分泌疾病、免疫功能缺陷以及某些遗传性疾病等。

(5)询问患者直系亲属中是否有人患过癌症、糖尿病、结核病、先天性畸形等疾病，尤其在涉及遗传因素的口腔疾病时，需记录清楚。

(6)无陈述时记录（一）。

二、体格检查部分

1.口颌系统检查

(1)口腔颌骨情况:有无牙缺失、牙列缺损及其分类。口腔内是否有龋齿,如有应对其进行牙体牙髓检查;有无充填物,充填体密合度如何,有无继发性龋;是否有牙周疾病,如有应对其进行牙周病检查;记录颌弓水平关系和颌弓垂直关系(颌间距离)。

(2)记录𬌗与咬合关系。如有错𬌗应进行分类检查。

(3)记录牙弓关系。

(4)有无颞颌关节紊乱症,检查并进行分类。

(5)有无夜磨牙症状,并查找原因。

(6)有无修复体,修复体类型及使用功能。

(7)牙槽嵴情况,并检查其丰满度。

2.记录模型检查

检查有无记录模型。对记录模型进行牙体、牙周、牙列、咬合关系分析。

三、辅助检查

(1)在 X 线片、牙片袋上注明患者姓名、病历号。应正确描述根吸收、根尖周、根分歧、恒牙胚、根管充填等情况。

(2)正确记录必要的血液检查、涂片检查及活体组织病理检查情况。

四、诊断与治疗计划部分

1.诊断

(1)诊断依据应充分,诊断名称应正确。

(2)应准确记录对主诉牙(病)的诊断。

(3)应准确记录对其他病的诊断。

(4)诊断不明确时应记录"印象"或"待查"(待查时必须注明倾向性意见)。

2.治疗设计

(1)应准确记录主诉牙(病)的治疗计划。

(2)应准确记录非主诉牙(病)的治疗指导原则。

(3)治疗计划应合理,必要时附以图示。

(4)必要时在专科病历中详细记录治疗计划。

五、其他部分

1.医嘱及记录

正确施以医嘱并记录,主诉牙(病)每次治疗或阶段治疗结束后定出预约复诊日期。如"不适(疼痛、渗血、肿胀逐渐加重加剧)随诊,一般术后会出现疼痛、渗血、肿胀等现象,无发展者一周后复诊"。

(1)详细记录治疗牙位、治疗过程、治疗操作、用药(材料)及手术经过。

(2)疑难病治疗超过疗程,应有上级医师会诊的详细记录,必要时由会诊医师填写会诊意见。

(3)详细记录用药情况,并与处方相一致,合理用药,正确用药。

2.签名及日期

必要时需由患者签署治疗(手术)同意书或在病历上签字。经治医师、指导医师签全名,签名字迹清晰。最后注明日期。

第二节　病历书写中常存在的问题

一、病史部分

(1)病历书写字体不工整,页面不整洁,涂改未用红笔签字并注明日期。

(2)病历描述语言不通顺,运用术语不正确,绘图标记不准确,使用英语不正确。

(3)既往史中,没有注意术前全面检查,包括患者全身情况、精神心理状态、传染病、有无过敏反应、系统性疾病和遗传病史。

二、口腔检查部分

1.口颌系统检查

(1)口颌系统检查应全面,做到准确无误,不能漏检。

(2)牙列缺损应按肯氏分类和亚类记录。

2.记录模型检查

记录模型准确分析可为制订临床治疗方案提供理论依据。因此记录模型的制备非常重要。

三、辅助检查

(1)在 X 线片、牙片袋上注明患者姓名、病历号,单个牙片标定牙位。须有牙片、咬合片、全景片、CBCT。正确描述根吸收、根尖周、牙周膜、根分歧、根管充填等情况。术前、术后都应拍 X 线片。

（2）正确记录必要的血液检查、涂片检查及活体组织病理检查情况。

四、诊断

诊断依据应充分，诊断名称应正确。

（1）应准确记录对主诉牙（病）的诊断。

（2）应准确记录对其他病的诊断。

（3）诊断不明确时应记录"印象"或"待查"（待查时必须注明倾向性意见）。

五、治疗设计

正确记录治疗计划。

（1）应准确记录主诉牙（病）的治疗计划。

（2）应准确记录非主诉牙（病）的治疗指导原则。

（3）治疗计划应合理，必要时附以图示。

（4）必要时在专科病历中详细记录治疗计划。

六、临床技术操作

（1）详细记录治疗牙位、治疗过程、治疗操作、用药（材料）及手术经过。

（2）手术记录包括：种植情况、种植体类型、种植方法、种植体稳定情况、骨缺损情况、骨质情况、是否植骨、手术切口情况等。

（3）种植手术中护士也要有工作记录。参加手术的医务人员都应进行记录。

（4）疑难病治疗超过疗程，应有上级医师会诊的详细记录，必要时由会诊医师填写会诊意见。

（5）详细记录用药情况，并与处方相一致，合理用药，正确用药。

七、其他

（1）正确施以医嘱并记录，主诉牙（病）每次治疗或阶段治疗结束后定出预约复诊日期。通常为"不适随诊，一周后复诊"。

（2）必要时需由患者签署治疗（手术）同意书或在病历上签字。经治医师、指导医师签全名，签名字迹清晰。最后注明日期。

第三节 口腔种植科病历格式化样式

一、一般情况的病历样式

口腔种植科病历

病例号(CASE No.)：

身份证号(I.D.No.)：

姓名： 年龄： 性别：男 女

职业： 电话号码： 邮政编码：

通信地址： 日期：

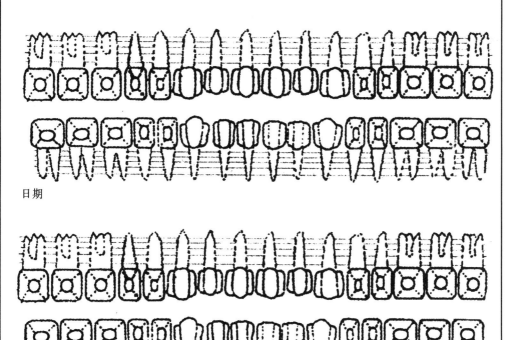

日期

日期

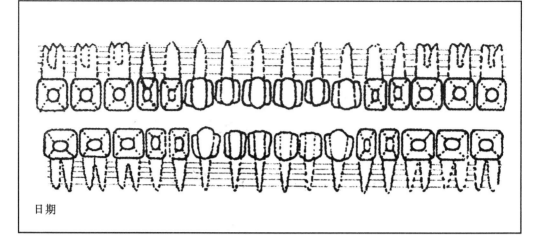

日期

二、术前检查记录样式

术前检查记录

传染病： □无　□AIDS　□传染性肝炎　□TB　□其他

精神心理状态:□良好　□中　□差

全身情况： □良好　□中　□差

过敏反应： □无　□青霉素　□磺胺类　□普鲁卡因　□其他

病史/现患疾病:□无　□心脏病　□高血压　□血液疾病　□气管炎　□肝炎　□肾脏疾病
　　　　　　　□甲状腺功能异常　□肾上腺皮质功能异常　□糖尿病　□肿瘤　□过敏反应
　　　　　　　□全身免疫性疾病　□其他

口颌系统检查

无牙殆:□上殆　□下殆　□双殆

失牙时间:

失牙原因:□外伤　□龋坏　□牙周病　□其他

颌弓水平关系:□正常　□上颌前突　□下颌前突　□其他

颌弓垂直关系(颌间距离)□中等　□过大　□过小

牙列缺损:□/□(肯氏分类:Ⅰ,Ⅱ,Ⅲ,Ⅳ)(亚类:1,2,3,4)

缺失牙:

残根:

龋齿:

牙髓根尖疾患:

松动牙(牙松动度):

牙周疾病(牙周病)： A.结石　B.龈萎缩　C.牙周袋

殆与咬合： A.□　B.□

　A.□中性殆　□远中殆　□近中殆　□不明

　B.□尖牙保护牙　□双侧平衡殆　□单侧平衡殆　□铰链型牙　□不明

个别牙错𬌗(牙位＋类型)：

　　□近中　　□远中　　□唇向　　□舌向　　□扭转　　□斜轴　　□伸长　　□低位

牙弓关系：□正常　　□拥挤　　□前牙反𬌗　　□前牙切𬌗

　　　　　　　　□前牙深覆𬌗　　□后牙反𬌗　　□锁𬌗

夜磨牙：□无　　□轻微　　□严重

颞颌关节紊乱症：□无　　□疼痛　　□关节杂音　　□开口障碍　　□颌关节运动异常　□其他

修复情况：□固定义齿　　□可摘义齿　　□未完全修复　　□未修复

旧义齿情况：

固位：美观□　功能：□好　　□中　　□差

满意度：□很好　　□好　　□一般　　□不满意

牙槽嵴情况：□丰满　　□较丰满　　□萎缩　　□严重萎缩　　□骨缺损

术前是否做治疗：□是　　□否

X线检查：□牙片　　□咬合片　　□全景片　　□CBCT

片号：　　　　　　　　　　　　　摄片时间：

记录模型：□有　　□无　　模型编号：

治疗计划：

检查医师：

日期：　　　　年　　　月　　　日

第四节　种植牙手术记录

种植牙手术记录样式如下。

手术记录

种植情况：

手术日期	牙位	种植体类型	长度	直径	种植方法	切口	骨缺损情况	是否植骨	是否完全就位	即刻稳定性	骨质情况	弯曲度

种植体类型：□ITI　　□Bego　　□Osstem　　□CDIC　　□其他

种植方法：□即刻　　□延期(拔牙后　　月)

切口：□直线切口　　□角形　　□梯形　　□环形

种植体是否完全就位:□是　□否

即刻稳定性:□很稳固　□稳固　□较差(Periotest 测定值)

骨质情况:□D1　□D2　□D3　□D4

骨缺损情况:□唇侧　□舌侧　□腭侧　□无

是否植骨:□有　□无

手术方法:A.翻瓣　□是　□否

　　　　　　B.分期　□一期法　□二期法

伴随手术:□无　□软组织成形术　□前庭沟成形　□骨劈开手术

　　　　　　□骨挤压术　□组织诱导再生　□上颌窦提升术　□植骨　□其他

使用其他材料:□无　□HA　□BGC　□骨粉　□自体骨　□其他

术中并发症:□无　□穿侧方骨壁　□损伤下颌神经　□穿鼻底　□穿上颌窦底

　　　　　　□牙槽骨骨折　□大出血　□种植体折断　□其他

术后摄 X 线片片号:　　　　　摄片日期:　　　　年　　月　　日

补充说明:

术后医嘱:

处方:

注意事项:

记录人员:

手术医生:

病例记录时间:　　年　月　日

第五节　种植牙手术中护士工作的记录

种植牙手术中护士工作的记录样式如下。

种植手术中护士工作记录

姓名　　　　　　　　性别　　　　　年龄

病历号　　　　　　　日期　　　年　月　日

诊断:　　　　　　　　　拟行手术:

1.参加手术人员:

　手术医师:　　　　　　助手医师:

　助手护士:　　　　　　巡回护士:

2.手术开始时间:　　　　结束时间:　　　　手术历时:

3.术中使用器械药品:

名称	数目（量）	名称	数目（量）
消毒手术包		2％利多卡因	
消毒种植器械		盐酸肾上腺素	
锥状种植体		硫酸庆大霉素	
柱状种植体		0.9％生理盐水	
一次性注射器		75％酒精	

4.术中情况及处理（包括巡回护士配合要点）：

记录人：

年　　　月　　　日

第六节　手术后复查记录

手术后复查记录样式如下。

手术后复查记录

术后复查：

复查时间	次数（第　次）	种植体牙位	伤口愈合	咬𬌗创伤	是否保留	备注

种植体牙位：

伤口愈合：□良好　□基本愈合　□感染　□裂开

种植体松动度（0～Ⅲ°与 Perlotest 测定值）：

是否有咬合创伤：□无　□轻度　□重

种植体是否保留：□保留　□脱落　□需拔除　□更换（注明型号）

暂时修复体：□无　□全口义齿　□固定义齿　□可摘局部义齿

　　　　　　□塑料单冠　□塑料连冠　□其他

暂时修复体制作时间：　　年　　月　　　日

暂时修复处理：□无　□未处理　□调𬌗　□更换

口腔卫生情况：□良好　□中等　□差　□极差

X线片号：		摄片日期：	年	月	日

补充说明：

处方：

注意事项：

检查医师：

年　　月　　日

第七节　修复前记录

修复前记录样式如下。

<table>
<tr><td colspan="10" align="center">修复前记录</td></tr>
<tr><td colspan="10">复查时间：</td></tr>
<tr><td>复查
时间</td><td>牙位</td><td>植入后
时间</td><td>种植体
动度</td><td>附着龈高
度(mm)</td><td>牙龈
指数</td><td>菌斑
指数</td><td>并发症</td><td colspan="2">备注</td></tr>
<tr><td></td><td></td><td></td><td></td><td></td><td></td><td></td><td></td><td colspan="2"></td></tr>
<tr><td></td><td></td><td></td><td></td><td></td><td></td><td></td><td></td><td colspan="2"></td></tr>
<tr><td colspan="10">

种植体松动度(0～Ⅲ°与 Perlotest 测定值)：
牙龈指数：□牙龈颜色正常,有点彩　　　　□牙龈颜色基本正常,轻度充血
　　　　　□牙龈充血,点彩消失,探出血　　□牙龈红肿,指压出血
菌斑指数：□无菌斑　□薄层菌斑　□中等量菌斑　□大量菌斑,牙石
种植体并发症：□无　□较松动　□疼痛　□感染
　　　　　　　□脱落　□折断　□其他
</td></tr>
</table>

暂时修复体:□无　　　□全口义齿　　□可摘局部义齿

　　　　　　　□固定义齿　□单冠　　　□连冠　　　　□其他

口腔卫生情况:□良好　□中等　□差　□极差

X线片号:　　　　　　　　　摄片日期:　　　年　　　月　　　日

补充说明:

　　　　　　　　　　　　　　　　　　　　检查医师:

　　　　　　　　　　　　　　　　　　　　　　　年　　月　　日

第八节　种植义齿修复前记录

种植义齿修复前记录样式如下。

种植义齿修复前记录

修复体设计:

A.支持方式:□种植体支持　□种植体-天然牙联合支持　□种植体-黏膜混合支持

B.固位方式:□螺丝固位　□黏结固位　□附着体固位　□其他

C.修复类型:□全口覆盖义齿　□全口固定义齿　□局部可摘义齿

　　　　　　□单冠　□连冠　□固定桥　□混合式　□其他

同期其他修复体及部位:□无　□全口义齿　□固定义齿

　　　　　　　　　　　□可摘义齿　□单冠　□连冠　□其他

基牙情况:

基牙牙位	牙体缺损	松动度	固位体	连接形式

修复设计图

牙位：

牙体缺损：□无　□有

松动度（0～Ⅲ°与 Perlotest 测定值）：

固位体：□全冠　□部分冠　□嵌体　□卡环　□其他

连接形式：□硬性连接　□可摘连接　□栓道式　□其他

修复体材料：□塑料　□金属　□金一塑　□其他

修复体牙尖斜度：□解剖式　□半解剖式　□非解剖式　□其他

骀型（修复后）：□尖牙保护骀　□组牙功能骀

X 线片号：　　　　　　摄片日期：　　　年　　月　　日

补充说明：

检查医师：

年　　月　　日

第九节　种植义齿修复记录

种植义齿修复记录样式如下。

								骨吸收垂直与水平度(mm)			
复查时间	修复后时间(年)	牙位	种植体动度	附着龈高度(mm)	龈指数	菌斑	并发症	远中垂直	远中水平	近中垂直	近中水平

种植义齿修复记录

种植体松动度(0~Ⅲ°与 Perlotest 测定值):

龈指数:□牙龈颜色正常,有点彩　　□牙龈颜色基本正常,轻度充血

　　　　□牙龈充血,点彩消失,探出血　□牙龈红肿,指压出血

菌斑指数:□无菌斑　　□薄层菌斑　　□中等量菌斑　　□大量菌斑,牙石

种植体并发症:□无　□较松动　□疼痛　□感染　□脱落　□折断　□其他

口腔卫生情况:□良好　□中等　□差　□极差

修复体情况:□良好　□磨耗　□支架折断　□瓷面脱落　□食物嵌塞　□其他

咀嚼功能:□能咬硬物　□一般食物　□饮食　□无法使用

病员满意度:□很满意　□满意　□一般　□不满意

术后摄 X 线片片号:　　　　　摄片日期:　　　年　　月　　日

补充说明:

术后医嘱:

处方:

注意事项:

检查医师:

年　　月　　日

第十节　种植手术知情同意书

种植手术知情同意书样式如下。

人工种植牙知情同意书

1.我已详细获知××口腔医院人工种植牙有关事宜,不明之处已向经治医师了解。医生已向我详细解释了人工种植牙的全部过程,并针对我缺牙情况提供了多种可行的设计方案供我选择。我已知道有其他方法(如活动修复及固定修复等)可以修复缺失牙齿,并已考虑过或试用过这些方法,但现在,通过医生的解释及本人对这方面知识的理解,权衡各种修复方式的利弊后,我决定并请求用牙种植方式来支持修复我的失牙。

2.我已将自己的健康状况如实告知医生,对隐瞒病情而导致的不良后果,责任自负。我理解种植手术存在穿破上颌窦、鼻腔,损伤下牙槽神经管及邻近软硬组织,以及其他手术意外等风险。我知道对于任何患者,成功的牙种植修复除了正确的治疗方案选择、精细的手术操作外,还与患者自身体质及牙龈和骨愈合能力有关。我还了解到吸烟、酗酒或偏食都可能影响牙龈愈合和可能限制种植牙成功。我同意遵循医嘱要求的饮食建议和植牙后护理。我知道定期的口腔专业护理及依据医嘱执行推荐的口腔护理对增强种植的长期成功机会极为重要。根据医生的判断,如果种植体不能正常行使功能,不管何种原因,本人将同意拔除种植体,根据医生的决定,换用传统的修复方法或用另外的种植体取代。

3.我授权医生可以在治疗过程中,拍摄口腔局部照片、录像,以收集资料用于学术研究和交流。但不公开患者身份。

4.我理解在术中、术后可能会出现原治疗方案设计未预料到的情况,医生可根据具体情况,与我协商后,更改设计方案。

5.我知道种植牙是一项高额自费治疗项目,我同意医生采用的治疗方案,接受并同意支付所需治疗费用。

(1)缺失:　　　　共缺牙　　颗,拟种植　　颗,修复义齿　　颗。

(2)种植系统:□ITI　□Bego　□Replace　□Anthogyr　□其他

6.医院承诺提供以下保障:

(1)万一种植失败,以前种植修复所付费用不予返还,重新种植可免除治疗费用,只需种植体材料费及特殊材料费。

(2)上部结构提供一年免费保修(患者使用不当造成的损坏除外)。

7.备注:＿＿＿＿＿＿＿＿＿＿＿＿＿＿＿＿＿＿＿＿＿＿

我已仔细阅读以上条款,对不明之处已向经治医师了解。

医师签名:　　　　　　　　　　患者或监护人签名:

　　年　月　日　　　　　　　　　　年　月　日

(叶　平)

第九章　口腔颌面外科病历书写

第一节　病历书写的内容与格式

一、病史部分

门诊病历手册首页的一般情况包括:姓名、性别、出生年月(年龄)、出生地、民族、籍贯、住址、邮编、电话、门诊号、X线片号等。不能缺项或漏项。

1. **主诉**

内容包括本次就诊的口腔疾病的部位、症状和发病时间。主诉应使用患者的语言记录。

2. **现病史**

(1)患者发病时间及缓急。应记录何时发病、有无疼痛、除口腔局部炎症外有无全身感染、营养状况、不良习惯、口腔卫生情况、疾病史、手术史及治疗经过。

(2)发病状态和病情演变过程。应记录患者发病部位、病损性质、疼痛分类,曾行何种处理,经抗感染治疗所用的具体药名、用法、时间及效果等。

3. **既往史**

(1)患者一般情况:营养状况、饮食、睡眠、大小便。

(2)患者饮食习惯、卫生习惯、刷牙习惯及有/无吸烟和饮酒嗜好(年限,×包/天)等。

(3)患者有无系统性疾病史。如肝炎病史、结核病史、心脏病史、高血压病史等。

(4)家族遗传史。询问患者直系亲属中是否有人患过癌症、糖尿病、结核病、先天性畸形等疾病,尤其在涉及遗传因素的口腔疾病时,要记录清楚。

(5)患者是否有外伤史、手术史、药物食物过敏史、输血史。

(6)患者出生地,有无到过疫病流行区,是否有传染病接触史,是否有工业毒物及放射性物质接触史。

二、体格检查部分

(一)一般体格检查

重点描述头颈部淋巴结、头颅、眼、耳、鼻、咽喉等部位的检查结果。

（二）专科检查

1. 颌面部

（1）视诊：检查颜面表情。颌面是否对称，面上、中、下三部分的比例是否协调，有无肿胀、肿块、瘘管、畸形或缺损。

（2）触诊：在望诊的基础上对病变进一步检查，以了解病变区域的皮肤温度、硬度，病变的范围及深度，有无压痛、波动感。对口底和下颌下区病变应记录双手触诊情况。

（3）探诊：颌面部有瘘管、窦道时，应通过探诊了解其深度、方向，是否贯通口腔，能否触及骨面或可移动的死骨块、异物等。必要时可行亚甲蓝窦道造影。

2. 口腔软组织

口腔软组织包括口唇、颊、颚、舌及口底等部位。

检查唇、颊、颚部黏膜色泽、形态、功能、病变范围及程度，腮腺导管开口处有无异常，软腭、舌腭弓、咽腭弓的运动，有无肌肉瘫痪。检查舌体乳头形态、舌系带位置、舌的运动，对舌肌病变触诊以了解病变范围、硬度及浸润情况。口底触诊主要检查有无肿块及硬结，颌下腺导管开口情况。

3. 涎腺

注意观察两侧是否对称，检查导管及分泌情况。

4. 颞下颌关节

注意颜面下 1/3 左右是否对称、协调，有无明显缩短或增长，颏部中点是否居中。

5. 牙齿及牙周

检查牙齿数目、形态、排列和接触关系，牙体缺损部位、范围及程度。

6. 淋巴结情况

检查耳前、耳后、颊、颊下、颌下及颈部各组淋巴结的数目、大小、质地、活动度、压痛等情况。

7. 颈部检查

除观察颈部有无畸形、肿胀、肿块外，应对病变区仔细确诊，以了解病变的性质、深度及与颈部重要结构的关系，肿块的大小、位置、质地、活动度，有无压痛及搏动等。

三、辅助检查部分

（1）实验室检查：血常规，如白细胞（提示感染）、血红蛋白（提示贫血）。

（2）X 线曲面断层片：检查有无上下颌骨破坏。

（3）颌面及颈部 CT 检查：判断肿瘤范围、大小，颈部淋巴结大小，评估有无转移，也可了解肿瘤或淋巴结与颈部血管的关系。

（4）颌面部 MRI 检查：清楚显示肿瘤与肌肉、血管的关系，对舌根肿瘤可窥全貌。

(5)正确记录必要的血液检查、涂片检查及活体组织病理检查情况。

四、诊断与治疗计划部分

1. 诊断

(1)诊断依据应充分、诊断名称应正确。

(2)应准确记录对主诉牙(病)的诊断。

(3)应准确记录对其他病的诊断。

(4)诊断不明确时应记录"印象"或"待查"(待查时必须注明倾向性意见)。

(5)三次就诊仍不能确诊应及时请上级医师会诊并作详细记录。

2. 治疗设计

(1)应准确记录主诉牙(病)的治疗计划。

(2)应准确记录非主诉牙(病)的治疗指导原则。

(3)治疗计划应合理,必要时附以图示。

(4)必要时在专科病历中详细记录治疗计划。

五、其他部分

1. 医嘱及记录

正确施以医嘱并记录,主诉牙(病)每次治疗或阶段治疗结束后定出预约复诊日期。通常为"不适随诊,一周后复诊"。

(1)详细记录治疗牙位、治疗过程、治疗操作、用药(材料)及手术经过。

(2)疑难病治疗超过疗程,应有上级医师会诊的详细记录,必要时由会诊医师填写会诊意见。

(3)详细记录用药情况,并与处方相一致,合理用药,正确用药。

2. 签名及日期

必要时需由患者签署治疗(手术)同意书或在病历上签字。经治医师、指导医师签全名,签名字迹清晰。最后注明日期。

第二节　病历书写中常存在的问题

一、病史部分

(1)首页填写不规范,出现部分缺项、漏项。

(2)病历描述语言不通顺,运用术语不正确,绘图标记不准确,使用英语不正确。

(3)现病史的记录描述不全,层次不清,不能反映主要疾病发展过程,缺少必要的与主要症状相伴随的某些症状的叙述,缺少对具有诊断意义的重要阳性和阴性症状或体征的描述。

(4)对既往史、月经史、生育史、营养状况、有无偏食习惯、口腔卫生习惯、危险因素暴露史、家族史等询问及描述不够翔实。如有无烟酒嗜好,吸烟的时间长短即每天吸烟量,有无过敏性疾病、冶游史等记录不全。

二、口腔检查部分

1.一般体格检查

(1)对眼的检查包括:眶距,眼睑闭合,眼球运动,睫毛,瞳孔大小、形状,对光反射,视力等。

(2)在检查耳部时,要仔细检查并记录有无耳漏、流血等。

(3)鼻腔描述过程中须详细记录鼻腔有无阻塞、异常分泌物及其性状。

2.专科检查

(1)应根据主诉,有重点、有顺序地先口外后口内逐项检查、记录,包括颌面部、口腔软组织、颞颌关节、涎腺、颈部和牙体、牙周组织等内容。有关鉴别诊断的重要阴性项目也要记录。

(2)在记录颌面部检查中,颌面部视诊如有肿胀或肿块,应注明准确部位、所涉及的周围解剖界限、周围组织器官的关系、对功能的影响,以及面颈部皮肤色泽及皱纹。触诊发现肿块时,应详细记录肿块质地、边界、大小、活动度、与深部组织和皮肤的关系,以及有无异常搏动和压缩等。对颌面部骨的记录,应注意描述大小、对称性、有无膨隆或缺损。对骨肿块应正确描述骨质膨隆或增生范围,骨面有无乒乓球样感。

(3)口腔软组织记录包括:口唇、颊、颚、舌及口底等部位。应按照一定顺序,逐步展开、详细记录。防止遗漏或缺项。

(4)涎腺记录以腮腺和颌下腺为主。如有肿块,应记录其大小、质地、活动度、压痛等情况。

(5)在颞下颌关节检查中,应记录下颌角、下颌支、下颌体的大小、长度,用尺测量,并将左右两侧进行比较。

三、辅助检查

(1)在 X 线片、牙片袋上注明患者姓名、病历号。应注重自身影像学资料的读片能力,不要完全按照报告结果诊治疾病。读片时应按一定顺序,自上而下、自外而内、自前而后、自左而右;把中央或主要部分留在最后观察、分析,对有异议的结果应再次请放射科重新阅片。

(2)正确记录并分析必要的血液检查、涂片检查及活体组织病理检查结果。

四、诊断

(1)诊断名称书写不够准确。有些医师把疾病名称写成症状、体征、检查结果。如冠周炎、乳牙滞留、迟萌等。

(2)诊断依据不充分、诊断名称不正确。诊断依据应将病史中所有符合诊断条件的症状,有意义的既往史、个人史、家族史,有意义的体检内容、辅助检查均列出,同时还有其他病的诊断或二级诊断。

(3)诊断不明确时应记录"印象"或"待查"(待查时必须注明倾向性意见)。

(4)三次就诊仍不能确诊,应及时请上级医师会诊并做详细记录。

(5)诊断选择存在缺陷,有的排列无序,主次颠倒,没有按照国际疾病分类的规则进行书写,造成对疾病编码不准确。

五、治疗设计

应正确记录治疗计划。治疗计划要全面、具体、个性化。

(1)记录时按检查治疗顺序排列,治疗按主要治疗和辅助治疗的顺序排列,即主诉牙(病)的治疗计划和非主诉牙(病)的治疗指导原则。

(2)治疗计划应合理,必要时附以图示。

(3)必要时在专科病历中详细记录治疗计划。

六、临床技术操作

(1)详细记录治疗牙位、治疗过程、治疗操作、用药(材料)及手术经过。

(2)疑难病治疗超过疗程,应有上级医师会诊的详细记录,必要时由会诊医师填写会诊意见。

(3)详细记录用药情况,并与处方相一致。

七、其他

(1)正确施以医嘱并记录,主诉牙(病)每次治疗或阶段治疗结束后定出预约复诊日期。通常为"不适随诊,一周后复诊"。

(2)必要时需由患者签署治疗(手术)同意书或在病历上签字。经治医师、指导医师签全名,签名字迹清晰。最后注明日期。

第三节 典型病历

典型病历样式如下。

入院记录

姓名：_____　　　　　　　　　　出生地：_____省_____市

性别：_____　　　　　　　　　　民族：_____

年龄：_____　　　　　　　　　　入院日期：_____年_____月_____日

婚姻：_____　　　　　　　　　　记录日期：_____年_____月_____日

职业：_____　　　　　　　　　　供史者：本人

工作单位：_____县_____村_____村民小组　　住　址：_____县_____村_____村小组

主诉：部位(舌、颊、牙龈等)肿块/溃疡+时间(牙龈肿胀溃烂出血三个月)。

现病史：患者自述(时间)发现部位(舌、颊、牙龈、口底等)有一肿块/溃疡，(有/无)不适(吃辛辣食物时疼痛不适，说话、进食及吞咽困难等)。曾行何种处理(自行口服消炎药、经抗感染治疗，具体药名、用法、时间及效果等)。近来自觉肿块/溃疡逐渐变大，遂来我院就诊。门诊行活检结果(病历号)："部位+鳞癌"。_____年_____月_____日以"部位+鳞癌"收入院治疗。入院时，患者一般情况良好，饮食正常，睡眠正常，大小便正常。

既往史：既往体健，预防接种史不详，(否认)肝炎病史，(否认)结核病史，(否认)外伤病史，(否认)手术病史，(否认)药物食物过敏史，(否认)心脏病史，(否认)高血压病史，(否认)输血史。病变发生部位是否有黏膜病变发生史(上述病史如有，则需详细描述)。

个人史：出生于原籍，未到过疫病流行区，否认传染病接触史，生活环境一般，(有/无)吸烟和饮酒嗜好(年限，____包/天)，否认工业毒物及放射性物质接触史。

婚育史：(已/未)婚，育有____子____女，配偶及子女均身体健康。

家族史：(否认)家族遗传病史(家族里是否有人患有癌症)。

体格检查

T：　　　　P：　　　　E：　　　　BP：

一般情况：发育正常，营养一般，神志清楚，查体合作，自主体位，步入病房。全身皮肤黏膜无黄染和出血点。头颅无畸形，发色黑，分布正常。双侧瞳孔等大等圆，对光反射存在。耳郭无畸形，外耳道无分泌物，听力正常，乳突无压痛。鼻无畸形，下鼻道无血性分泌物。口腔情况见专科检查。颈软，气管居中，甲状腺无肿大，颈静脉无怒张。胸廓对称无畸形，肋间隙无增大或减小；双侧呼吸运动对等，语颤音无增强或减弱，肺区叩诊呈清音，听诊未闻及干湿啰音；心前区无隆起，心尖冲动点在第五肋间左锁骨中线内 0.5cm，心界正常，听诊未闻及杂音；心率____/分，节律规整。腹部平软，肝脾无肿大，肾区无叩痛，叩诊无移动性浊音，肠音正常，肛门及外生殖器正常。脊柱呈生理性弯曲，无压痛和包块，四肢无畸形，活动正常，无骨折和关节肿痛。神经生理反射存在，病理反射未引出。

专科检查

颜面是否对称,开口度约_____cm,开口型"↓"。恒牙列、咬合关系正常,口腔卫生一般。(部位)可见一大小_____cm×_____cm肿块/溃疡,前界_____,后界_____,内界_____,外界_____,呈菜花状,色泽暗红,边界不清,表面无覆盖物,未见渗出物,不活动,质硬,基底浸润,压痛(明显),触之(不)出血。(左侧、右侧、双侧)颌下、颈部(未)触及肿大淋巴结,_____个,最大的约_____cm×_____cm,质地如何,活动度如何,与周围组织粘连,(有)压痛。(口底、舌、颊等)黏膜正常。舌运动正常(受限)。双侧腮腺导管口无红肿,分泌物清亮。

辅助检查

1.实验室检查:

血常规:白细胞(提示感染),血红蛋白(提示贫血)。

2.X线曲面断层片:检查有无上下颌骨破坏。

3.颌面及颈部CT检查:判断肿瘤范围、大小,颈部淋巴结大小,评估有无转移,也可了解肿瘤或淋巴结与颈部血管的关系。

4.颌面部MRI检查:清楚显示肿瘤与肌肉、血管的关系,对舌根肿瘤可窥全貌。

5.活检:定性检查。

入院诊断:

　　_____鳞癌(TNM)

经治医师:_____

_____年_____月_____日

(陈林林)

第十章 口腔科简易病历书写

第一节 口腔科门诊或转诊的简易病历书写

所谓简易病历是指病情简单,要求明了,治疗单一,疗程短,无须复诊或复诊一次的情况的病历,如松动牙拔除、浅龋治疗、急诊开髓等。简易病历尽管简易,但格式是一样的,内容项目不能减少,简述如下。

一、病历首页

记录姓名、性别、年龄。存档病历应记录电话、通信地址、初诊科别、日期。药物过敏史项应注明过敏药物或者记为"否"。

二、主诉

记录症状(体征)、部位、时间,避免用专业术语和诊断名称代替症状。如右下后牙痛,要求拔除(或要求治疗)。

三、现病史

记录主诉牙病的发生、发展、曾经治疗及目前情况。

四、既往史、家族史、全身情况

内容同前面章节所述。

五、检查

1. 以"牙痛"为主诉,以"虫牙""火牙"要求治疗的检查

检查与主诉的记录方法不一样,例如主诉分为前牙、后牙,检查记录为具体的牙位。
(1)与主诉或者症状相符的牙位、龋坏牙面、探诊、叩诊及松动度。
(2)拍 X 线片者,须正确描述根吸收情况,根尖周、根分叉及恒牙胚等情况。
(3)正确记录疑有病变的非主诉牙牙位、龋坏牙面及其他异常情况。
(4)必要时进行牙髓活力检测。
(5)正确记录牙周情况和主诉相关的其他情况,提示排除神经痛。

2. 以"火牙""牙松动""牙龈溢脓""有异味"为主诉的检查

(1)正确记录:牙菌斑、牙石度数、牙龈组织变化、牙周探诊、牙齿松动度、咬合创伤存

在与否、牙列缺损等。

(2)对于牙周系统治疗患者应详细填写牙周专科检查表,包括:探诊深度、龈退缩、出血指数、松动、牙石、根分叉病变、关系、菌斑指数、签名日期、治疗设计。

(3)正确记录 X 线片及其他辅助检查所见。

(4)正确记录其他口内口外修复正畸科阳性所见或记录无前述情况。

(5)复诊详细记录上次治疗后的反应及本次检查中所见。

3.修复专业:以要求"镶牙""补牙"为主诉的检查

(1)正确记录牙体缺损所见:基牙位置、形态、有无缺损、治疗情况、松动度、牙龈、牙周袋、咬合关系。

(2)正确记录牙列缺损所见:缺损部位、数目、咬合关系、余牙健康情况。

(3)正确记录牙列缺失所见:①牙槽骨情况、黏膜、拔牙创面及骨尖骨突。②咬合是否正常、深覆𬌗、深覆盖、对刃颌、反颌、偏斜。③垂直距离、颞下颌关节、口腔黏膜情况。

4.辅助检查及其他

(1)记录 X 线片所见:龋病、牙周膜、根尖周、牙槽骨、根管充填等情况。

(2)正确记录非主诉的修复正畸阳性所见。

(3)正确记录其他口内口外阳性所见或无前述情况。

5.复诊

正确记录治疗后的修复体形态、固位、边缘伸展、密合度衔接关系、咬合、美观及修复效果。

六、诊断

(1)诊断依据应充分、诊断名称应正确。

(2)准确记录对主诉牙的诊断。

(3)准确记录对其他病的诊断。

(4)诊断不明确时应记录"待查"。

七、处置

1.治疗设计

(1)设计方案应简明。应取得患者或其监护人的同意。

(2)治疗设计应合理,必要时附以图示。

2.临床技术操作

(1)详细记录治疗过程、治疗操作、用药及手术,记录根管数目、部位、长度、牙髓状态及冠髓情况。

(2)按照质量控制指标完成治疗过程。

(3)疑难病治疗超过疗程时,应及时请上级医师会诊并详细记录,必要时由会诊医师填写会诊意见。

（4）主诉牙治疗结束或阶段治疗结束后定出预约复诊日期。

八、医师签名

签名字迹要清晰。

九、示例

浅龋充填病历举例如下。

浅龋充填病历

姓名：××　　　　性别：男　　　　年龄：20岁
病历号：00000000　　日期：×年×月×日　　科室：牙体牙髓科

主诉：门牙牙缝变黑两个月。
现病史：近两个月发现前牙门牙牙缝变黑，来就诊。
既往史：否认药物过敏史、传染病史及全身系统性疾病史。
检查：11近中龋损达牙本质浅层，探诊（－）。
诊断：11浅龋。
处置：11去净腐质，备洞，Z350纳米树脂分层充填，调𬌗抛光。

医生签名

牙髓炎病历举例如下。

牙髓炎病历

姓名：××　　　　性别：男　　　　年龄：70岁
病历号：00000000　　日期：×年×月×日　　科室：牙体牙髓科

主诉：右下后牙疼痛四日。
现病史：一年前右下后牙补牙，近四日来右下后牙剧痛难忍，其间曾喝冷水后疼痛缓解，近几日疼痛加剧，来诊。
既往史：否认药物过敏史、传染病史及全身系统性疾病史。
体格检查：46𬌗面充填物完整，叩痛（＋＋＋），冷（＋＋），热（＋＋＋）。
辅助检查：X线片示46𬌗面高密度影像近髓角，牙周膜增宽。
诊断：46慢性牙髓炎急性发作。
处置：1.46碧蓝麻局麻下开髓，揭髓顶，疏通根管，cp棉球开放引流。
　　　2.预约复诊时间。

医生签名

牙修复病历举例如下。

牙修复病历

姓名:××　　　　　　性别:男　　　　　　年龄:70 岁

病历号:00000000　　　日期:×年×月×日　　科室:修复科

主诉:右下后牙有洞半年。

现病史:半年来右下后牙有洞,并且洞越来越大,今来补牙。

既往史:否认药物过敏史、传染病史及全身系统性疾病史。

检查:46 近中𬌗面龋损达牙本质深层,缺损达 2/3 以上,探诊(＋)(－)、冷诊(－)热诊(－)。

辅助检查:X 线片示 46 龋损达牙本质深层。

诊断:46 深龋。

处置:1.经患者同意,46 去净腐质,制备高嵌体洞形,垫底,取模,拟制作高嵌体,46 暂封。
　　　2.电话约复诊。

医生签名

口外拔牙病历举例如下。

口外拔牙病历

乳牙滞留病历:　　　　姓名:××　　　　　性别:男

病历号:00000000　　　年龄:11 岁　　　　日期:×年×月×日

科室:口腔外科

主诉:旧牙松动,见新牙萌出 3 天。

现病史:患者家属述患儿旧牙松动,见新牙萌出 3 天,遂带孩子来诊。

既往史:否认药物过敏史、传染病史及全身系统性疾病史。

体格检查:63 松动Ⅲ度,23 唇侧生长。

辅助检查:无。

诊断:乳牙滞留 63。

处理意见:建议拔除 63。

处置:表麻下拔除 63,压迫止血,术后医嘱见拔牙后注意事项。

医生签名

一般牙拔除病历举例如下。

一般牙拔除病历

姓名:××   性别:女   年龄:30 岁

病历号:00000000   日期:×年×月×日   科室:口腔外科

主诉:发现右下后牙断裂约三个月。

现病史:一年前右下后牙裂开,偶有疼痛,自行口服消炎药后减轻,近期牙面有出血现象,今来诊要求拔除。

既往史:否认药物过敏史、传染病史及全身系统性疾病史,否认怀孕、月经期。

检查:46 残根,髓腔内有肉芽增生,触诊出血。

辅助检查:全景片显示 46 残根,根尖阴影存约 0.3cm×0.3cm,根尖距离下牙槽神经管约 2mm。

诊断:46 残根。

处置:1.经患者同意后,碧蓝麻局麻下拔除 46,搔刮复位牙槽窝,压迫止血。

    2.除术后口头医嘱外,另给一张书面拔牙后注意事项。

    3.如有出血、肿胀或其他不适随诊。

医生签名

阻生牙拔除病历举例如下。

阻生牙拔除病历

姓名:××   性别:男   年龄:25 岁

病历号:00000000   日期:×年×月×日   科室:口腔外科

主诉:右下"尽根牙"反复肿痛约一个月。

现病史:近一个月来右下"尽根牙"反复肿痛,口服消炎药后缓解,后又反复,今来诊要求拔牙。

既往史:否认药物过敏史、传染病史及全身系统性疾病史。

检查:48 近中阻生,牙冠部位于 47 颈部 1/3,周围牙龈无明显红肿,叩诊(一)。

辅助检查:全景片显示 48 近中阻生,根尖距离下牙槽神经管约 1mm。

诊断:48 近中阻生。

处置:1.2%利多卡因下牙槽神经阻滞麻醉下,去除 48 冠部阻力,拔除 48,搔刮复位牙槽窝,缝合两针,压迫止血。

    2.除术后口头医嘱外,另给一张纸质拔牙后注意事项。

    3.如有出血、肿胀或其他不适随诊。

医生签名

第二节　口腔科简易处方书写

口腔科用药较少,主要包括一般用药处方、麻醉药品处方(精神病用药处方)、普通处方、儿童处方。

处方是由医生为预防和治疗疾病而给患者开写的取药凭证,是药师为患者调配和发放药品的依据,也是患者进行药物治疗和药品流向的原始记录,是重要的医疗文书之一,对药品的使用管理有重要意义。

一、处方书写要点

(1)患者一般情况及临床诊断应填写清晰、完整,并与病历记载相一致。

(2)每张处方限于一名患者的用药。

(3)字迹清楚,不得涂改;如需修改,应当在修改处签名并注明修改日期。

(4)药品名称应当使用规范的中文名称书写,没有中文名称的可以使用规范的英文名称书写;医疗机构或者医师、药师不得自行编制药品缩写名称或者使用代号;书写药品名称、剂量、规格、用法、用量要准确规范,药品用法可用规范的中文、英文、拉丁文或者缩写体书写,但不得使用"遵医嘱""自用"等含糊不清字句。

(5)患者年龄应当填写实足年龄,新生儿、婴幼儿填写日、月龄,必要时要注明体重。

(6)药品用法用量应当按照药品说明书规定的常规用法、用量使用,特殊情况需要超剂量使用时,应当注明原因并再次签名。

(7)除特殊情况外,应当注明临床诊断。

(8)在开具处方后的空白处画一斜线以示处方完毕。

(9)处方医师的签名样式和专用签章应当与院内药学部门留样备查的样式相一致,不得任意改动,否则应当重新登记留样备案。

二、处方颜色

麻醉药品和第一精神药品处方为淡红色,右上角标注"麻、精一"。

第二类精神药品处方为白色,右上角标注"精二"。

急诊处方为淡黄色,右上角标注"急"。

普通处方为白色,右上角标注"普通"。

儿科处方为淡绿色,右上角标注"儿科"。

三、不规范处方分析

1. 处方书写不完整

前记、后记、诊断有缺项,诊断书写不规范,处方完毕空白处缺少斜线。

2. 字迹潦草不易辨认

中文药名、临床诊断书写潦草不易辨认,给收费人员与药师审核处方带来不便。

3. 修改未签名或未签署修改时间

医师没有在修改处签名或有签名但未签署修改时间。

四、不合理用药处方分析

1. 用药与诊断不符

(1)诊断为支原体肺炎时,若选用头孢曲松抗感染治疗,因支原体无细胞壁,而头孢菌素类主要作用于细菌细胞壁,故疗效不理想。

(2)诊断为感冒患者,选用头孢拉定,而感冒大多由病毒感染引起,抗菌药物对病毒的感染治疗无效。

(3)诊断为糖尿病时,处方上开硝苯地平缓释片。

2. 联用不合理和配伍禁忌

(1)头孢类与地塞米松联用不合理。①地塞米松以乙醇作溶媒,加速内酰胺环水解,使头孢类失效。②容易掩盖抗菌药物过敏的初期症状。

(2)注射用泮托拉唑钠 80mg＋5％GS 注射液 100mL,静滴,每天一次,由于泮托拉唑本身偏碱性,在酸性环境中不稳定,故联用不合理。

3. 用法用量不当

处方中有左氧氟沙星片,用法为 2 片/次,3 次/天,因多数喹诺酮类药物为浓度依赖型抗菌药物,抗菌效果依赖于给药剂量而不是频繁给药,且多数具有较明显的抗菌后效应,故应采用每天一次的给药方案。

4. 不当用药

如抗菌药物对病毒感染根本无效。

不规范处方举例及点评如下。

普通处方
当日有效

处方笺

门诊号:20415082701572　　　　　　2015 年 8 月 27 日

姓名:罗某某	性别:男√女	年龄:65 岁	费别:公/自√/保
临床诊断:56 残根		科别:种植科	

Rp

1.克林霉素注射剂:0.6g

2.0.9％氯化钠注射液 100mL　　　　　ivgtt　　st

以下为空白

医师:签名	调配:签名	复核:签名
药品金额:××		

点评:

(1)"克林霉素注射剂"更正为"注射用克林霉素磷酸酯"。

(2)临床诊断与用药不符,应为:56 残根拔除术后。

更正后较规范的处方如下。

普通处方
当日有效

处方笺

门诊号:20415082701572　　　　　　　　2015 年 8 月 27 日

姓名:罗某某	性别:男√/女	年龄:65 岁	费别:公/自√/保
临床诊断:56 残根拔除术后		科别:种植科	

Rp

1. 注射用克林霉素磷酸酯:0.6g×2 支

用法:0.6g　　静脉滴注　　2 次/日

2. 0.9%氯化钠注射液:100mL×2 袋

用法:100mL　　静脉滴注　　2 次/日

以下为空白

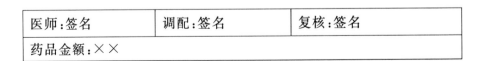

医师:签名	调配:签名	复核:签名
药品金额:××		

口腔种植术后处方举例如下。

普通处方
当日有效

处方笺

门诊号:20415082701572　　　　　　　　　　2015 年 8 月 27 日

姓名:罗某某	性别:男√/女	年龄:65 岁	费别:公/自√/保
临床诊断:41、42、43、44、46 种植术后		科别:种植科	

Rp

　1.注射用克林霉素磷酸酯:0.6g×2 支

　用法:0.6g　　　静脉滴注　　2 次/日

　2.0.9%氯化钠注射液:100mL×2 袋

　用法:100mL　　静脉滴注　　2 次/日

　3.替硝唑注射液:100mL×2 瓶

　用法:100mL　　静脉滴注　　2 次/日

以下为空白

医师:签名	调配:签名	复核:签名
药品金额:××		

麻药处方举例如下。

| 普通处方 |
| 当日有效 |

处方笺

门诊号:20415082701572　　　　　　　　2015 年 8 月 27 日

| 姓名:罗某某 | 性别:男√/女 | 年龄:65 岁 | 费别:公/自√/保 |
| 临床诊断:56 残根 | | 科别:口腔颌面外科 | |

Rp

2%利多卡因注射液:0.1g×1 支

用法:0.1g　　　术前　　　黏膜下注射

医生说明:口腔局麻用

以下为空白

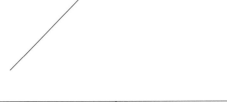

| 医师:签名 | 调配:签名 | 复核:签名 |
| 药品金额:××　 | | |

口服药处方举例如下。

普通处方

当日有效

处方笺

门诊号:20415082701572　　　　　　　　2015 年 8 月 27 日

姓名:罗某某	性别:男√/女	年龄:65 岁	费别:公/自√/保

临床诊断:48 拔牙术后	科别:口腔颌面外科

Rp

1.阿莫西林分散片:0.25g×12 片×2 盒

用法用量:0.5g　口服　3 次/日

2.替硝唑片:0.5g×8 片×2 盒

用法用量:2g　口服　1 次/日

3.布洛芬缓释胶囊:0.3g×2 粒

用法用量:0.3g/次　2 次/日

医生说明:痛时服,须间隔 12 小时

以下为空白

医师:签名	调配:签名	复核:签名

药品金额:××

儿童处方举例如下。

<table>
<tr><td colspan="4" align="center">儿童处方</td></tr>
<tr><td colspan="4" align="center">当日有效</td></tr>
</table>

处方笺

门诊号:20415082701572　　　　　　　　2015 年 8 月 27 日

姓名:罗某某	性别:男√/女	年龄:12 岁	费别:公/自√/保
临床诊断:咬肌间隙感染		科别:口腔颌面外科	

Rp

1.注射用克林霉素磷酸酯:0.6g×2 支

用法:0.6g　　静脉滴注　　2 次/日

2.0.9%氯化钠注射液:100mL×2 袋

用法:100mL　　静脉滴注　　2 次/日

3.替硝唑注射液:100mL×2 瓶

用法:100mL　　静脉滴注　　2 次/日

以下为空白

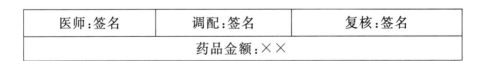

医师:签名	调配:签名	复核:签名
药品金额:××		

第三节　口腔治疗知情同意书

拔牙手术知情同意书举例如下。

拔牙手术知情同意书

疾病介绍和治疗建议：

（　　　　　）医生已告知我患者（　　　　　），需要在（　　　　　）麻醉下进行拔牙治疗。

阻生牙、折裂牙、智齿、残根的拔除是拔牙中较为复杂、创伤较大、术后局部反应较重的牙科手术，医务人员将力争做到少出现或不出现这些术后症状。患者也应在术前充分了解术中、术后可能出现的问题，与医护人员配合治疗。

手术潜在风险和对策：

医生告知我如下拔牙治疗可能发生的一些风险，有些不常见的风险可能没有在此列出。具体的治疗方式根据不同患者的情况有所不同，医生告诉我可与医生讨论有关治疗的具体内容，如果我有特殊的问题可与我的医生讨论。

1.我理解任何麻醉都存在风险。

2.我理解任何所用药物都可能产生副作用，包括轻度的恶心、皮疹等症状，甚至更严重的症状。

3.我理解拔牙手术最可能发生的术中及术后症状：

（1）出血。

（2）牙龈损伤。

（3）肿胀，包括皮下气肿。

（4）术后疼痛。

（5）术后感染。

（6）干槽症。

（7）牙折断。

（8）张口受限。

（9）颞下颌关节功能紊乱。

（10）下颌关节脱位。

（11）黏膜或软组织损伤。

（12）上颌窦底穿孔。

（13）牙根进入上颌窦。

（14）下颌神经管损伤，表现为下唇麻木，常见于低位阻生齿拔除后。

---

(15)邻牙损伤。

(16)可能会出现延迟愈合,变态反应,唇、颏部、脸、舌、颊和牙齿的不适,这种不适持续的时间不可确定,可能是不可逆的。

4.我理解如果我患有不可控制的高血压、心脏病、糖尿病、肝肾功能不全、静脉血栓等疾病或者有吸烟史,以上这些风险可能会加大,或者在术中或术后出现相关的症状加重或心脑血管意外。术前需要停用抗凝血药物等影响治疗结果的药物(可能需要与有关内外科医师会诊后决定)。

5.我理解治疗后如果我不遵医嘱,可能影响治疗效果。

6.我理解复杂牙齿(尤其是智齿)拔除后,可能需要进行静脉注射消炎。

特殊风险或主要高危因素:

我理解根据我个人的病情,我可能出现以下特殊并发症或风险:

(　　　　　　　　　　　　　　　　　　　　　　　　　　)

一旦发生上述风险和意外,医生会采取积极应对措施。

患者知情选择:

1.我的医生已经告知我将要进行的操作方式、此次操作及操作后可能发生的并发症和风险,以及可能存在的其他治疗方法,并且解答了我关于此次操作的相关问题。

2.我同意在操作中医生可以根据我的病情对预定的操作方式做出调整。

3.我理解手术操作需要多位医生共同进行。

4.我并未得到操作百分之百成功的许诺。

5.我授权医师对操作切除的病变器官、组织或标本进行处置,包括病理学检查、细胞学检查和医疗废物处理等。

患者签名(　　　　)病历编号(　　　　　)签名日期(　　　　　　)

如果患者无法签署知情同意书,请其家属或授权的代理人在此签名:

患者家属(或患者委托代理人)签名(　　　　)与患者的关系(　　　　)签名日期(　　　　)

医生陈述:

我已经告知患者将要进行的治疗方式、此次治疗及治疗后可能发生的并发症和风险,以及可能存在的其他治疗方法,并且解答了患者关于此次治疗的相关问题。

医生签名(　　　　　　　)签名日期(　　　　　　　)

根管治疗知情同意书举例如下。

根管治疗知情同意书

尊敬的患者,根管治疗是目前国际上普遍采用的疗效得到肯定的一种保存患牙的治疗方法,主要应用于牙髓发炎、已坏死的牙齿的治疗,或配合其他口腔治疗的需要。需要经过局部麻醉、开髓、根管预备、封药、充填和拍摄多张 X 线片(小牙片)才能完成整个治疗过程。

根管治疗须知:

根管治疗后的牙齿抗折断能力降低,易劈裂,治疗后请避免使用患牙咀嚼硬物,或遵医嘱及时行全冠或桩核冠修复。

治疗过程中为了缓解疼痛,需要配合局部麻醉。请如实告知您的全身情况,以便医生为您选择适当的麻醉方法。注射局麻药后一段时间也许会有心跳加快等不适症状,一般平卧后可自行缓解。

一般治疗过的牙齿出现问题,首先要拍 X 线片了解以前的治疗方法及效果。做根充治疗后需要拍片检查根充效果后才能永久充填。对疑似根尖周病变的患牙也需拍摄 X 线片辅助诊断。另外,一些临床上观察不到的位置也需要拍片帮助诊断。

治疗过程中,由于张口时间比较长,有可能发生颞下颌关节不舒服(如僵硬),或由于器械较长时间牵拉口角唇颊等部位而引起口腔黏膜及软组织损伤等。

在根管治疗过程中要用药清洗消毒根管,以利于用材料将根管充填起来,由于牙根是在颌骨中,术前医生只能依据牙体解剖形态及 X 线片或根尖定位仪对根管系统进行大致了解,遇复杂根管,如弯曲、细窄、钙化阻塞或其余特别情况,偶尔也许发生器械折断在根管内的情况,对于取不出的器械,不可强行取出,一般可作为根充材料的一部分保留在根管中,不会对整体产生损害。

根管治疗过程中,根据患牙情况,一般需要换药,有时需要 2~3 次,复诊时间不定,一般 3~15 天不等。消炎药有一定的刺激性,有可能引起疼痛甚至肿胀,通常几天后会好转,可配合口服消炎药、止痛药。

根管预备或根管充填后一周内也许会出现疼痛反应,多数属于正常现象,如疼痛严重,伴有局部肿胀和全身反应,应及时复诊,酌情采取进一步治疗。

由于患者的个体差异,治疗的成功率也有差异,若常规的根管治疗失败,应采用根尖手术的方法继续治疗。

患牙完成根管治疗后,由于牙齿的神经已经被去除,营养供给会受到影响,牙齿会变脆,容易折裂,必须进行高嵌体或者冠修复以保护患牙。缺损严重的牙齿必须通过桩核修复来保证牙齿的强度。

治疗过程中,如患者未与医生沟通,擅自取出根管内药物或充填材料,或私自去别院就诊,所出现的问题由患者负全责,不退还治疗费用。

需通过根管治疗而姑息保留的患牙(经试验性治疗)成功与否及治疗术后患牙使用的时间长短,均不能给予保证,如可出现隐裂牙、严重的根尖炎症、根管再治疗牙等。治疗后患牙不能正常行使其功能的应拔除时,所需费用自理。

上述内容本患者已理解,本患者愿意承担治疗可能出现的风险并遵从医嘱,配合医生完成根管治疗并同意支付所需全部费用。

医生签名(　　　　)患者签名(　　　　　)日期(　　　　　　)

口腔固定修复知情同意书举例如下。

口腔固定修复知情同意书

本人（　　　　　）同意在××齿科接受口腔修复治疗。在治疗前,医生就以下方面向我做了详细的解释:

1. 修复前,需要拍摄 X 线片对患牙和桥基牙进行评估,如果患牙未经治疗或者患牙为治疗不彻底的牙髓炎、根尖炎和牙周炎等疾病,需要进行相应的根管治疗与牙周治疗。

2. 修复前可能需要局部麻醉,麻醉前医生已经向我详细询问过敏史及身体健康状况,我已如实回答,具体内容如实记录于我的病历档案。麻醉前医生还向我叙述了麻醉方法、麻醉剂的选择以及麻醉可能会引起的一些并发症,如神经麻痹和损伤、过敏、血肿,甚至麻醉意外等。

3. 做修复体时需要将相应的牙齿四周及牙面磨除 2mm 左右,在磨牙前就具体牙位医生已经让我确认。

4. 修复时,如因牙冠小、髓腔大、髓角高等基牙条件原因导致牙髓暴露、牙髓炎症,甚至坏死,需要进行根管治疗,治疗的相关费用不包含在修复费用中。

5. 在戴正式修复体前有 1～2 周需要佩戴临时冠,在此期间会给我的生活带来一定影响,如局部疼痛、牙龈肿胀、冷热敏感、咀嚼不便、暂时冠脱落等,并要求我不能咀嚼硬物和粘食,以免造成暂时冠损坏或误吞。

6. 修复体有很多种类,医生详细向我讲解了不同种类修复体的区别及优缺点,如普通金属对人体的副作用,烤瓷全瓷修复体表面瓷层受力过大而崩瓷等。

7. 修复体的颜色一旦制作完成将不可以随意改变,所以在比色时我已仔细选择和校对颜色。

8. 修复体完成后,我明白必须注意口腔卫生,定期进行口腔检查和维护,小心、正确使用修复体,否则基牙可能会产生龋坏、牙周病以及修复体损坏,导致修复失败,重新治疗时将收取一定费用。

9. 通过医生讲解,我对治疗费用已经清楚并接受。

10. 在整个过程中(包括治疗前交流准备、治疗进程中、约诊期间、治疗结束后),我承诺一旦有任何不适、异议或不清楚之处、不能按时复诊等,我将立即和主诊医生或诊所负责人交流联系,行使我的知情权和更改预约期,以便得到优质的治疗效果。

11. 我对阅读理解中文无障碍,语言交流无困难。

医生签名(　　　　　)　患者签名(　　　　　)　日期(　　　　　　)

(刘炳华　肖凤娟　蒋泽先)

附录一　原《医学写作学》之院士序

樊代明院士序

论基本功,西医是视、触、叩、听,中医要望、闻、问、切。君以为学会了便成医生,甚而可成名医。其实不然,我以为还需嘴功或手功。嘴功即语言表达,手功乃文字表述。当下的医者,论其表达能力可分四类:一类能说会写,尊称智者;一类能写不会说,好比哑巴;一类能说不会写,恰似喇叭;还有一类是写、说都不见长,谦称愚夫。上述四类,大约各占四分之一。坦率自考,从医初期,我有很长一段时间属于最后那一类,病历书写难以一笔挥就,写了撕,撕了又写,伤透脑筋,总是不得要领。

表达能力确有天赋,无论口头表达,还是书面表述,均无可否定。但这种能力都可通过后天学习、训练而改善和提高。常言道"勤能补拙""天道酬勤""书读百遍,其意自见""熟读唐诗三百首,不会写诗也会吟"。这不仅是对人体本能的论释,而且是对愚夫的鼓励。

当然,光勤还不行,勤要有勤道。身边的不少同事或学生整天泡在教室里,战在电脑旁,可长坐不出笔,费时难成章,总觉"心中了了,纸上难明"。其实,写作是有规律、规定和规范的,同时也是有技巧的。按规范和技巧写作可事半功倍。问题是目前尚缺乏一本专论医学写作技巧的书籍。

蒋泽先教授从医从研从教 45 年有余,积累了医学写作的丰富经验。他与伍姗姗、黄国华教授一起组织 60 余人的编写队伍,写成了这本《医学写作学》,后经吕农华、王共先教授主审,现在终于出版了。本书基本包括了医学上教、医、研各种文书的书写规范和技巧,而且给出范例,确是一本很有参考价值和实践效仿的专著。

俗话说,"依规矩,成方圆"。手边有了这本书,有了规范,掌握了技巧,便可照章办事。照葫芦画瓢,即使不像瓢,起码也似葫芦,离原型不远。长此下去,勤学苦练;长此下去,不断发挥,最终定会青出于蓝而胜于蓝。读者有疑,不妨一试。

是为序。

中国工程院院士

曾任第四军医大学校长、中华消化学会主任委员

2012 年 9 月 1 日于西安

郭应禄院士序

——医学写作:年轻医生的必修课

数、理、化、工、农、医,任何一门学科都离不开写作。写作既是一门独立学科,又是一门渗透于各类学科中的基础学科。医学写作是写作学下属应用写作学的一门分支学科。

中国医学写作源远流长,中医历来讲究医学写作,对患者的一般情况(现在叫信息)、病情危重、转归、治疗用药后好坏都要求有详细认真的记载。治疗过程中顺利、无效或不良反应,中医还会写出"医案""医话"告知同道,传给后人。这应视为我国最早的医学写作。

医学写作在与时俱进,进入信息时代,无论是形式、内容、内涵上都要求更科学、更规范、更严格、更真实。

《医学写作学》就是为提高年轻医务工作者写作能力,为达到这一目的编著的一本书。书中的内容几乎涵盖了所有的医学专业写作,这些内容正是年轻医务工作者应该熟悉和掌握的知识与技能。

提高医疗质量涉及方方面面,提高医务工作者的写作水平也是促使提高医疗质量的因素之一,医学写作随着时代的发展彰显出其重要性。

在2001年,美国哥伦比亚大学内外科医学院的临床医学教授丽塔·卡蓉提出了"叙事医学"这一新名词、新理念。这实际是要求医生与患者沟通,以患者为中心,培养一种"共情"的能力,达到治疗"一个活生生有感情的,正为疾病折磨的人"(现代医学教育开拓者威廉·奥斯勒语)。要达到这一目的,年轻的医生还要经过更多的培养与训练，尽管这已不是这本书的任务，但"叙事医学"是培养医学生写作的方向，医学写作训练和"叙事医学"写作可以从这本书开始。

这儿需要强调的是，学好医学写作不仅仅是学习培养写作技能，更多的还是学会与患者沟通的技巧，理解患者疾苦与需要，学会倾听与询问，是一种人文关怀，这是学好医学写作学的首要条件，也可以称之为"基本功"。

蒋泽先教授主编的《医学写作学》是一本实用性强、有新理念、有价值的医学写作参考书，我乐于为此书作序，并热忱地推荐给成长中的年轻医务工作者。

中国工程院院士

北京大学第一医院名誉院长

2012 年 9 月 15 日

邱蔚六院士序

在高温即将结束之际,收到南昌大学医学院(原江西医学院)附属第一医院蒋泽先教授的一封信,要我为他的新作《医学写作学》写序。这对我是一项新事物和新挑战。因为本人才疏学浅,从未听说过有"写作学"一门学科,当然更未听说过"医学写作学"这一名称。查阅一般英语词典未见此词条,再查阅牛津词典,英文应为"writing science",直译应为"写作科学"。这说明"写作"虽属文学范畴,但也是一门"科学"。

细读本书编写大纲与概论,感到这是一本从理论到实践,而且面面俱到的,供广大医务人员参阅的新著。它包括了对"写作学"及"医学写作学"的定义、概念、简史、现代与未来,对"医学写作学"的价值、作用,以及基本原则和要求进行了论述。各论中则涵盖了医学病例写作、护理文件书写,以及各种诊断检验报告的写作等。此外,还将医学论文、教案书写、科研课题申报、医学新闻与医学科普写作,甚至多媒体制作等都全部囊括其中,可谓对医学的医教研写作内容全面进行了介绍。因此,本书具有很大的实用价值,可供医学界所有人士参考之用。

难能可贵的是,这本书的出版是在 2011 年我国提出文化强国和科技与文化相融合,大发展、大繁荣之后,显然,它对即时反映医学与文化的密切结合,逐步走向融合将起着一定的促进作用。

本书中还有不少介绍中外医学史的内容,这更唤起了笔者的注意。因为对历史进行科学总结可以起到振聋发聩的效果,可以指引学科发展的方向,促进学科的进步。希望本书的出版也能带动医学界对医学学科发展史的研究,并出现更多有关医史的著作。因为医史是医学与人文最容易交汇融合的部分。

蒋泽先教授多年来笔耕不辍,已出版多种有关医学书籍。他知识广博,勤于写作,文学修养很好。这次他组织的各有关专家编著的这本新书,应该说是他对医学科学与文化相融合的贡献。

以上寥寥数语可能有助于读者对本书全貌及价值的了解。是为序。

中国工程院院士

国际牙医师学院院士

中华口腔医学会名誉会长

2012 年 9 月 12 日

于上海交通大学医学院附属第九人民医院

附录二　医学论文与医学专著写作

第一章　学术论文的作用与医学论文的分类

第一节　学术论文的作用

一、贮存科研信息

学术论文是贮存科研信息的重要载体,而写作论文则是总结科学发现的重要手段。据估计,将近90％的科学研究是以论文的形式报道其成果的。一般来说,科学研究完成之后,需对其研究结果立即加以总结,并以论文或报告的形式阐明其发现及发明,若不公布出来,后人可能再次重复前人所做的工作,浪费了大量的人力与物力。医务人员好的经验和血的教训也可通过论文阐述。因此,医学论文的写作就是贮存这些科研信息,使它成为以后新的发明、发现的基础,以利于科学技术事业的延续和发展,不断地丰富人类科技宝库。人类文明的延续与发展,正是在这种连续不断积累、创造、再积累、再创造的过程中实现的。

二、传播科研成果

学术论文也是传播科研信息的重要载体。早在19世纪,英国著名科学家法拉第就曾指出,对于科研工作,必须"开始它,完成它,发表它"(to begin,to end,to publish)。因为,任何一项科学技术的研究与发明,都是社会成员的智慧结晶。对于全人类来说,很有必要将少数人的成果变成全人类的共同财富,这就需要相互交流,相互利用,这样才能使科学技术不断地发展进步。我们常说科学技术没有国界,的确如此,目前只要是公开出版的论文,用户只要付出一定的费用,在世界任何角落都可以查阅。论文一经公开发表,就具有传播功能,以前传播是靠纸质媒体,现在随着互联网深入到千家万户,一篇好论文可瞬间传遍全世界。如1997年2月27日英国《自然》杂志,首次报道了利用克隆技术(无性繁殖)培育出了一只绵羊,这无疑是基因工程研究领域的一大突破,当天就在世界引起了强烈的反响。而且按照公认惯例,科学成果的首创权是以刊登该成果的学术论文的学术期刊出版的时间先后为准。换句话说,在其他媒体中的传播,是得不到正式承认的。

三、交流实践经验

从事临床一线的医务人员,经过不断实践,积累了丰富的经验,这其中既有成功的经验,又有失败的教训,这些是十分宝贵的,将它们进行科学的分析和总结,并以论文形式发表交流,就能发挥巨大的指导与借鉴作用,促进医学发展和进步。可以说,医学论文广泛传播、迅速传播,会促进医学的发展,使医学发展付出更少的代价。

四、启迪学术思想

在大量的科研成果和实践经验基础上,形成并发展起各种学术思想,这些学术思想通过论文的形式不断探索与交流,并相互启迪,形成新的学术思想,以促进科学事业的发展。很多重大发明与发现往往是多学科合作的结果,当下多学科的渗透与交叉已成为研究的重要方式,而阅读综合类刊物,是寻找这种突破口的重要途径。

五、提高业务水平

医学论文写作是一种创造性的脑力劳动,它凝聚着巨大的艰辛。写作的过程,随着思维的深化,可提高科技工作中分析问题与解决问题的能力,可促进科研水平的提高。

六、考核业务水平

发表医学论文的多少(量)与它对社会效益、经济效益的贡献大小(质),是评价科研工作者业务、科技成果的重要标准(必须是实事求是、科学反映科研结果,绝不允许造假),当然也是进行业务考核与职称评定的重要依据之一,同时也是发现人才的渠道之一。有时,一篇好论文可以改变一个人的命运。曾经江西有位在基层医院工作的医生,发现了 B 超在诊断小肝癌中的价值,论文发表后,受到多家医院和专家的重视,他本人也因此被调入北京的一家大医院工作。

对于广大医疗卫生技术人员来说,经常撰写医学论文,不仅可以扩大视野,掌握国内外医学动态,而且能提高科研设计能力、研究能力、教学能力和业务水平;反过来,如果科研能力、业务水平及教学能力提高了,工作成绩显著,也有利于写出高质量的医学论文。

医学论文像一面镜子,既可反映一个国家、一个省、一个地区、一个单位的医学研究水平、工作风貌和综合实力,也可反映出一个人的业务水平的高低和诊疗技术的精湛程度。因此,如何撰写出高质量的医学论文是广大医务工作者应该掌握的基本技能,撰写论文应该融入日常的学习、工作、生活中。

第二节　医学论文的分类

一、评论类常见论文形式

评论类常见的论文形式有述评、专论、论坛、编者的话、编者按、编后语等。

1. 述评和专论

评论类的文章是编者或请权威专家就某一研究专题进行国内外进展的评述,全面而深入地阐述作者的见解,提出问题和指明今后的研究方向。其采用论文的格式,有论点,有论据。

2. 编者的话(编者按、编后语)

编者的话涉及面较广,一般用于一年初始,或新工作的开始之际,对过去工作的回顾与总结,对新工作的设想、展望、要求与希望;或是对某一期文章内容的介绍和评述。编者按、编后语从编者角度对具体某一篇或几篇文章,对某一期刊物的某一个观点进行评论或提出特别要注意的问题,针对性很强。

二、综述讲座类常见论文形式

综述讲座类常见论文形式有综述、研究进展、讲座、继续教育园地等。

1. 综述进展类

这类文章是反映某一领域、某一专题研究的最新进展和动态,写作方式是对国内外相关文献进行综述。一般是通过文献检索手段对一些文献进行归纳、综合而写成。要求尽可能地收集最新的文献资料作为再创作的依据(很多期刊要求所引用文献为近5年发表的),被引用的文献必须在文后列出,以作为综述中主要观点和主要数据的根据,同时也表示对原文献作者劳动成果的尊重。

2. 讲座教育类

这类文章一般应较系统地介绍某一专业或专题的基本知识。期刊上的讲座文章应比教科书内容新颖、深入,应反映出近期研究的新知识、新理论、新技术,内容深入浅出,可用图表与文字结合起来表述。

三、摘要、简报类常见论文形式

摘要、简报类常见论文形式有论著摘要、简报、快速通道、快讯。

这类文章由于受报刊版面篇幅的限制,是把长篇文章浓缩后写成,一般字数限制在2000字以内,个别的也有在3000字以内的。文章以语言简练、内容高度概括为特点,一般按目的、方法、结果、结论四段式结构写成。摘要或简报的全文还可以另投他刊发表。

四、消息动态类常见论文形式

消息动态类常见论文形式有会议纪要、国内外动态、学术动态、消息、简讯、时讯、信息等。

1. 会议纪要

会议纪要分学术性会议纪要和工作会议纪要。纪要写作的基本要求如下。

(1)交代会议的基本概况,包括会议召开的时间、地点及参会人数。

(2)描述会议的主要议题、重要内容、讨论结果、会议收获及总体评价。

(3)客观论述参会人员发表的不同意见及论据。

(4)会议纪要的字数依内容和版面而定。

(5)学术性会议纪要可根据需要把发言者的姓名、论点和论据报道得更详细。

2. 消息

消息强调时间性,具有报道及时、快速、简明扼要等特点。学术性刊物的消息要尽量报道与学术有关的内容,表达要完整。

五、论著类常见的栏目

论著类常见的栏目有基础研究、实验研究、临床研究、临床报告、防治研究、现场调查研究,其具体要求将在后面章节重点介绍。

第二章　医学论文写作的特点

论文基本要求是"言之有理,言之有据"。医学论文区别其他学术论文而具有自身的特点,主要特点如下。

一、科学性

科学性是医学论文写作的生命,是衡量医学论文准入的首要条件。没有科学性,医学论文就将失去它的价值。科学性原则是要求论文设计严谨周密,论据真实,研究方法可靠,运用科学的原理进行严密细致而富有逻辑的论证,得出科学的结论;要求论文的内容、观点必须符合医学发展的客观规律,不能含有作者主观臆断的成分。科学性的具体表现包括以下三个方面。

(1)真实性:即论文的数据资料必须真实,确凿可靠,实事求是,没有虚假成分,真实地反映事物的本来面目。

(2)准确性:即论文要客观、准确、全面地反映研究的真实情况,如总结经验时,除了总结成功的经验,失败的教训也要总结。准确性原则还要求引文来源要准确,用词要准确,结论要恰当。

(3)逻辑性：就是用科学的逻辑思维方式对收集到的数据资料进行综合、分析、概括、推理,概念明确,判断恰当,思路清晰,论述透彻,论文结构严谨,层次清楚,论据充分,结论正确。

二、创新性

创新性是医学论文的灵魂,是衡量医学论文质量的主要标准。创新性是指论文在学术上或技术上要有自己的独到见解,有新的发现。

三、实用性

实用性是指医学论文的实用价值。临床医生撰写医学论文,目的就是推广自己的成果和经验,以解决临床实际问题。衡量一篇医学论文的实用价值主要是看其社会效益和经济效益。要使医学论文有较高的实用价值,作者在撰写时首先应注意在选题时要选择那些临床迫切需要解决的问题,能指导和帮助别人解决理论和实际工作中的问题;其次,在总结成文时详细介绍研究对象的入选标准、治疗方法、具体细节和步骤,以便他人重复。

四、规范性

标准化、规范化是现代科技期刊的基本要求,越来越引起人们的重视。计算机排版技术为医学期刊编排格式现代化提供了保障。医学文献的规范化、标准化,既是文献表达自身的需要,也是国际交流的需要。我国国家技术监督局参照国际标准于 1992 年颁布了科学技术期刊编排格式的国家标准,该标准和国际标准一样对学术论文的题目、作者、摘要、关键词、前言、方法、结果、讨论和参考文献的写作都有严格的要求;对图、表的制作,数字的正确使用,计量单位、医学名词术语、缩略语、标点符号的使用都有明确规范。对不符合规范要求的论文,编辑部一般给予退修,这些论文也往往因不规范而影响其应用价值。

五、可读性

论文发表是为了让他人或后人利用,因此医学论文一定要有可读性,否则达不到交流的目的。论文的可读性是指论文的表达方式要符合语法、句法和词法的要求,论文不管是用中文书写,还是用英文书写,都要注意语法修辞的正确性。在具体撰写医学论文时,要注意文字简洁、语法正确、修辞准确、语句通顺、词语搭配得当,标点符号使用正确,表达清晰,层次分明,段落衔接通畅易懂。也只有达到上述要求,读者才能用较少时间准确无误地理解论文的内容。

第三章　医学论文写作的基本方法

论著,是报道基础医学、临床医学、预防医学研究成果和实践经验的主要的论文体裁之一。医学期刊对论著类论文的写作格式有严格的要求。论著类论文一般分为以下几个部分,即论文题目、作者姓名及单位、摘要、关键词、前言、材料(资料或对象)与方法、结果、讨论、致谢、参考文献等。

医学论文有多种类型,其表达形式也有所不同,但无论哪种医学论文,作者在撰稿时均须遵循以下基本原则和要求。

第一节 医学论文标题的撰写

标题亦称题目、论题或命题等。浏览书刊,最先映入读者眼帘的是论文的标题;查阅文摘、索引或题录等情报资料,最先找到的也是论文的标题。一般来说,读者总是以标题作为第一印象来判断是否阅读论文。一个好的标题,应高度概括全文主旨,简明、确切、醒目,对读者理解全文起提纲挈领作用。论著文题常见类型可有多种,如用方法命题,用结论命题,用对象命题,用观察研究命题,用探讨商榷命题等。

文题有两大忌:一忌太泛,流于空洞;二忌太繁,流于琐碎,这会使读者不得其要领。同时也应尽量少用副标题,避免使用系列论文的形式,如"研究之一""研究之二"等。应准确表达论文的中心内容,不能使用笼统的、泛指性很强的词语,注意避免大题小做,如"中西医治疗肝炎研究""外科治疗胃溃疡观察"等,这样的题目太大,给人拉大旗、扯虎皮的坏印象;避免使用"……研究""……分析探讨""……初步试验研究"等公式性标题;避免使用非共知共用的缩略词、首字母缩写字、字符、代号,如 TGF-β、bFGF、TOS 等。好的标题要注意以下几点。

一、表达论文的宗旨

必须明确写论文的目的,是介绍、推广一项新技术研究及成果,还是一篇经验性总结;是一起病例误诊诊治,还是一例罕见的病种报道,作者心中必须十分清楚。标题就是作者最直白的告知。读者看完标题,即可知道论文论述的宗旨,大致了解论文的主要内容。原本不一定想阅读全文,看了标题以后,即刻产生一种非阅读全文不可的兴趣。如标题"抗癌药新进展"一看就知文章是一篇综述,作者的意图是介绍国内外研究抗癌药物的新方法、新成果,以便推广应用。广大临床、药理、药学工作者以及肿瘤患者,一看标题,阅读全文的兴趣豁然而生。如将标题改为"几种抗癌药物介绍",主旨不清,意图隐晦,大家会认为是一则商业广告,不要说患者,就连专业工作者也不想阅读。

如何能反映论文宗旨使论文切题呢?下列办法可供选择。

(1)文先于题,在已有科技成果的基础上,先写成论文,然后再根据论文的主旨来拟定标题。

(2)先定标题,再写论文,并可设想几个不同的标题,再根据论文的内容相互比较,选择其中贴切、醒目者用之。

一般说来,前者常用于撰写回顾性分析、临床总结、病例报告等类论文,后者常用于撰写前瞻性研究、调查报告、综述讲座等类论文。

二、反映科技设计三要素

医学论文，尤其是科研性强、学术价值高的论文，不可缺少"研究对象、处理因素、观察指标"三要素。一个好的标题也必须反映这三个要素，才会对全文起到画龙点睛的作用。读者初看标题就决定是否阅读全文，其中一个重要原因就是看标题是否反映这三要素以及三要素有什么独特可取之处。如标题"核黄素对冠心病血小板聚集和心功能的影响"，其中三要素一目了然，且研究对象（冠心病）采取的处理因素（应用核黄素）比较新颖独特。尽管此文属于基础研究文章，但临床工作者也不会贸然放手，如标题改为"核黄素在冠心病中应用"，即使有研究对象和处理因素，但缺少观察指标因素，就显得科学性不足。尽管此文是一篇好文章，但读者会因看了标题后，感觉意义不大，而放弃看全文。

三、意唯其多，字唯其少

论文的标题既要简短明确地反映论文的主题，还要与其他同类论文相区别，避免雷同，就必须坚持"意唯其多，字唯其少"的原则。有些作者往往喜欢使用……几个问题、若干问题、几点意见等，诸如此类标题不但笼统、空泛、不醒目和松散，更易与同类论文混淆。

标题的长短，究竟以多少字为宜呢？其标准是准确地反映文章的主题，多一字显得累赘，少一字而又残缺不全；既要惜墨如金，又要掷地有声，切忌人云亦云。如标题"缺锌对幼儿食欲的影响"，简洁明了，一看就知作者的意图，且易于记忆与引证。如标题"奥曲肽和垂体后叶素分别联用酚妥拉明治疗食管胃底曲张静脉破裂出血对比研究"，字多不繁，少一字就表达不清，读者读完后印象深刻。万一标题过长，有一大串限定语，若删掉一些字，内容又表达不清，此时可考虑加用副标题；但副标题少用为好，非用不可时才用。标题一般以不超过 25 个字为宜。

四、注重中文基本表达常识

科技论文标题除了最基本的要求——语句通顺以外，还要特别注重用词准确、语法恰当、合乎语言习惯和词序合适等。如标题"食管癌的自然环境因素规律探讨"，乍看语句通顺，但从中文表达知识来讲，存在许多不妥。从语序上可以理解为食管癌产生的自然环境因素；显然，这是逻辑概念错误。自然环境因素是食道癌的行为主体，是食道癌的"因"，食道癌为其"果"，只有在题前加上"引起"二字，逻辑概念方准确。自然环境因素很多，涉及范围广，作者不可能每一项都加以调查研究；实际上该文是观察研究居住环境与寒冷气候等自然因素，倒不如将标题中"自然环境因素"改为"气候与居住环境因素"更为贴切。另外，俗话说文如其人，做人行文还是谦虚为好。如有作者仅从几十例，甚至十几例所处的自然环境因素就上升到"规律"或"机制"，就显得浮夸了，不仅给人不实在的感觉，更让人觉得作者不够谦逊；不如将"规律探讨"删掉，改为"调查"或"观察"为好。

五、严格对照主题词检查

众所周知,计算机检索技术是当今世界科技信息传播快捷、有效的媒介手段之一。医学论文浩如海洋,在短时间内要查阅想了解的文献,只有通过计算机检索技术方可达到,其中掌握主题词索引检索首当前冲。各学科都有主题词词表,标题命好以后,必须拿主题词来检查对照,检验是否符合要求。如果标题未把作索引时可能用到的字(词)包含进去,甚至一个都没有,那么这个命题是失败的;相反,验证则是成功的。如标题"猪原位肝移植术的麻醉与血流动力学监测",其中"肝移植、麻醉、血流动力学、猪"均可在主题词表中查到,可作为主题词标引,验证后说明此标题是好的。

标题应该用哪些重要的名词术语,才能把做索引时可能用到的字(词)包括进去,可以采取"反证法"来解决。作者可以做如下设想:假如要在文献索引里去查阅与自己这一工作有关的论文,应该在哪些分类标题下查找,这些分类标题就是你要用的重要名词术语。

另外,在标题中使用缩略词、代号与数字时,也易出现错误;但掌握这些内容相对较容易,此处不再赘述了。

第二节　怎样署名

文题下面是作者署名。如果是一位作者,署名就很简单。如果是两位以上作者,署名就有先后顺序的问题。作者署名是表示对论文内容负责,并便于读者与作者直接联系交流;同时也是对作者劳动的尊重。因为它关系到考核和晋升,关系到著作权的归属,涉及有关政策问题,作者署名问题就变得相当复杂了。

20世纪70年代,科技人员在完成一项研究课题后往往不敢发表论文,即使发表也不敢署上自己的名字,而是用单位名称代替个人署名。

如今,在作者署名问题上出现了另一个同样值得重视的问题:一些未直接参加课题或仅参加部分工作的人都挤进作者名单中,作者署名的人数正在逐渐增加。

这两种现象都是不正常和不科学的,会产生许多弊病和不利影响,至少会影响文献检索和助长坏的学风。国家对作者的署名条件曾经做过原则性的规定(国家标准GB 7713—87,1987年):"署名的个人作者,只限于那些选定研究课题和制定研究方案并做出贡献以及参加撰写论文并能对内容负责的人。"因此,并非所有参加工作的人都要署名,有些人仅参加了部分工作,可在文末的致谢中声明。署名者的顺序按其对本文贡献大小排列,第一作者是论文的主要负责者。本单位业务领导如果确实参加或指导过本项工作可列为作者之一,不宜另列"指导者"。

所有的署名应取得本人同意。对署名问题应采取严肃的、实事求是的态度,既不应"争名",也不可无原则的奉送。集体署名只是在该项工作确为集体协作,且人数较多,难分主次的情况下使用。但应在文末注明执笔者或整理者姓名。论文作者的工作单位也应注明,以便读者联系。工作单位应写全称。有的期刊还刊出作者的职务(职称)和学位。

作者姓名在题名下按序排列,排列应在投稿时确定,在编排过程中不应再做更改;作者单位名称及邮政编码脚注于题名页。作者应是参与选题和设计或参与资料的分析和解释者;起草或修改论文中关键性理论或其他主要内容者;能对编辑部的修改意见进行核修,在学术上进行答辩,并最终同意该文发表者。以上三条均须具备。集体署名的文章必须明确通信作者,通信作者的姓名、工作单位和邮政编码脚注于论文题名页;整理者姓名列于文末,协作组成员在文后参考文献前一一列出。作者中若有外籍作者,应附本人同意的书面材料。

第三节 如何撰写摘要

摘要一般排在正文开始之前,有相对独立性,可单独引用。其作用是概述全文的主要内容,使读者能用较短的时间了解论文的要点,以决定是否再精读全文。摘要有结构性摘要和信息性文摘两类。目前科技期刊的论文摘要均要求按结构式摘要的格式书写,即明确写作目的、方法、结果、结论四部分。摘要力求简洁,明了。一篇好的摘要就是一篇高度浓缩的论文。一般来说,中文摘要以不超过 250 字为宜,英文摘要以不超过 400 个词为宜。

一、摘要各部分的撰写要求

(1)目的:简介研究背景或目的,用一两句话概括,不要简单重复文题中已有的信息。

(2)方法:简述研究所用原理、条件、材料、对象和方法,并说明有无对照、病例或实验次数。

(3)结果:实验研究的结果、数据,所得数据需经统计学处理。

(4)结论:对结果的分析、比较、评价、应用,并说明得到何种启发或提出问题及展望。

有很多作者分不清何谓结果,何谓结论,可以这样理解,结果是本次研究直接得出的主要数据(是对观察指标的回答),而结论是由结果推导的具有总结性的见解,是结果的升华。

二、摘要写作中应注意的问题

(1)客观如实地反映所做的研究或工作,不加作者的主观见解、解释或评论。

(2)着重反映新内容和作者特别强调的观点。

(3)排除在本学科领域已成常识的内容。

(4)用第三人称的写法,应采用"对……进行了研究""报告了……现状""进行了……调查"等记述方式,而不使用"本文""我们""作者"等作为主语。

(5)采用规范的名词术语(包括地名、机构名和人名)。

(6)缩略语、略称、代号,除非本专业读者能清楚理解,否则首次出现时不论中文还是英文均应给出全称。

(7)应采用国家颁布的法定计量单位。

(8)注意正确使用简化字和标点符号。

(9)摘要中不引用参考文献。

第四节　如何撰写关键词与引言

一、关键词部分

为了便于选读、检索和编制二次文献，一般要求每篇论文选择 3～5 个关键词，排在摘要之后。关键词是精选的能代表文章主要内容的词，按统一规范选取者，称为主题词。

医学上现在通用以美国国立医学图书馆《医学索引》所采用的《医学主题词表》(medical subject headings, MeSH)作为规范。

MeSH 有医学主题词约 20000 个和可以用以组配的副主题词 92 个，词语较丰富，而且每年修订一次，年初在《医学索引》第一册上发表。美国国立医学图书馆的《医学文献分析与检索系统》(MEDLARS)数据库也用此词表，便于国际检索，有利于资源共享。

一般期刊都会要求作者尽量选用 MeSH 中的主题词。在必要时，也可采用习用的自由词排列于最后。

二、引言部分

引言(前言、导言、绪言、序言)是正文的引子，相当于演说中的开场白。国内刊物引言部分不需另立标题。引言应当起到对正文提纲挈领介绍和引导读者阅读兴趣的作用。在写引言之前首先应明确几个基本问题：你想通过本文说明什么问题？它是否值得说明？本文将在什么杂志发表或本文的读者是什么人？在写引言乃至整篇论文时都应注意这几个问题。

引言在内容上应包括：为什么要进行这项研究？立题的理论或实践依据是什么？拟创新点何在？理论与(或)实践意义是什么？这些是引言的主要内容和目的，这其中也包括说明这项研究的理论和(或)实践意义。

引言语句要简洁、开门见山，如"重型继发性脑室出血临床表现严重，预后差，病死率高。本文着重探讨用双侧侧脑室穿刺交替引流尿激酶溶解血凝块冲洗结合腰穿脑脊液置换的方法治疗重型继发性脑室出血。"有时我们研究的项目是别人从未开展过的，这时创新性是显而易见的，如"左旋咪唑所至脑病患者的临床与 CT 表现国内陆续有报道，但未见磁共振成像的研究。"大部分情况下，我们所研究的项目是前人开展过的，这时说明你的研究与别人研究的本质区别和创新点是至关重要的，如"已有数项研究探讨了阿司匹林在缺血性脑卒中的应用，但这些研究均是小规模、非双盲对照的。本研究则采用双盲对照的方法，样本大，观察时间长。"在引言中对与本文相关的研究作一简要的回顾是十分必要的。在研究开始前就应该对与本研究相关的内容作一系统的回顾，在引言中可以将回顾的结果作简要的概括。

引言的写作要注意以下事项。

（1）内容切忌空泛，篇幅不宜过长，以 200 字左右为宜。回顾历史，择其要点，背景动态只要概括几句即可，引用参考文献不宜过多。

（2）不必强调过去的工作成就。回顾作者以往的工作只是为了交代此次写作的基础和动机，而不是写总结。评价论文的价值要恰如其分，实事求是，慎用"首创""首次发现""达到国际一流水平""填补了国内空白"等提法。因为"首创"必须有确切的资料。对此，可以用相对较委婉的说法表达，如"就所查文献，未见报道"等。

（3）不要重复教科书或众所周知的内容。如在"讨论维生素 D 是否能预防骨质疏松"的文章中，没有必要再说明什么是维生素 D，什么是骨质疏松。

（4）引言只起引导作用，可以说明研究的设计，但不要涉及本研究的数据、结果和结论，尽可能不要重复摘要和正文内容。结果是通过实验或临床观察所得，而结论是在结果的基础上逻辑推理提升的见解，是结果的升华。在引言中即对结论加以肯定或否定是不合逻辑的。

（5）引言一般不另列序号及标题。

第五节　如何撰写材料与方法

材料与方法主要是说明研究所用的材料、方法和研究的基本过程，它回答"怎样做"的问题，起承上启下的作用。材料是表现研究主题的实物依据，方法是指完成研究主题的手段。材料与方法是科技论文的基础，是判断论文科学性、先进性的主要依据，它可以使读者了解研究的可靠性，也为别人重复此项研究提供资料。

材料与方法的标题因研究的类型不同而略有差别，调查研究常改为"对象与方法"，临床试验则用"资料与方法"。

一、医学实验研究的写作

不同类型研究的材料与方法的写作也不完全一样。实验研究要交代实验条件和实验方法。

（1）实验条件包括实验动物的来源、种系、性别、年龄、体重、健康状况、选择标准、分组方法、麻醉与手术方法、标本制备过程以及实验环境和饲养条件等。

（2）实验方法包括所用仪器设备及规格、试剂、操作方法。

（3）试剂如系常规试剂，则说明名称、生产厂家、规格、批号即可；如系新试剂，还要写出分子式和结构式；若需配制，则应交代配方和制备方法。

（4）操作方法如属前人用过的，众所周知的，只要交代名称即可；如系较新的方法，则应说明出处并提供参考文献；对某方法进行了改进，则要交代修改的根据和内容；对创新的方法，要注意不要将新方法的介绍和运用该方法研究的新问题混在一篇论文中，若论文系报道新方法，则应详细的介绍试剂的配置和操作的具体步骤，以便他人学习和推广。

二、临床课题写作方法

临床研究的对象是患者,应交代患者来源,患者就诊的时间段,病例数,患者的性别、年龄、职业、病因、病程,病理诊断依据、分组标准,疾病的诊断分型标准,病情,疗效判断依据、观察方法,以及指标等。上述内容可根据研究的具体情况加以选择说明,并突出重点。

(1)研究新诊断方法的论文,要注意交代受试对象是否包括了各类不同患者(病情轻重、有无合并症、诊疗经过等),受试对象及对照者的来源(如不同级别的医院某病患病率及就诊率可能不同),正常值如何规定,该诊断方法如何具体进行等。

(2)研究疾病临床经过及预后的论文,要注意说明患者是在病程的哪一阶段接受治疗,患者的转诊情况,是否制定了观察疾病结果的客观标准。

(3)病因学研究论文则要交代所用研究设计方法(如临床随机试验、队列研究等),是否做剂量-效应观察。

(4)对于临床疗效观察研究来说,应主要说明病例选择标准,病例的一般资料(如年龄、性别、病情轻重等),分组原则与样本分配方法(配对、配伍或完全随机),疗效观察指标和疗效标准。

(5)治疗方法如系手术,应注明手术名称、术式、麻醉方法等;如系药物治疗,则应注明药物的名称(一般用学名而不用商品名)、来源(包括批号)、剂量、施加途径与手段、疗程,中草药还应注明产地与制剂方法。

第六节　如何撰写论文的结果部分

结果是一篇论文的核心部分,是作者艰苦劳动的成果。其内容是将观察研究所得的资料和数据用文字和图、表形式表达出来。它既是作者对自己研究目的或所提出问题的直接回答,也是下文逻辑推理、深入讨论的依据。因此,结果部分实际上反映了论文的水平和价值,结果部分的标题根据不同论文的特点采用"实验结果""临床疗效""手术结果"等不同写法,以更确切地反映其实际内容。注意要点如下。

一、全面掌握、仔细分析和如实反映所获材料

全面掌握材料(包括资料和数据),就要求作者对所有材料仔细进行收集和复查,努力做到既不让有价值的材料丢失,又要考证材料的可靠性,使可靠的材料得以充分应用,将不可靠或不符合科学性要求的材料删除,做到去伪求真。但只要是真实的材料,不可任意舍弃。不论结果是阳性还是阴性,肯定还是否定,成功还是失败,符合还是不符合预期效果,都应该如实反映。切不可"以偏概全""报喜不报忧"。特别是当自己的结果与文献上报道不一致时,要做到这一点对于大多数学者说来并不容易。譬如说"生物物相评分法"检测胎儿宫内状况,起初文献报告可靠性高,但经临床普遍采用后不少学者发现并非如此,然而在杂志上却迟迟不见有文章反映。要做到如实反映不同见解,不仅需

要胆识,而且需要花费大量精力仔细地考证、分析自己资料的科学性和可靠性。科学总是要通过"实践→认识→再实践→再认识"得以发展。

根据研究的目的,对材料进行分析,可以从一般到特殊,也可以从特殊到一般,但要注意把重点放在与文章密切相关的材料分析上,以便达到结果明确的目的。一般的材料是反映总体概况,特殊的材料是涉及文章核心的部分,一般材料是衬托特殊材料的,如表现特殊材料的获得是在何种条件下取得的,所以只要能说明这一点,其余部分可尽量省略。如产科相关文章,一般资料多包括年龄、孕产次、生产方式、新生儿情况、"取样"的时间、既往史等情况,常常不必用大量篇幅,只要精炼说明问题即可。而特殊的资料,则常常要列出可能影响结果的种种情况,如某种胎心监护结果,应列出何时监护、监护至新生儿娩出的时间;围产儿结果应包括胎儿窘迫、胎心率变化、羊水性状,新生儿Apgar评分(1 分钟和 5 分钟)等。否则使人无法判断结果的可靠性,或使结果停留在重复既往研究的水平上。

分析的过程是运用自己所有知识和智慧对资料反复推敲、全面衡量的过程。前瞻性的研究,由于设计比较严格,变异因素比较单纯,所以分析较容易些;而回顾性研究,则影响因素复杂,常常要花费很大的精力进行分析。对初看可得出的结论,一定要深入分析,看看是否无懈可击并探讨发掘其内在规律。对初看得不出结论的材料更需要有耐心,不怕多次返工,复审材料,从不同角度去分析研究。遇到统计学问题,要虚心向熟悉统计学的专家求教,多可受益匪浅。当得出结论后,常常还须再复核结果是否可靠、合理和有价值,并且需要与国内外同类研究结果进行对比,看看基本结论有何异同,是否有新的内容、新的发现。如果每项研究、每个临床经验总结都能充分掌握材料,仔细分析,结果部分就容易写好。

二、注意逻辑,突出重点,避免罗列材料和夹杂讨论

(1)逻辑清楚:结果部分是一篇论文的论据,所以在资料和数据的编排使用上,要注意前后次序层次分明,使之符合论文的思维逻辑,层层推进,前后照应,因果关系明确,使读者易于明白。

(2)突出重点:要主次分明,详略得当,在有限的篇幅中把重要结果写清。首先要将与主题无关的资料加以删除,然后再将一般资料或众所周知的内容加以精简、浓缩,保留与本课题密切相关的材料;避免罗列材料,主次不分,将一般资料掩盖了重点与核心。结果一般用文字表达,有的可用图、表,有的图、表和文字兼用,但应以文字为主。决定采用何种方式,主要根据哪种方法更容易说清楚问题、更节省篇幅而定。

(3)避免夹杂讨论:结果是以资料、数据来表达,并在此基础上形成适当结论并作简要的说明。例如:"两组比较经统计学处理,观察组的疗效明显优于对照组,尤其治愈率较对照组高出 30%,达到 80%,是相当突出的效果"之类,但在原则上,结果部分不要展开讨论,以免与"讨论"部分相混淆或重复。

三、图、表制作

图和表是表达结果的重要手段,其目的是把获得的数据和资料表达得更清楚、更形象,同时又可达到节省笔墨、减少篇幅的目的。

(1)附图的要求:文稿附图一般有两种,一是线条图(包括坐标图),二是照片图。

线条图多用于说明解剖部位、操作方法、器械构造、实验结果等。构图要准确,线条要清晰均匀,并用黑墨在绘图纸、白纸或坐标纸上精确绘制。图面应比预计印出的放大一倍。坐标图的比例要精确,点、线要分明,并注明纵、横坐标的含义和所使用的计量单位。仪器、器械的示意图或设计图纸等需注明大小尺寸、长度单位。

照片图常用于显示体形特征、大体标本、显微镜下组织切片、X 线片、CT 和 B 超影像等。应印在有光泽的白印相纸上,大小要一致,以 9cm×7cm 左右较合适。图像应清晰,对比要鲜明,背景以有利于衬托主体为宜。如只需要显示人体某一局部时,应采用近距离摄影。显微镜下组织切片图要选准所需要显示的部分,注明染色方法和放大倍数。X 线照片亦应着重显示所需要的部位,不必将原片全部印出。如照片图上需以箭头、外文字母或文字说明时,不要直接标注在画面上,可另用透明纸附于表面,将箭头、外文字母或文字标注在透明纸上,图内注字要求贴印刷字,不用手写。图内如注字太多、太挤,可予编号,在图下另加说明。

各种图的背面或旁边应注明文题及图号。图的说明应按顺序另纸写出,并应简明扼要,与文稿内容一致。为避免折损,照片不必贴在稿纸上,可放在较硬的纸袋内。X 线原片和组织切片一般不必随文稿寄出,必要时由编辑部另行索寄。当然现在电子文本传递很方便,图片资料可通过电子邮件发送。

(2)列表的要求:文中列表是为了将统计资料简明准确地表达出来,使读者容易了解。因此,要简明扼要,栏目清楚,数字准确。如果表中数字不多,能在文中叙述清楚,就不必列表。表中不应设置栏目过繁,文字过多。附表和正文的内容要尽量避免重复。栏目的划分和层次宜简明,次要的内容宜省略。表格目前有三种形式:"三横线式""干字式(实际上是'王'字式)"和"多竖线式"。目前多采用三横线式,不用任何竖线,上方两条横线形成两个横格为表头,下为表身,左侧是主语所在位置,右侧是谓语所在位置。每栏的数字计量单位要一致。同一表中的小数位数要统一,小数点后有效数值为 0 时也要写出"0"。例数<10 时不必计算百分比。合计数字要横竖相符。统计学处理结果可在表中列出。未取得数据的项目要以"0""—"等表示。计数资料和计量资料要分表列出。

如有表注,可在所注处右上角用 1、2…或 a、b…作注号,将注置于表的下方,每条注间用分号";"隔开,注末加句点。采用封闭表线的表注,可置于表线框内。

全文只有一个表时,写为"表 1"(千万不可写成"附表")。有两个及以上表时,在表题前加表序列号,如表 1、表 2……

第七节 如何写好医学论文中的讨论部分

讨论部分是论文中的精华部分,是把实验结果提高到理论认识的部分,也是唯一可以由作者自由发挥的部分。论文的作者应在讨论中着重阐述整篇论文中有创造性的内容和独到的见解,并根据本文结果,归纳其内在联系,并将全部资料加以综合分析,然后构成几个观念或提出自己的论点。写得好的讨论可以使整篇论文富有吸引力,给读者以深刻的启发和引导。讨论部分写得好坏,除与作者本身的知识水平、思维方法、逻辑推理能力有关外,还包含着一定的方法和技巧。

一、讨论的主要目的

讨论的目的是论述本文在选题、方法、结果等方面与过去文献的异同和优劣,并从中引出新的观点、结论,探求新的规律。

二、讨论部分的常见内容

讨论部分的内容主要是对本实验或临床观察的方法和结果进行解释、阐述、评价和推论。其具体内容通常包括以下几个方面。

(1)本研究工作的依据与意义:即选择本研究课题的背景材料,国内外对于类似问题的研究进展,本研究的重点是要解决什么问题。

(2)本研究方法的机理、特点与优劣:应说明研究方法的科学性、研究材料与对象的客观真实性以及研究数量的充分性等。应交代研究方法的机理,指出其明显特点,评价其较过去方法的优越之处。此外,对本实验方法的不足之处,尤其是对某些实验条件未能控制之时,以及明显的缺点也应一一说明。

(3)本研究结果的新发现、新效果及与过去文献的比较:应着重指出本研究结果的新发现、新效果,并应对研究结果进行分析和解释。作者可以根据本研究的理论或国内外的新学说、新见解,以及自己的实验依据进行阐述;也可以从本研究结果的理论意义和实践意义两方面讨论,即在理论上有何价值,有何指导作用,有无应用价值,经济效益与社会效益如何等;也可以将本研究的结果与过去的文献进行比较,或用别人的资料补充和说明自己的结论和观点,从而进一步证实本研究结果的先进性和可靠性。

(4)从本研究结果得出的新观点、新结论、新理论:这部分通常是对本研究工作的升华,是论文先进性与创造性的重要体现。仅仅就事论事地介绍研究方法与结果,常常是不够的,还应该在此基础上,提出自己的新见解,探求其本质和规律,并上升到理论的水平。例如,有一篇《米非司酮对子宫肌瘤组织中表皮生长因子基因表达影响》的论文中这样写道:"研究结果表明,米非司酮抑止子宫肌瘤组织中表皮生长因子的基因表达。米非司酮作用的主要机理,可能为含米非司酮的二聚体及DNA结合的复合物的结构与黄体酮不同,不能激活受体的转录活化因子,使某些基因不能表达,因而不能发挥黄体酮的作用。此外,长期服用,可抑制丘脑下部脑垂体的功能,造成无排卵,使孕激素呈低水平,也是缩小肌瘤的原因。米非司酮抑制肌瘤细胞表皮生长因子 mRNA 的表达,可能是该药物治疗子宫肌瘤的作用机理。"在这段讨论中,首先明确提出了本研究得出的新观点、新结论,即米非司酮抑制子宫肌瘤组织中表皮生长因子的基因表达,然后阐述了米非司酮这种抑制作用的机理。这就为米非司酮对子宫肌瘤组织中表皮生长因子基因表达的影响提供了理论基础,使本研究的结果有理有据,令人信服。

(5)今后将进一步研究的课题与设想:讨论部分也可在肯定已取得的成绩的基础上提出目前研究的不足、今后努力的方向及有待进一步解决的问题。如另有一篇《早孕脱膜组织淋巴细胞在妊娠中的作用》的文章指出:"胚胎作为半同种移植物不被母体免疫系统排斥,受多种因素的影响。其中自然杀伤样细胞产生多种细胞因子,促进胚胎的发育和胎盘的形成。而有关自然杀伤样细胞的功能仍需深入研究。"与前面的例子相同,这段讨论首先肯定了自己的研究结果,即自然杀伤样细胞产生的多种细胞因子可促进胚胎的发育和胎盘的形成,但自然杀伤样细胞的其他功能仍需深入研究。

这些问题并非每篇文章都要面面俱到,要根据具体情况,讨论其中的一部分或几部分。

三、讨论部分应注意的问题

讨论应突出本文的宗旨和精髓,阐明本文的目的、方法、结果与观点中有独创性、独到性的内容,着重新的发现,同时也要阐明其局限性,从中得出相应的、客观的结论。注意不可平铺直叙,无的放矢。

讨论还应避免过多引用文献,单纯罗列他人报道,而缺乏自己的观点和论证,或不自觉地用自己的结果去验证别人的结论。例如:本研究结果与某某的结果一致;与某报道相似;或本研究的发生率为 10%,某报道为 11%,某报道为 11.2%……单纯罗列,缺少分析。

讨论中应紧密结合本文的资料、方法与结果,提出的论点一定要以自己的资料与结果为基础,也就是说要结合自己的结果去提出论点,不可离开本文资料与数据泛泛而谈,更不能脱离本文材料去做"文献综述",或者脱离实际、漫无边际地去做大量的文献介绍。凡本文未做过的工作不要加以讨论,离开文章所得结果去写讨论等于"纸上谈兵"。根据文章所得的结果,可以在讨论中创立假说,也可结合本学科的进展,从所得出的实际结果出发,自由论述,但注意切勿离题,也不要把前面的结果部分枯燥无味地照样重复一遍。

从本文研究结果引出新的推论时,应严格遵循逻辑规律,切不可违反规律,任意推论,以假设来证明假设,以未知来证明未知。对尚未定论之处及相反的理论,应进行分析。陈述假说要有把握,特别要注意不能把未经实践证实的假说当作已经证明的理论。此外,绝不可报喜不报忧,隐瞒问题,循环推理或用本文资料不足以得出的推论当作结论。

对本文的方法、结果等应与过去的文献进行具体比较,指出本研究的结果、结论与国际、国内先进水平相比，居于什么地位，分析其异同、优劣，并适当评价。对研究中的不足之处和经验教训，也应适当加以讨论。要避免不做具体对比分析，就宣称本文结果"属于国内和国际先进水平，填补了国内的空白"等。不实事求是的评价，会给读者以错觉。

第八节　怎样撰写致谢、脚注和附录

致谢的面不宜过宽，也不是每篇论文都必须要有致谢。对本研究的撰写过程有过实质性贡献或帮助，但尚不足以列为作者的组织或个人，可在文后致谢。通常包括研究基金提供者、研究工作建议者、资料收集者、统计学处理者、图片资料提供者等。要防止两种倾向，一是对上述提到的对研究确有帮助者不予致谢；另一是对仅读过文稿而未提出实质性建议者，甚至不一定赞同本文的名专家、名教授也一一列名致谢，以此来抬高本文的影响力，这都是不可取的。本单位领导审阅文稿，一般不列入致谢。所有致谢必须征得被致谢者同意。

脚注又称页下注，用小字号排在正文首页下方，并用横隔线与正文隔开；主要是用来注明研究基金的来源（含基金名称、编号），作者（通信作者）的工作单位、通信地址（包括邮政编码）。还有某些资料的特殊来源、检验与诊断标准、疗效标准等也可作为页下注予以说明，对正文进行补充。

附录不常用，主要为有关方法、材料和标准的补充资料，也是用小字号排列。

第九节　医学论文参考文献的撰写要求

生物医学期刊的参考文献是论文的重要组成部分，主要是用来说明本文所借鉴的科学依据的出处，以供读者查阅参考；减少对前人文献的复述，以节省篇幅；同时也是对前人成果的尊重。因此，应以严肃的科学态度对待，而不可轻率从事。参考文献的标准化在生物医学期刊编辑和出版中具有重要意义，引用必须严谨、规范和统一。

一、文献引用原则

1. 最新

一般应以近5年国内外期刊论文为主。只有在下述情况才引用较久远的文献。

(1)重要的经典文献。

(2)作者对所引原文献论点、论据有重要补充和发展或持根本否定态度。

(3)作者对某专业、技术、理论、基础研究的系列性回顾。

2. 精选

引用必要的参考文献，作者应亲自阅读过。因国内外核心期刊上的文献在时效性、科学性、先进性，以及最新、最重要的专业信息量的覆盖面上占有优势，应尽可能引用。不应转引他人论文后所附的文献，以免与被引论文原意不符。论著的参考文献一般为10~15篇，综述的应在20篇左右。

3. 规范

应采用标准化著录格式,严格执行参考文献著录规则的国际标准及国家标准——中华人民共和国国家标准 GB/T 7714—2015《信息与文献 参考文献著录规则》。所引用文献必须由作者亲自核对原文内容和年、卷、期、起止页、格式与标点符号等,要严格按所投期刊稿约要求的格式标引。目前国内外多数医学期刊已采用国际医学期刊编辑委员会所规定的格式,即温哥华格式。

二、引用文献存在的常见问题

1. 文献陈旧或信息不新

部分作者引用的为 10 年前的文献,有的甚至为二十世纪六七十年代的文献;部分作者的论著只引用了几篇参考文献,文中叙述也过于简单。

2. 文内引用处未标上角标或标注有误

有的作者未掌握参考文献标引的基本规范,仅在文后列出参考文献表,而文内相应处未标上角标;有的文内与参考文献表所引内容不一致。

3. 引用论点不够准确

对所引用的参考文献没有通读,文中内容与文献联系不密切,牵强附会,甚至作者提及的内容原文中根本没有。

4. 不符合著录规则

著录规则未按国家标准及所投期刊稿约要求的格式书写或格式错误,包括以下几种。

(1)标点符号错误。

(2)缺项。

(3)仅列 1 位作者后即加"等"。

(4)项目次序颠倒等。

5. 大量引用所要投的刊物的文献

有作者为讨好所投刊物,大量录用所投刊物的文献;很多刊物为了提高自家刊物的引频因子等指标,也鼓励、暗示作者引用本刊文献。这种牵强附会的做法异化了参考文献的用处,也扭曲了论文的表达,是很不妥的。

6. 外文文献书写错误

(1)字母及大、小写错误。

(2)英文连排、断开错误,转行不按音节。

(3)作者三位以上的应写", et al."。

(4)外文期刊名缩写错误,刊名与书名、论文集混淆等。

7. 外国作者姓名书写不当

(1)国标规定"个人著者采用姓在前、名在后的著录形式",英文也应姓在前,名缩写在后,将原杂志上的署名全部搬到文献表上是错误的。

(2)随意省略姓名前的介词、冠词,如 Mac、Mc、Van 等,这些词是姓的组成部分,不可随意舍去,同时还应注意其大、小写。

8. 书籍文献书写错误

(1)字母和大、小写错误。

(2)书籍出版地,特别是出版公司错误。

(3)未著录第几版等(第一版可以不标出)。

9. 部分或大部分抄袭

通过审稿及核查参考文献发现,有个别作者为了凑篇幅,不惜用很长文字引用别人或自己已发表文章中的某些观点、方法、程序或设计;有的只是在原有方法或设计上稍做改进;有的甚至原封不动地照搬他人材料;更有甚者,投的稿件几乎是国外杂志已刊文章的翻译版,研究中的数字和讨论都一样。

第四章　怎样写好综述

第一节　医学综述的定义和特点

医学综述是查阅了医学某一专题在一段时期内的相当数量的文献资料,经过分析研究,选取有关信息,进行归纳整理,作出综合性描述的文章。

医学综述的特点有以下三点。

一、综合性

综述要"纵横交错",既要以某一专题的发展为纵线,反映当前课题的前沿,又要从本单位、省内、国内到国外进行横向比较,只有如此,文章才会占有大量素材。经过综合分析、归纳整理、消化鉴别,使材料更精练、更明确、更有层次和更有逻辑,进而把握本专题发展规律,预测发展趋势。

二、评述性

评述性是指比较专门地、全面地、深入地、系统地论述某一方面的问题,对所综述的内容进行综合、分析、评价,反映作者的观点和见解,并与综述的内容构成整体。一般来说,综述应有作者的观点,否则就不能成为综述,而是手册或讲座了。

三、先进性

综述不是写学科发展的历史,而是要搜集最新资料,获取最新内容,将最新的医学信息和科研动向及时传递给读者。

综述不应是材料的罗列,而是对亲自阅读和收集的材料加以归纳、总结,做出评论和估价,并由提供的文献资料引出重要结论。一篇好的综述,应当是既有观点,又有事实,是有骨又有肉的好文章。由于综述是三次文献,不同于原始论文(一次文献),所以在引用材料方面,也可包括作者自己的实验结果、未发表或待发表的新成果。

综述的内容和形式灵活多样,无严格的规定,篇幅大小不一,大的可以是几十万字甚至上百万字的专著,参考文献可数百篇乃至数千篇;小的可仅有千余字,参考文献数篇。一般医学期刊登载的多为 3000～4000 字,引文 15～20 篇,一般不超过 20 篇,外文参考文献不应少于 1/3。

第二节　医学综述的内容与要求

一、选题要新

所综述的选题必须是近期该刊未曾刊载过的。一篇综述文章,若与已发表的综述文章"撞车",且选题与内容基本一致,同一种期刊是不可能刊用的。

二、说理要明

说理必须占有充分的资料,处处以事实为依据,绝不能异想天开地臆造数据和诊断,将自己的推测作为结论写出。

三、层次要清

这就要求作者在写作时思路要清,先写什么,后写什么,写到什么程度,前后如何呼应,都要有一个统一的构思。

四、语言要美

科技文章以科学性为生命,但词不达意、晦涩拗口,必然阻碍了科技知识的交流,所以,在实际写作中,应不断地加强汉语修辞、表达方面的训练。

五、文献要新

由于现在的综述多为"现状综述",所以在引用文献中,70％的应为三年内的文献。参考文献依引用先后次序排列在综述文末,并将序号置入该论据(引文内容)的右上角。引用文献必须确实,以便读者查阅参考。

六、请专家审阅

综述写成之后,要请有关专家审阅,从专业和文字方面进一步修改提高。这是必需的,因为作者往往有顾此失彼之误,常注意了此一方而忽视了彼一方。有些结论往往是荒谬的,没有恰到好处地反映某一课题研究的"真面目"。这些问题经过校阅往往可以得到解决。

第三节　医学综述的格式和写法

一、综述的格式

综述一般都包括题名、著者、摘要、关键词、正文、参考文献六部分。其中正文部分又由前言、主体和总结组成。

1. 前言

前言用 200～300 字的篇幅,提出问题,包括写作目的、意义和作用,综述问题的历史、资料来源、现状和发展动态,有关概念和定义,选择这一专题的目的和动机、应用价值和实践意义。如果属于争论性课题,要指明争论的焦点所在。

2. 主体

主体主要包括论据和论证。通过提出问题、分析问题和解决问题,比较各种观点的异同点及其理论根据,从而反映作者的见解。为把问题说得明白透彻,可分为若干个小标题分述。这部分应包括历史发展、现状分析和趋向预测三个方面的内容。

(1)历史发展:要按时间顺序,简要说明这一课题的提出及各历史阶段的发展状况,体现各阶段的研究水平。

(2)现状分析:介绍国内外对本课题的研究现状及各派观点,包括作者本人的观点。将归纳、整理的科学事实和资料进行排列和必要的分析。对有创新性和发展前途的理论或假说要详细介绍,并引出论据;对有争论的问题要介绍各家观点或学说,进行比较,指出问题的焦点和可能的发展趋势,并提出自己的看法。对陈旧的、过时的或已被否定的观点可从简。对一般读者熟知的问题只要提及即可。

(3)趋向预测:在纵横对比中肯定所综述课题的研究水平、存在问题和不同观点,提出展望性意见。这部分内容要写得客观、准确,不但要指明方向,而且要提示捷径,为有志于攀登新高峰者指明方向,搭梯铺路。

主体部分没有固定的格式,有的按问题发展历史依据的时间顺序介绍,也有的按问题的现状加以阐述。不论采用哪种方式,都应比较各家学说及论据,阐明有关问题的历史背景、现状和发展方向。

3. 总结

总结主要是对主题部分所阐述的主要内容进行概括,重点评议,提出结论,最好是提出自己的见解,并提出赞成什么,反对什么。

4. 参考文献

写综述应有足够的参考文献,这是撰写综述的基础。它除了表示尊重被引证者的劳动及表明文章引用资料的根据外,更重要的是使读者在深入探讨某些问题时,提供查找有关文献的线索。综述性论文是通过对各种观点的比较来说明问题的,读者如有兴趣深入研究,可按参考文献查阅原文,因此,必须严肃对待。

二、综述的写法

1. 纵式写法

"纵"是历史发展纵观,它主要围绕某一专题,按时间先后顺序或专题本身发展层次,对其历史演变、目前状况、趋向预测作纵向描述,从而勾画出某一专题的来龙去脉和发展轨迹。纵式写法要脉络分明,即对某一专题在各个阶段的发展动态作扼要描述,已经解决了哪些问题,取得了什么成果,还存在哪些问题,今后发展趋向如何,对这些内容的描述要紧密衔接、层次清晰。撰写综述不要孤立地按时间顺序罗列事实,把它写成了"大事记"或"编年体"。纵式写法还要突出一个"创"字。有些专题时间跨度大,科研成果多,在描述时就要抓住具有创造性、突破性的成果进行详细介绍,而对一般性、重复性的资料就从简从略。这样既突出了重点,又做到了详略得当。纵式写法适合于动态性综述。这种综述描述专题的发展动向明显,层次清楚。

2. 横式写法

"横"是对国际、国内横览,它是对某一专题在国际和国内的各个方面,如各派观点、各家之言、各种方法、各自成就等加以描述和比较。通过横向对比,既可以分辨出各种观点、见解、方法、成果的优劣利弊,又可以看出国际水平、国内水平和本单位水平,从而找到差距。横式写法适用于成就性综述。这种综述专门介绍某个方面或某个项目的新成就,如新理论、新观点、新发明、新方法、新技术、新进展等。因为是"新",所以时间跨度短,但却引起国际、国内同行的关注,纷纷从事这方面研究,发表了许多论文,如能及时加以整理,写成综述向同行报道,就能起到借鉴、启示和指导的作用。

3. 纵横结合式写法

在同一篇综述中,同时采用纵式与横式写法。例如,写历史背景采用纵式写法,写目前状况采用横式写法。通过"纵""横"描述,才能广泛地综合文献资料,全面系统地认识某一专题及其发展方向,作出比较可靠的趋向预测,为新的研究工作选择突破口或提供参考依据。无论是纵式、横式或是纵横结合式写法,都要求做到:一、全面系统地搜集资料,客观公正地如实反映;二、分析透彻,综合恰当;三、层次分明,条理清楚;四、语言简练,详略得当。

第五章　怎样写好个案报道

一、个案报道的作用

临床上常常遇见许多症状和体征十分不典型的疾病、少见病和罕见病而导致延误诊断和治疗,个案报道就是对这些个别病例诊断、治疗的临床经验、教训的记录和总结。个案报道对于快速提高年轻医生的诊治水平有重要的意义。另一方面,写好个案报道是锻炼年轻医生的好方法。个案篇幅较小,写作相对容易,能收到很好的效果。

二、个案报道的写作方法

1.搜集资料

(1)选择病例个案:病例个案顾名思义就是指个别病例,是少见、罕见的病例。个案就是要让同行们从这个少见病例中能触类旁通、汲取经验。发现少见病例需要扎实的专业知识和丰富的临床经验,需要临床医生从一点一滴的小事做起,详细询问病史,仔细查体,认真总结临床工作中的各种发现,不遗漏任何蛛丝马迹,并通过查阅资料和向高年资医生请教了解其前因后果。只有这样,才能分清什么是有临床意义的少见病例,是否值得报道。

(2)临床资料:选择好病例后,应迅速在第一时间收集齐第一手资料(患者出院后资料收集起来较困难)。资料应包括现病史、既往史、个人史、家族史、体格检查、影像资料、手术及病理、生化检查等,应尽可能详尽,然后从中选择有价值的信息备用。随着数码相机和手机拍照的普及,许多临床资料都可以被拍摄下来并存储在电脑中,因此对于有意义的图片资料如心电图、胸片、病理图像等,最好及时存储,以备日后查阅或发表时采用。一般来说,在发表个案时附加少见、典型、清晰的图像资料,更容易被采录。

(3)文献检索:临床资料采集好后,下一步就是通过各种手段查阅一下该病例的临床价值如何,即少见到什么程度,有何临床指导意义,国内外文献有多少报道,你的病例与其他人的比有什么不同的地方等。同时需查阅了解当前该疾病的发病机制、诊断方法、治疗措施等方面的进展。主要查阅途径是从网络上查找,如 Google、Baidu、CNKI、Medline 等网站。

2.撰写个案

资料搜集完成后,开始撰写个案。首先应了解个案的格式,大多数杂志个案内容包括关键词、病例介绍、讨论等部分,最好找一本拟投杂志的稿约或已发表的个案作为参考。应选择与本例个案相关的几个特定名词作为关键词,以备其他同行检索时使用。病例介绍部分相对好写,将所搜集的资料按照疾病的发展顺序罗列就可以了,但注意要重点突出,把你认为"个"的地方着重描写,必要时可配以插图;切忌不分主次、本末倒置像记流水账式的,图片资料也不是越多越好,应选择具有代表性的。讨论部分相对复杂一点,需要把查到的该疾病的大体情况和相关进展写清楚,并着重写你的病例现处在怎样一个学术位置,并分析其有特色的原因。但要注意不要写得太长,避免把个案当成综述写,从病因到机制,描述一大堆,但其中许多内容跟自己的病例联系不大。最后请上级医师帮助把把关,这样一篇个案报道就写好了。

第六章 论文写作中常见问题

一、内容陈旧

十多年前应用的技术已经非常成熟了，还作为新选题来写；已有定论的方法，还在论证；已经不用的技术，还在证明其先进。有点"桃花源中人，不知有汉，无论魏晋"的感觉。如有篇文章报道"经口—鼻—蝶窦入路进行脑垂体腺瘤切除术"，说明此手术具有微创优点，事实上，此方法因其创伤大已被临床抛弃，现已广泛采用鼻孔入路手术切除。所以，这样的文章不可能被录用。如有篇皮肤科文章，作者经过严格的分组对照，最后得出结论"带状疱疹早期使用类固醇皮质激素比不用好"。作者花了很多心血，可惜这一结论早已写进了教科书。又如有作者收集了一组资料，观察不同坐浴时间对产后会阴侧切术切口愈合的影响，作者用1：5000的高锰酸溶液比较坐浴5分钟、10分钟、15分钟、20分钟后不同组的切口疼痛、水肿、出血、创面肉芽生长情况，结果发现坐浴5分钟、10分钟效果较好。要做好这些工作一定花了不少心血，只可惜因坐浴增加伤口的张力，不利于伤口愈合，产后坐浴这个观念早已过时，现在主张局部擦拭消毒，更利于伤口愈合。出现内容陈旧的原因是没有经常阅读专业期刊，没有很好接受新事物，常满足现状，墨守成规，写论文前没有做充分准备。

二、有违医学伦理的研究

有些基层医务人员热衷研究，但是他们往往是为研究而研究，为写论文而研究，因此做出很多有违医学伦理的研究。这不仅不符合道德，还容易产生医疗纠纷。如有作者研究，旨在探讨乙肝免疫球蛋白和乙肝疫苗联合应用在阻断乙肝母婴传播中的效果，作者设立了两个组：一个是乙肝免疫球蛋白和乙肝疫苗联合组，另一个是单用乙肝疫苗组，这样的研究是完全错误的。一是乙肝免疫球蛋白和乙肝疫苗联合应用在阻断乙肝母婴传播中的效果已得到肯定，并在全国推广，研究毫无意义；二是为了达到研究目的，对对照组婴儿不用乙肝免疫球蛋白，这对他们是一种伤害，是不公平的，是有违医学伦理的，还有产生医疗纠纷的可能。这样的研究千万不可做。又如，内镜下套扎治疗食道静脉曲张出血现已广泛用于内科临床，但有位作者做了这样的研究，将50例肝硬化致食管静脉曲张破裂出血患者分为两组：一组镜下套扎；另一组保守治疗，或是用三腔二囊管压迫止血。两组均接受胃镜定期随访。殊不知，这样做研究风险非常大，试想如果接受保守治疗的患者出现食管静脉曲张破裂出血怎么办？还有篇研究替米少坦联合倍他乐克治疗慢性心力衰竭的报道，将研究组用倍他乐克，对照组则不用，这种研究也是有违医学伦理的，因为用β受体阻滞剂治疗心衰是共识。为了想要的研究结论，硬是让部分患者用效果更差的方法治疗，这明显是有违医学伦理的。原因是没有得到学术研究的范式训练；研究目的不明确，研究态度不严肃。

三、资料不全，证据不足

有的研究没有严格的诊断、纳入、排除标准；有的观察没有设立对照组；有的研究没有主要的观察指标；有的研究没有统计学处理；有的研究没有交代资料来源和研究时间等。如此得出的结论难以让人信服。如骨科新技术的应用缺少随访资料；健康教育类研究论文在介绍研究对象时缺少文化程度、职业项目；临床有明确分期的疾病，在研究时不进行分期（如肝硬化研究，肝功能分为三级，很多作者就是不分级）。其原因是做学问不够严谨。

四、研究方法错误

如纳入标准不一致；对照设计没有遵循随机、双盲、均衡原则，两组的基本资料没有可比性。现在国际上公认的研究方法就是双盲随机对照实验。对照组与实验组的样本要随机抽取，两组样本的性别、年龄、病情、病期、病型、部位、疗程等条件一定要大致相同，这样才有可比性，其结果才有科学价值。如作者立题是"比较纳洛酮联合清开灵治疗急性重症脑外伤疗效观察"，但在分组时作者仅根据 GCS 评分这个指标来分，然后得出联合应用比单用效果好，这样研究出来的结果是没有说服力的。因为急性重症脑外伤的疗效与病种、损伤部位、损伤类型、手术时间、手术方式、患者年龄等诸多因素有关，而作者没有控制这些变量，这样的研究就变得毫无意义。有作者为探讨治疗非淋菌性宫颈炎的方法，将阿奇霉素静脉用药与局部用药进行比较，结果得出阿奇霉素湿敷宫颈效果更好。这是研究方法的明显错误，违背了抗生素使用原则，因为抗生素外用会增加耐药风险，因此这样的研究没有任何价值。有作者观察了小儿手足口病的治疗，作者将患儿分成两组，两组患儿在综合治疗基础上都用利巴韦林注射液进行抗病毒治疗，研究组另外加用炎琥宁（一种中药抗病毒药），通过观察两组体温恢复、皮疹消退时间等指标，最后发现研究组更优越。其实这个研究是错误的，因为手足口病是自限性疾病，不须这样叠加用药；炎琥宁静注有不良反应，小儿应慎用。所以，这样的研究是浪费时间和精力。还有一例报道沐舒坦与氨茶碱联用治疗幼儿肺炎的疗效。这是一个错误的研究，因为氨茶碱药理量与中毒量非常接近，尤其是用在幼儿身上，很容易造成中毒，而且用时一定要有药物浓度监测，这在基层医院是不容易做到的，所以这样的研究不易使人信服。

五、写作格式不符合要求

有些作者没有看《投稿须知》；分不清科普文章、工作报告和医学论文的区别；对论文写作的基本要素不清楚。一般期刊每年的第一期都会刊登本刊《投稿须知》，写作前应该参看。有些文章一看标题就知道不是论文，如"浅谈乙肝的心理治疗""高血压应加强健康教育"等，这样的文章都属于科普文章。

六、杜撰,抄袭

很多作者走了"创作"的道路——杜撰论文,这是比较严重的学术不端行为,也是道德问题。如有篇报道生长抑素治疗急性胰腺炎的文章,文章其他说明都很到位,但最后结果有问题,文章说 90 例样本,无一例死亡。这几乎不可能,因为国内最高水平的报道也有 5‰～10‰的死亡率,南昌大学第一附属医院报道有 15‰～20‰的死亡率。所以这篇文章一看就是杜撰的。还有基层医院作者报道使用腰椎镜治疗的体会,也是杜撰,经调查该院没有腰椎镜。有作者报道子宫角部妊娠的流产处理体会,作者收集了所在县级医院近两年的 30 例资料。这令人困惑,因为省级专科医院两年也没有这么多病例,更不用说一家县级医院了。还有的文章分组后,两组样本数与总数不相等;还有些骨科手术的收集资料时间与随访时间矛盾,这样的文章即使原始资料真实,也会给编辑造假的印象。

第七章 怎样选择论文写作选题

一、从平常工作中发现医学论文写作线索

工作中的疑问、治疗过程中的异常现象、意想不到的结果,都是写作的切入点。例如,临床遇到的罕见病和疑难病例,危重患者的诊治经验,新药的不良反应,新药的配伍禁忌,疑难病症的误诊误治,等等。总之,论文贵在新,只要有一点新意,都可作为写作线索。曾有一篇文章,作者是一个乡卫生院的医生,论文题目是"有关阑尾炎切除残端的两种处理方法比较",一种用甲硝唑冲洗,一种用络合碘冲洗,结果作者发现两种方法切口感染率没有显著差异,而后者络合碘在手术中更常备,取材更方便。文章报道的技术很实用,虽然是个小问题,但编辑部还是采用了。另外,疑难杂症、误诊误治往往是论文写作的切入点。

二、新药、新仪器的临床应用,新的诊断方法及治疗经验

一项新技术的应用,一件新检查设备的使用,一种新诊断方法的使用,都可以产生论文。可惜基层医院处在新技术、新方法的传播和使用的末端,作为基层医务人员,新技术到手上已是非常成熟的技术了,有关的报道文章已有不少,所以要写出有关新技术应用体会之类的文章比较困难。但是只要做个有心人还是可以写出一些文章的。如腹腔镜已推广使用这么多年,很多期刊几乎隔几期就要刊发一些来自基层医院有关此主题的文章,这些文章有关于腹腔镜使用的大样本的分析报道,也有腹腔镜与其他技术联合应用的报道,还有一些手术意外的分析报道。相比较,新药进入临床的速度在加快,对新药临床疗效、副作用以及配伍禁忌等的观察,都可产生一定数量的文章。在这个方面基层医院和上级医院应该是站在一条起跑线上的,是可以写出一些文章来的。

三、个案报道

个案报道是一些典型的、在本地区首次发现的病例报道。这类文章可遇不可求，如"非典"病例的报道、手足病的报道以及前几年的禽流感报道等。写这类文章一定注意资料要翔实，应包括临床、组织化学、细胞学、免疫学、电镜、遗传学等各方面资料，证据要充分，必须符合此类病诊断的"金标准"。有一篇个案报道，题目是"耐万古霉素 MRSA 重症肺炎 1 例报告"，全球万古霉素耐药只有 7 例报道，如果此例有足够的证据证明，无疑具有重要学术价值，可惜由于作者医院条件所限，此例报道只是根据临床用药推测得出的结论，没有实验支持，使这篇文章逊色不少。

四、中西结合治疗一些疾病的报道

中医在我国流行已久，很有基础，基层医院医生都能用一些中医方法治疗疾病，效果也特别好，对此，基层医院可以写一些这方面的文章，而且这方面的文章很实用，很有读者。这里提醒一下，这类选题不能以"大帽子"吓人，要注意文题的准确性，如"中西医治疗腹部术后肠梗阻""中西医治疗胰腺炎""中西医治疗肝炎"等，这样的题目只能吓倒外行，内行肯定不屑一顾，这样的标题应该是一本书的书名，作为一篇文章就有些头重脚轻了。

五、充分利用进修医院资源

基层医院人员大多都有至少一次以上到上级医院进修的机会，进修的直接效果就是带来业务水平的提升。同时，可以合作进行科研，合作申报课题，合作撰写论文。利用这些资源可以写出质量较高的论文。比如，有位县医院的作者写了一篇题为"胆肠 Roux-en-Y 吻合术后空肠肠襻结石 6 例报道"的文章，这类病非常少见，报道出去非常有价值，但一家县医院怎能收集到这样的资料呢？后来作者告知是在省级医院进修时做的研究，经核实，资料属实，而且文章的第二、第三作者正是作者在省级医院进修时的带教老师。所以，这篇文章很快被编辑部采用。

六、上级布置或招标的题目

通常每年省科技厅、卫生厅及地市科技局会公布一批课题供科研工作者申报或面向社会招标，医学工作者可根据自身条件和医院条件选择申报，一旦申报成功，这类课题产生的论文一般刊物都会优先刊载。

七、从医学文献寻找线索

查找医学文献是医务工作者必备的学习技能之一，如何能较快地找出所需要的文献是研究人员应该掌握的基本功。通过查找文献既可提升业务水平，又能了解专业发展动态，同时也能发现写作论文的线索。

（1）查找文献可学习人家的研究方法，进行研究方法的模仿，进而创新。

（2）查找文献可以找到研究方向，因为很多文献在讨论中都会提出本研究领域里存在的问题和今后的研究方向，这样就可以在他人研究成果基础上寻找尚未解决的问题，以此作为自己的研究题目。

（3）查找文献可以了解已经解决了的问题，已取得的成就，而不必去重复他人的研究，做无用功。

（4）大量查找文献也可以激发产生研究的灵感，因为很多重要发现最初往往是瞬间思想火花的迸发。

现在检索文献很简单，只要进入数据库检索系统，输入关键词，大量文献就会出现，选择本专业有代表性的学术刊物的、近 5 年发表的 20 余篇文章，认真阅读，则会对即将开始的研究和论文写作有一定帮助。文献检索通常是基层医务人员的弱项，他们写的论文往往不是没有文献引用，就是引用一两篇著作或教科书，这样使文章逊色不少。

八、参加学术会议

参加学术会议是进行学术思想互动、碰撞的过程，是结识本专业权威的良机，也是了解同行研究和业绩的好机会，因此每年能参加一两次重要的学术交流会议，也是获取写作线索的重要渠道。

第八章　投稿注意事项

第一节　了解所投刊物

一、了解刊物的性质、宗旨和类别

一个刊物的性质和办刊宗旨可以从以下几方面去了解：一是看刊名。这种方法很方便，但准确度相对差些。例如《江西医药》，刊物名称提供了江西、医、药三大信息。从中可以大致了解杂志的性质是以报道江西省医学成果和研究动态为办刊主旨的综合性医学刊物，内容囊括医和药两大方面。二是看栏目设置。这种方法比较可靠。因为栏目设置能较为具体地反映出刊物的定位和固定报道内容，是刊物办刊宗旨的具体体现。三是研读刊物。这是进一步了解刊物的最好办法。通过研读刊物，能了解刊物的出版周期，是否为核心期刊或统计源期刊，是纯学术期刊、综合性期刊，还是科普/信息类期刊，了解刊物的特点，以及刊物的作者群和读者对象等（一般来说，作者群也是其主要读者对象），从而有的放矢地投稿，提高投稿的命中率。

二、关注刊物的年度报道计划和重点

许多刊物在每年年初会在刊物的适当位置公布当年的报道计划和重点报道内容，

这是刊物提供给作者的重要信息。在该刊的报道计划之内,投稿命中率一般较高。有的论文虽然创新点不多,但因为在刊物报道重点范围之内,编辑部也会在第一时间内优先录用。

三、熟悉刊物的《投稿须知》

由于刊物性质、宗旨、类别、特点等的不同,每一份刊物对稿件都有自己独特的要求,包括写作格式、注意事项等,这些要求在《投稿须知》或《稿约》中一般都有较为详细的规定。熟悉刊物的《投稿须知》,写作时注意与刊物的要求相一致,会大大减少论文退修的概率,缩短论文的录用时间,对提高投稿命中率也有很大的作用。随着国家对科技期刊出版规范的大力推广,现在各期刊的《投稿须知》内容越来越接近,也越来越规范。

四、规范写作,提炼文字

确定选题后,要认真构架论文,在文题、摘要、关键词、正文、参考文献等方面都要严格、严谨、规范;论文条目的写法等要符合刊物的要求,数据资料、实验结果等要实事求是,对结果要进行必要的统计处理,结论要简明、真实,不夸大其词;引用文献资料要标明出处,并在文后列出参考文献表;使用的量、单位、符号、缩写等都要符合国家有关规定,不能有自己的"创造"。此外,要注意医学论文的写作风格,做到表达准确、科学、规范,文字精练,不说空话、大话、套话。认真校对,消灭差错。有些论文作者写作不严谨,数据、计算不准确,错别字满天飞,更不要说标点符号了。这样的论文,给编辑"草率、不严谨"的印象,即使学术质量较好,编辑也不会首选这样的论文。尤其对于来稿较多的刊物,这类论文往往第一关就被刷下来;即使侥幸被录用,也要经过编辑、作者的多次修改,发表的时间会大大延后。因此,作者在完成论文后一定要认真校对,尤其是数据、符号及关键字的错误。若自己无法把握文字质量,应请同事或老师指导。

第二节　及时与编辑部沟通

一、让编辑了解论文的背景

决定投往某刊物后,在寄论文的同时,给编辑部写一封短信,简单而实事求是地说明论文的主要创新点或实用意义,是否在行业内被推广应用,是否因此得了奖项,有哪些不足,哪些地方需要编辑给予重点关注,是否有特殊原因需要加急处理、尽早发表等。如果是在某领域内的首次发现、首先应用,或者在别人工作基础上有所突破,取得了明显效果,具有很高的理论和实用价值,或者因此获得了奖项的,这样的论文编辑部都会在第一时间内优先录用。在论文质量较好的前提下,如果作者有特殊需要时,编辑部一般也会考虑适当加急处理的。

二、及时了解编辑部对稿件的处理进度

每个编辑部都有一套相对固定的稿件处理流程,整个流程环节众多。比如,编辑部一般对来稿进行登记、送审、退修、汇总意见后决定是否录用,这段时间大致是 1~2 个月。如果遇到外审专家外出开会讲学或出国进修等,那论文的审稿时间会更长。因此,论文寄出 2 个月左右没有收到录用通知或退稿信(有些编辑部对不被采用的稿件一般不予退稿),作者应及时通过适当方式,了解编辑部对稿件的处理进度以及是否能被采用。随着网上采编系统在期刊的广泛使用,作者一旦投稿成功就能动态跟踪审稿过程,并能及时了解审稿意见,这为作者掌握自己稿件的命运提供了帮助。

三、听取编辑对不采用稿件的具体意见

有些作者如果所投论文不被采用,往往不问具体原因,而是想方设法要求编辑部考虑发表,其实,这样做往往是达不到目的的。论文不被采用的原因有很多:一是专家从思想性、科学性、真实性、实用性等方面审阅后认为不能采用;二是本刊物近期已经发表了类似的或更好的论文;三是论文不在刊物的征稿、用稿范围之内;四是由于写作方面的原因不被采用;五是因保密原因不被采用;六是可能编辑部的来稿太多,以"优中选优"的原则而被筛选淘汰掉。因此,当论文不被采用时,可通过刊物编辑了解不被采用的具体原因,听取编辑对论文修改的意见和建议,做适当修改后,再投往该刊或者其他刊物。

第三节　投稿注意事项

一、不要涉密

失泄密一直是刊物之大忌,有些作者不了解这一点。有的单位在对外投论文进行审查时,也是为了单位利益或碍于个人情面,睁一只眼闭一只眼,没有真正履行审查责任,只把印章一盖就算数。这样做,一旦有涉密问题,编辑部往往不敢用此论文,对经常把保密审查责任推给编辑部的单位,编辑部在以后用稿时也会非常慎重,甚至为了严防失泄密,对该单位的来稿可能会区别对待。

二、所用资料必须真实

如果研究资料是本单位的,经本单位审查一般真实性多不用怀疑;如是外单位的(如进修医院,或作者以前工作过的单位的),真实性多不确定。作者如应用外单位资料做研究必须经资料提供单位审查,并征得书面同意书后方可做研究,并可成文,否则一般期刊均不会使用,以免引起不必要的版权纠纷。

三、不要一稿多投

一稿多投不仅是版权法明令禁止的做法,也是各家刊物严防的。因为一稿多投、多

用,不仅浪费刊物资源,影响作者、刊物的声誉,也挫伤了读者的感情,因此一旦发现作者有一稿多投,编辑部一般会立即中止审稿,甚至会将该作者列上黑名单。当前有些年轻作者,学风浮躁,利用电子邮件轻轻一点就实现一稿多投,这是对自己、对稿件极不严肃的做法。

四、一次只投一篇稿

有不少作者一次给同一家刊物投多篇论文,以为这样可以提高命中率,其实不然。第一,作者的多篇论文质量有差异,编辑部往往选择其中质量较高的一篇或几篇用,其他的就有可能放弃不用;第二,出于多种因素的考虑,编辑部一般不会连续刊发同一作者的论文;第三,多篇论文一起投,容易让编辑产生"多产而质量不高"的印象,最后结果不仅不能如作者所愿的"多投多中",而很可能是"多投少中",甚至是"多投不中"。如作者同时有几篇论文想发表,可翻阅多家期刊,分别投向那些用稿范围与本人稿件内容较为一致的期刊。

五、附上通信联系方式

当编辑部决定刊用某篇论文时,就需要与作者联系,或做修改补充,或要求付版面费,或要求补发电子文本等。如果作者没留下便于联系的通信方式,会给编辑部的工作带来很大麻烦。所以作者投稿的同时,在论文的适当位置留下详细通信地址、邮编、办公电话或手机号、邮箱地址等信息,并附寄电子文件。

第九章　学会识别非法刊物

一般非法刊物有几大特征:

(1)刊名大得吓人,如全球华人医学期刊、中国医学全报。

(2)主办者身份含糊,在版权页上找不到明确的主办者。

(3)用稿速度极快,投稿一周就决定录用。

(4)版面费极贵。

(5)以各种奖励为诱饵。

目前我国的生物医学期刊按主办者身份可分为三大类,这三大类刊物还是比较可靠的。

(1)由各级专业学(协)会主办的期刊,如中华医学会放射专业委员会主办的《中国放射学杂志》,由江西省医学会主办的《江西医药》等。

(2)由全国著名医学院校主办的学报类刊物,如《江西医学院学报》等。

(3)由出版集团主办的,如人民卫生出版社主办的《中国医刊》等。

第十章　规范用词

论文写作应正确使用国家科学技术名词审定委员会审定的或国家标准规定的科技名词术语。

以下是医学论文写作中经常要用到的词的规范写法（"→"所指为正确）。

几率→概率	X 光→X 射线	核磁共振→磁共振
磁力线→磁感线	摄象机→摄像机	象素→像素
驰豫时间→弛豫时间	水份→水分	粘性→黏性
粘度→黏度	阿斯匹林→阿司匹林	安定→地西泮
冰冻→冷冻	福尔马林→甲醛	副睾→附睾
副作用→不良反应	甘油三酯→三酰甘油	禁忌症→禁忌证
抗菌素→抗生素	冷颤→寒战	麻黄素→麻黄碱
霉菌→真菌	脑梗塞→脑梗死	柠檬酸→枸橼酸
肾功能衰竭→肾衰竭	食道→食管	适应症→适应证
细胞浆→细胞质	血脑屏障→血-脑脊液屏障	植物神经→自主神经
中风→脑卒中	综合症→综合征	酒精→乙醇
维他命→维生素	荷尔蒙→激素	脉博→脉搏
柑桔→柑橘	粘膜→黏膜	松驰→松弛
征稿启示→征稿启事	兰色→蓝色	幅射→辐射
座落→坐落	园梦→圆梦	予热→预热
按装→安装	蔽病→弊病	反修率→返修率

（黄国华）

附录三　医学新闻与医学科普写作

第一章　医学新闻写作知识

新闻是新近发生事实的报道或评述,它一般通过报纸、电视、广播、互联网等媒介进行传播或发布。

新闻具有真实性、时效性、引导性等特点。新闻描述的是真人真事,应准确无误地反映客观事实,应当完全真实地记录,不能虚构和想象。不仅是事件主体,就是细节的描述也不能想当然地夸大其词。新闻强调的是"新",在全球信息化的今天,网络普及速度惊人,新闻传播时效往往以分钟计算,新闻的价值就在于作者以敏锐的感悟及时地把现实中发生的有意义的事件和人物告诉给受众,一旦时过境迁,新闻就变为旧闻。新闻还具有极强的引导性,成为舆论的向导,政策性、针对性、指导性是其灵魂。医学新闻是新闻中的一个类别,具有与一般新闻一样的特点,但特别要注重其科学性,因为每一段文字均与生命健康相关。

新闻文体主要有消息、通信、评论三大类。

第一节　医学消息的概念和分类

一、概念与特征

消息即所谓的狭义的新闻,是只报道事情的概貌而不讲述详细的经过和细节,以简要的语言文字迅速传播新近事实的新闻体裁,也是广泛、经常使用的新闻基本体裁。它一般具有以下五个特征。

(1)篇幅较短,内容简明扼要,文字干净利落。

(2)常有一段导语,开门见山,吸引读者。

(3)通常一事一报,讲究用事实说话。

(4)更注重时效,报道快速及时。

(5)基本表达方法是叙述。

二、分类

消息的种类可以从不同的角度进行划分。消息从报道内容可以分为经济新闻、社会新闻、人物新闻和政治新闻等;从篇幅长短可以分为简讯、一句话新闻和标题新闻;

从反映对象可以分为人物消息、事件消息等。通常从体裁上分,消息大致可分为以下四类。

(1)动态消息:也称"纯新闻",是最常见的消息类型。它迅速及时地报道国内外正在发生或新近发生的新闻事实,是反映新事物、新情况、新动向的主要的消息体裁。它有两种不同情形:一种是对刚刚发生的或新近发生的单独事件的报道;另一种是对在较长的一段时间内具有一定持续性变动事件的报道。

(2)经验性消息:是反映某地区或某单位所取得的典型经验、成功做法及其显著效果的一种新闻体裁。它是典型报道的一种,用以推动全局,指导工作。

(3)综合消息:围绕一个主题思想,从不同侧面概括反映某个事件、问题的全局性情况,或综合报道不同地区、单位具有同类性质又各有特点的多件新闻事实的一种新闻体裁。

(4)述评性消息:也叫新闻述评,是一种以述为主,边述边评、夹叙夹议的新闻体裁。这种消息往往是在事件告一段落或发生转折时,由作者对其进行评述。

三、格式与写法

从新闻的内部构成要素来看,消息一般由六要素组成,概括为"6W",即:谁(Who)、何时(When)、何地(Where)、何事(What)、为何(Why)、结果如何(How),换一种说法就是人物、时间、地点、经过、原因、结果。如果把这六要素串起来,概括成一句话,就是:某人某时在某地因为某原因做了某事出现了某种结果,其中"何事"是核心要素。

第二节　医学消息的写作技巧

消息一般包括标题、消息头、导语、躯干和结尾五个部分,有的还包括新闻背景部分。写好消息要注意以下几点。

一、好标题具有强大吸引力

1.标题是新闻内容的形象概括

标题的一般要求是:作者要"一语中的",令编辑"一目了然",令读者"一见钟情"。

消息有多行标题和单行标题之分。多行标题一般由主题和辅题组成。主标题是标题中最主要的部分,字号最大。主标题一般是消息中最主要的事实或观点。

例:

虽遭父母遗弃却享社会温情

连体女婴牵动众人心

分离术后两人身体状况平稳

辅题包括肩题和副题。肩题的主要作用是从一个侧面对主题进行引导、说明、烘托或渲染。副题的主要作用是对主题进行补充、注释。

2. 主题、肩题和副题之间的关系

单行标题必须是实题。也就是说,必须以叙事为主,点明最主要的新闻要素,使人一见新闻标题就知道消息报道的是什么事情。

例：

三级医院今年都要推行优质护理服务

二行标题有"肩题＋主题""主题＋副题",偶尔也有双主题、双副题。二行标题必须有一个是实题,另一个可以是实题也可以是虚题。

例：

我省医疗界实现国家"863"计划零突破(主题)
昌大一附院博导张焜和领衔(副题1)
资助经费达183万元(副题2)

这篇消息的标题响亮而醒目。

例：

肿瘤细胞代谢异常之谜解开(主题)
研究结果可为癌症治疗提供新策略(副题)

重点专科申报竞争激烈
问鼎国家队仍是未知数(双主题)

"政府包下3000所公立医院,如何?"(肩题)

所谓虚题,即内容较为抽象含蓄,或者以说理为主,着重说明某个原则、道理、愿望等。

三行题是"肩题＋主题＋副题"系列标题。一般要求是,其中必须有一个是实题,其余的可以是实题或者虚题,但是副标题一般都是实题。肩题虚题较多,主题可实可虚。三行题都是实题的情况也有。

例：

丰胸行业利润丰厚(肩题)
民营资本看得眼红心动(主题)
"伊妹儿"与省中医院合建美容中心(副题)

3. 标题设计的基本原则

设计标题要遵循以下原则。

(1)形象传神。

(2)具体确切。

(3)生动简练。

二、消息头是消息的标志

报纸上的消息,开头往往冠以"本报讯""本报牡丹江 3 月 18 日电""本报北京 3 月 12 日专讯""新华社南昌 10 月 28 日电"字样,就是消息头。消息头是消息的标志。消息是从出版地之外寄来的一般应该标明发布新闻的时间和地点。

消息头具有以下作用:

(1)版权所有,其他新闻媒介不得任意转载、抄袭。对于通讯社的稿件,报社无权增补更改,但可以删减。经过删减的消息,必须在消息头中标明:"据××社××地×月×日电"。

(2)表明消息来源,以利读者判断。

(3)迫使新闻单位谨慎地对待每一条消息。

(4)区别其他文体。

三、导语是新闻写作的特征

导语是消息区别其他新闻体裁的重要特征。它紧接在消息头的后面,一般由最新鲜、最主要的事实或者依托新闻事实的精辟议论组成。

例如《控烟履约该提速了》的导语:

我国是《烟草控制框架公约》缔约国,承诺今年要在所有工作场所和公共场所全面禁烟。但是,今年 1 月 9 日的履约期已过,我们交上的却是 37.3 分的不及格答卷。世界卫生组织对所有缔约国家的调查表明,中国的无烟环境执行情况、烟税和烟草广告禁止三者均排在最后一名。在刚刚闭幕的全国政协十一届四次会议上,委员们在为控烟履约失败感到惋惜的同时,也纷纷为尽快实现控烟目标建言献策。(载《健康报》2012 年 7 月 12 日)

(一)新闻导语的作用

新闻导语具有以下作用。

(1)用最少的笔墨反映出新闻的要点和轮廓。

(2)为消息定下写作的基调。

(3)最大程度地激发读者的阅读欲望。

导语要求在新闻事实中,也就是在新闻六要素即"何时、何地、何人、何事、何因、如何"中,挑选一两个最能激起读者兴趣的要素,把最重要的、最新鲜的、最能吸引读者兴趣的新闻事实,突出地写在导语中,使这条导语紧紧地抓住读者,使他们盯住新闻不放。

(二)导语写作的基本要求

(1)语出不凡,突出最具有新闻价值的那个新闻要素。

(2)抓住事件的核心与精华,突出新闻本身所具有的特点。

(3)要简要地交代新闻来源和新闻根据。

(4)要突出最新的内容和最新的时间概念。

(5)最新的内容是指要提供新鲜的信息,即闻所未闻的东西。

(6)最新的时间概念,对于事件新闻来说容易把握,对于非事件新闻来说就不太容易把握了:①尽可能由近及远,找一个最新的、时间概念明确的新闻由头。②把作者在现场观察到的材料作为带动其他材料的新闻由头。

导语在写作上,要求清晰、简明、生动。叙事清晰是导语写作的基本要求。一个导语里应该尽可能只有一个主题,很少几个概念,这样才会抓住读者,才会写得简单明了。为此需要注意以下几个方面:要突出最主要的事实,少写附属事实和琐碎细节;一定要删除华丽却没有实际意义的废话、套话;导语里出现的人物,头衔不要太多,因为在这里读者只关心最主要的新闻事实;导语里的单位名称、专有名词不能太多;要吸引读者阅读新闻其他部分。

(三)导语的类型和写作特点

按照表现手法上的区别,导语可以分为叙述型导语、描写型导语和议论型导语。叙述型导语根据其元素多少又分单元素导语和多元素导语。

叙述型导语:大多数导语采用叙述型导语。这类型的导语就是客观地叙述最主要的新闻事实。它包括直叙式、概括式、对比式。直叙式导语要求开门见山,把最具有新闻价值的事实告诉读者。其优点是快,缺点是平淡无奇,缺乏吸引力。

1. 多元素导语

导语里包含两个或两个以上的新闻要素。如:

据新华社北京 1 月 15 日电(人民日报社记者×××　新华社记者×××)　卫生部、国家中医药管理局、国家食品药品监督管理局、总后卫生部今天下午在北京举行全国卫生工作会议。(《人民日报》2005 年 1 月 16 日)

此导语包括"何时""何地""何事""何人"这些要素。

2. 单元素导语

导语中只表述一个新闻要素。它是按报道的内容而定。此要素应是消息中最新鲜、最有价值的核心事实。导语可分为以下几类。

(1)何人导语。这种导语,在突出报道显要或影响大的新闻人物时采用。因为这些人物从事的活动,比一般人做的事情更能引起读者的关注。有时,一件事发生了,人们更关心的是什么人干出来的。在这种情况下,写消息也可以用何人导语。

(2)何时导语。报道读者关心的事情什么时候会发生或进行,可用此导语。如:

本报讯 (记者×× 实习生××)3 月 8 日,25 台自助发卡挂号与充值缴费机在南昌大学第一附属医院门诊大厅开始首日试运行。9 时许,来自新建县南矶乡的农民万永金用了不到 20 秒时间,就在自助挂号缴费机上挂上了一个眼科专家号。自助挂号缴费系统的首度亮相,不仅简化了患者就医手续,也开启了我省公立医院门诊诊疗流程的新模式。(《江西日报》《上医院挂号缴费却自助 江西首批新系统很方便》2011 年 3 月 9 日)

报道公众可以参与的活动,如运动会、演讲会及群众集会等,在导语里也常常强调"何时",便于读者知道自己应在什么时候去参加。

(3)何地导语。报道一些重要或有特殊意义的地方发生重大变化的消息,常用此导语。如:

本报北京 10 月 10 日讯(记者×××报道)全国卫生系统临床技能大比武今天在北京揭开战幕。(《健康报》2009 年 10 月 11 日)

(4)何事导语。一般说来,新闻事实本身的重要性或影响力超过其他新闻要素,则用该类导语。如:

本报北京 2 月 23 日电(记者×××)由共青团中央、卫生部举办的第四届全国卫生系统青年岗位能手评选今天揭晓。(《中国青年报》2009 年 2 月 24 日)

(5)何故导语。当报道一个事件的起因比其后果更能引起人们的关注时,可用此导语。如:

本报讯(×××) 某省某市第三人民医院原院长蔡某,为追求享乐,利用职权捞取医药回扣 32.5 万元,被法院判处有期徒刑 10 年,一夜之间由昔日受人尊敬的医院院长变成了令人不齿的阶下囚。(《××报》2004 年 6 月 29 日)

这个导语首先点明院长判刑的原因,对其他医院管理者来说是个提醒。

(6)概括式导语。大气包举,笼罩全篇,适合内容复杂、过程曲折的消息。人民网健康频道根据网友的关注度,盘点出 2009 年的中国健康十大新闻事件。《甲型 H1N1 流感来袭 全国民众上下齐心对抗疫情》就是一篇成功的综合消息。

本报讯 自四月墨西哥爆发甲型 H1N1 流感疫情开始,这场疫情就迅速蔓延到世界各地,中国卫生防疫机构虽然展开了完备的围追堵截,也未能幸免于难。我国有了 2003 年抗击非典疫情的经验,一切应对有条不紊,虽然病例、重症病例、死亡病例、聚集性病例不断出现,也没有导致任何不安和恐慌的局面。

(7)对比式导语。特点是用过去衬托现在,使消息中所蕴含的新闻价值充分体现出来。

本报讯 河南新密市工人张海超被多家医院诊断为职业病,但企业却拒绝为其提供相关资料,他向上级主管部门多次投诉后,郑州职防所为其做出了"肺结核"的诊断。为求真相,他找到郑大一附院,坚持"开胸验肺"。

(8)描写型导语。以展示事物的形象或者场景为主要特征的导语。最常见的有见闻式和特写式。

见闻式导语一般用于记叙、描绘比较大的场面,以叙述为主,穿插一些形象描写。如《广州一甲流重症患儿被父母弃尸于公路旁干涸水沟》的导语:

本报讯 一名年仅 3 岁的周姓男孩,从广西贵港跟随父母来广州打工,却不幸感染上了甲流,而且转化为重症患者。原本已进入医院的男孩,不知何故却从医院里出来了,被发现时躺在广从公路旁的干涸水沟里,已经死亡,他的父母则去向不明。

　　特写式导语则抓住人物表情或者一些事物的局部特征加以细致描写,给人留下特写镜头般的印象,使人有身临其境、如见故人、如闻其声的感觉。

　　本报讯　一眨眼之间,他已在青藏高原奋战了 27 个春秋了。原来的满头青丝,现在已染上了祁连山的霜雪;脸上的皱纹,就像是风沙雕刻的痕迹。这是少数民族地区医疗工作者代表座谈会上,×××医生给记者留下的深刻印象。

　　(9)议论型导语:包括引语式导语、设问式导语。

　　引语式导语是记者借助新闻里面人物的口发表议论。

　　本报讯　就在主治医生对张春的父母说"这个小孩怕是过不了今天晚上了"之后的一个星期,张春的各项生命体征却日趋正常,奇迹般地活过来了!

　　引语式导语运用得好,往往给人留下强烈的印象。使用这个导语时,必须注意:所引用的话必须在一定程度上反映报道主题;引用的话必须精彩、生动、富有新意,能够牢牢吸引读者;引用的话必须忠于原话;直接引语必须用引号;最精彩的引语在导语最前头,然后交代说此话的人的身份。

　　设问式导语是在消息开头提出某个尖锐、读者关心的问题,然后加以解答。

　　本报讯　患者本是弱势群体,医托让患者雪上加霜,省城大医院门口有多少医托? 6月 9 日到 12 日 8 时至 12 时,记者到省一附院等三大医院门前作了一番观察,发现最多的一附院竟有 17 人,最少的省人民医院也有 8 人。

　　这个导语往往可以引起读者关注和深思。在写作上要注意:所提出的问题是当前人们所关心、感兴趣的问题;是令读者迷惑不解、急切需要知道答案的问题;不是为了吸引读者或者叙述方便的故弄玄虚,更不是考读者。

四、躯干要真实丰富

　　所谓新闻躯干就是我们常说的正文。

　　新闻躯干的两大功能:

　　(1)解释和深化导语。就是说,对导语中所涉及的内容,进一步提供细节和有关资料,使读者对新闻事件有更清楚而具体的了解。

　　(2)补充新的新闻事实。导语里一般涉及的都是最新鲜、最重要的事实,新闻躯干就要把在导语里涉及的新闻要素补充进来,使新闻的六要素得以完备;还要提供必要的新闻背景,以便读者对新闻事件的来龙去脉有更深刻的理解。

　　新闻躯干的写作要求如下。

　　(1)围绕一个主题取材。

　　(2)叙事尽量具体、充实,使读者对报道的人物和事件有较为完整真实的了解。

　　(3)叙述生动,行文有波澜,保持读者兴趣。

　　(4)段落层次要分明,每一段落最好只说一层意思,每个段落、句子尽可能短一些。

五、结尾是凤尾

新闻结尾是消息的最后一句话。一条消息是一个整体，哪怕只有一段，它也是有头有尾的。并不是非要在消息之末，再加上一段，才叫结尾。

消息结尾对读者的阅读心理有非常大的影响。写作时不但要在导语上呕心沥血，也要仔细斟酌消息在何处结尾为好，用何种方式结尾为好。常见的消息结尾有以下几种。

1. 自然结尾法

大多数消息是这种结尾，就是按照消息的结构，顺其自然地把新闻诸要素交代完毕，而且消息全文已经具备"水到渠成"之势，就戛然而止。给读者留下咀嚼回味的余地。

2. 遗失补缺法

这种结尾有一个比较明显的"结尾段落"。它的主要作用是，用于补充导语和正文部分未提及的新闻要素，使消息完整、圆满；或者补充相关的背景，使消息更加充实、可信。

3. 卒章见义法

这种结尾主要是用以画龙点睛，总括全篇，突出主题。

4. 别开生面法

这种结尾就不拘一格，往往"别出一层，补完题蕴"。

5. 结尾写作注意要点

与主题无关的内容不能写入，避免画蛇添足；消息结尾以叙事为主，切忌空泛，诸如"受到广大干部职工的一致好评""进一步调动了大家的积极性"之类的空话，应该摈弃。消息结尾应该顺势而行，既不要草率收兵，也不要拖泥带水。消息结尾还应该力求简洁、不重复。导语、正文部分已经涉及的内容，结尾部分不要重复表述，语句重复不好，语义重复也不好。

六、新闻背景

与新闻人物和新闻事件形成有机联系的一定环境和历史条件就是新闻背景。

七、消息结构的形式

1. 倒金字塔式结构

这种结构的特点是：将更重要、更精彩、更吸引人的新闻事实放在最前面，次要的继之，更次要的内容则置于末尾，头重脚轻，好似一座倒置的金字塔。倒金字塔起源于美国的"南北战争"（1861—1865）时期。那时，电报刚刚发明，发报机在使用时常常出现故障，故战地记者在发稿时，总是先说最重要的内容，以免发报机出现故障时最重要的东西反倒传不回去。从而形成"倒金字塔"的雏形。一百多年来，倒金字塔式结构统领着消息写法的天下，是因为它在多个方面有着明显的优势。

(1)便于记者迅速发稿。

(2)便于编辑删改编排。

(3)便于读者阅读接受。

不论是从阅读心理还是从接受效果上看,倒金字塔对于读者来说,都是一种相当不错的结构样式:①它可以帮助受众一下子抓住事实的核心。尤其是在今天,新闻数量多、阅读时间少的情况下,读者即使是只读消息的前半部分,甚至是第一段,也可得知新闻的精华。②它有利于吸引读者,有利于读者记忆。心理学研究表明,"第一"更容易吸引眼球,更容易让人记住。

倒金字塔结构也有其局限性。它比较适用于时效性强、事件单一的突发性新闻,而对于故事性强、人情味浓的新闻则不太适宜。此外,由于倒金字塔结构打破了传统的叙事顺序,容易出现逻辑混乱、支离破碎的情况。

例:

人民网北京 12 月 29 日电 今天上午,卫生部就体检中乙肝病毒检测有关问题召开了媒体通气会。卫生部新闻发言人毛群安明确表示,有关部门拟于近期制定取消入学、就业体检中"乙肝五项"检查有关政策。明确禁止将携带乙肝病毒作为限制入学、就业的条件。

毛群安介绍,目前,乙肝病毒携带者在入学、就业时受到限制和不公平待遇问题仍然较为突出。为了妥善解决这一问题,有关部门已经对乙肝病毒携带者是否影响他人健康进行了周密论证、慎重决策,拟于近期制定此项政策。

此次政策调整后,卫生部将进一步加强对医疗卫生机构的监督管理,确保医疗卫生机构按照调整后的体检项目开展入学、就业体检,及时查处、纠正违反规定进行"乙肝五项"检查的行为。

为医学目的而开展的"乙肝五项"检查,检查机构应严格保护体检者的隐私;为健康体检目的开展的"乙肝五项"的检查,检查机构应充分尊重体检者的选择权并保护其隐私,体检组织者不得强制体检者接受"乙肝五项"检查。

有关部门还将加强对教育机构、用人单位的监督管理,督促其严格执行有关的制度,切实保障乙肝病毒携带者公平入学、就业的权利,及时查处、纠正违反规定要求求学者、求职者进行"乙肝五项"检查的行为。

(2009 年 12 月 29 日)

在这篇新闻中,第一段最重要,交代了主要事实;第二段是第一段的具体化和补充说明;第三段又是第二段的补充。这样,每多读一段,就多知道一层意思。如果只读第一段,也可知道新闻的主要内容。这就是倒金字塔式结构的基本特征。

2. 时间顺序式结构

这种结构方式就是自然而然地按照事件发生的时间顺序来写作。事件的开端就是消息的开头;事件的结束就是消息的结尾。这种写法往往开头比较平淡,高潮出现在后面。因此它适合故事性强、以情节取胜的消息,尤其适合写现场目击记。这种结构由于按时间顺序写作,也容易流于平铺直叙、记流水账。同时,由于开头比较平淡,往往不能吸引读者。

例:

冻死的孩子重新复活

美国威斯康星州一个名叫麦肯罗的孩子,今年只有两岁半。一月十九日,在家里人没有注意的情况下,他穿着一身睡衣,只身来到零下二十九度严寒的室外。家里人发觉后把他抱回屋里时,麦肯罗的一部分血液已经"冻结",手脚也都僵硬了。当他被送往医院时,体温已下降到十五点五度。但是,在经过了包括使用心肺泵等先进设备抢救以后,麦肯罗竟然奇迹般地复活了。像这样处于低温状态下的人能够死而复生,在世界上是没有先例的,就是参加抢救麦肯罗的医生也对此感到惊叹不已。

现在,除了他的左手可能会留下由于冻伤后遗症引起的轻度肌肉障碍以外,其他恢复都很正常,估计三四周内,即可恢复健康。

3. 悬念式结构

悬念式结构实际上是把倒金字塔式结构和时间顺序式结构相互结合、取长补短而产生的一种新的结构形式。

这类消息的开头是一个带有悬念的新闻导语,巧妙地点出最精彩或最重要的新闻事实,吊住读者的胃口,然后在以后的段落中就基本上按照事件发生、发展的顺序写作。这样的消息给人以叙事具体、完整,条理清晰,重点突出的感觉,使读者容易理解和接受新闻信息。

例:

"学校暴发甲肝"的"愚人消息"成了真

2月24日,张涛和贵阳学院的其他大学生回到了校园,跟往常一样,室友凑钱喝着5元钱一桶的"竹源"牌桶装饮用水,没有饮水机,就直接从桶里往杯子里倒。

宿舍本住8人,实际住了4人。他们不到一个星期就会喝完一桶水。

没多久,有人腹泻,随后,几个同学都开始拉肚子。有时,哥们儿之间也需要抢厕所了。

这个不好意思告诉别人的烦恼像风一般刮过贵阳学院的校园。张涛所在的大班有145名同学,其中五六十人拉肚子——这还不包括那些碍于面子而隐瞒的女生。

一批一批学生陷入腹泻麻烦,学校很快注意到问题的严重性,组织学生检查。张涛和其他同学排着长队到学校医务室免费检查,医生诊断为感冒。治疗了几天,他们的症状毫无缓解,依然腹泻,小便也比平时黄很多,不想吃东西。

3月31日,学生中出现"有人得了甲肝"的传言。有人恐慌,更多的人则不以为意:不是曾有人得了白血病吗?近万名学生,有一两个人得甲肝很正常。

4月1日,校园中出现"学校暴发甲肝,你快回校来打针"的短信,很多人把这当成捉弄人的愚人节信息,一笑删之。

随后两天,越来越多的人被确诊甲肝的传言让张涛坐不住了。他去校外的两家私人诊所看病,结论仍是感冒。4月5日,学校医务室医生坚持认为他是感冒。第二天,他被确诊为甲肝。

事实上,3月31日,贵阳学院已有两名学生被确诊为甲肝。确认疫情后,次日,市卫生局组织有关人员赶赴贵阳学院调查处理,发现可疑患者16例,初步确定为甲型病毒性肝炎……4月22日,贵阳市共报告甲肝患者351例,确诊330例,疑似21例,其中贵阳学院确诊202例。

病因何在?矛头指向了竹源牌桶装水。

"贵阳市甲肝疫情处置领导小组"的专家论证,贵阳学院甲肝疫情病例对照调查结果显示,就餐地点、食用食物种类等因素与疾病发生无流行病学联系,与竹源牌桶装水有流行病学联系,是造成贵阳学院甲肝疫情暴发的直接原因。

卫生部中国疾控中心5名专家组成的专家组核查后,再次确认饮用竹源牌桶装水是造成疫情暴发的主因。

57岁的竹源天然矿泉饮料有限公司总经理刘芸并不同意这个结论。"公司唯一的取水井深达172米,周边24户人家也喝这水,并没有发现感染甲肝,我们自己的企业大楼喝的也是自家品牌,也没有发现一例感染者。"

他说,市面上的"竹源"水检测不合格,但他们在出厂时的检测却一直合格。另一方面,水的生产企业和销售单位仅仅是买卖关系,卖水者可能背着水厂装入不合格的水。他由此认为,即便是竹源牌桶装水有甲肝病毒,也有可能是流通和销售环节出了问题。

在有关报告中,专家分析认为:贵阳市属喀斯特岩溶地质,地质结构和地下水系较为复杂,2月下旬为历史罕见的雪凝灾害天气末期,凝冻融化,加上同期为持续阴雨天气,地表水渗入或地下水污染导致贵阳竹源天然矿泉饮料有限公司的水源在2月下旬至3月上旬期间受到污染。同时该厂在生产过程中消毒不严,成品水质量达不到卫生标准要求。人们饮用竹源牌桶装水是造成此次甲型病毒性肝炎疫情的直接原因。

4月28日,贵阳市疾病预防控制中心副主任熊模平表示,认定竹源牌桶装水是造成此次甲型病毒性肝炎疫情的直接原因,并不意味着完全排除其他因素致病的可能性,"基础卫生设施差致病的可能性也是存在的。"

(2008年5月7日)

4.并列式结构

并列式结构有一个概括性导语,随后的几个自然段所涉及的内容基本上是并列关系。

例:

"手足口病"夺19童命　阜阳恐慌

今年3月上旬,阜阳市几家医院陆续收治了以发热伴口腔、手足臀部皮疹为主的疾病患者,少数伴有脑、心、肺严重损害,引起当地恐慌……

4月15日,当地媒体纷纷报道:确有"几名"婴幼儿因患春季呼吸道疾病相继夭折,且这几例病没有相互传染联系。但市民对政府公告的迟缓与暧昧并不放心。

4月27日,新华社发文称安徽阜阳市政府确认,当地有789名儿童感染肠道病毒EV71,现正全面加强防治。

夺命的"怪病" 病历上写得不明不白

4月2日凌晨,2岁多的沙香茹发起了高烧,39℃多。两个多小时后,孩子不幸夭折。

这是一种"怪病"! 究竟是啥病? 病历上没有写明白,也没有人肯告诉沙香茹的家人。

4月23日上午,一个紧急会议在安徽省阜阳市卫校召开。据知情者透露,参加会议的有卫生部及省卫生厅的专家、市县卫生部门的领导以及各大医院的负责人。

24日傍晚,阜阳市卫生局发动全体幼儿教师立即调查本班学生有没有手足口病发病史,并认真填写《阜阳市手足口病病例回顾性调查》,次日必须上交调查表。

这次筛查命令的发出,距沙香茹夭亡整整过去了3周时间。

孩子发个烧,却丢了性命。亲属不明白,要向医院讨个说法。一位医生说:我们也尽力了。之前阜阳市人民医院已经有5例婴幼儿患者死亡,病症跟你们的孩子类似。省里的专家都来了,但现在还没有找出具体病因。

孩子的爷爷沙启桂说:"我孙子犯病时,得这种病的幼儿在医院都已经死亡了5例,如果政府早向老百姓公布这是什么病,孩子也许就不会被耽误。"

满城的"谣言" 小儿非典? 禽流感? 口蹄疫?

4月初,在北京开往阜阳的列车上,乘客聚在一起小声讨论"怪病";在云南开大货的阜阳籍司机,收到了妻子关于"怪病"的短信后,立即让读幼儿园的女儿不要再去上学;在阜阳市区,记者从出租车司机口中得到的是"怪病"致死"几例"或者"十几例"不等的坊间数据。

没有官方关于"怪病"的任何信息,市井"谣言"变得恣肆而扭曲。有人称这种病是"小儿非典";有人称是"禽流感";还有人说是"口蹄疫";也有人说是"手足口病"。

那些家有婴幼儿的家长,不再带着孩子上街。有的家长索性不让孩子再去上学。据一位幼儿园老师介绍:"这两个星期,平日里40多个学生的小班,只能来10多个。"

4月16日下午约5时20分,阜阳市颍泉区区直幼儿园召开了10多位教职员工的"紧急会议"。该幼儿园一名叫王震雨(音)的3岁小男孩前两天死了,直到小孩的奶奶来学校索赔,老师们才知道他因为"怪病"而夭亡。

从此,学校每天在晨检中对学生进行体温、上腭和手足检查,只要体温超过37℃,就打电话让其家人领回。突如其来的新措施,让家长们感觉莫名其妙。

儿科病房 没有任何隔绝措施

4月6日上午,家长带一周岁零五个月的岩岩逛街,中午时发现孩子手上出现小疱疹一两个,没有在意。下午,孩子每个手掌又增加到5～6个,他们赶紧带孩子到人民医院就诊。这一次,岩岩被诊断为"手足口病"。

17日上午,阜阳市人民医院与往日并无二致。作为全市唯一一家三甲医院,近期收治了大量的重症患儿。抱着孩子来看病的家长络绎不绝,大家挤在一起,没有任何隔绝措施。新投入使用的儿科病房里住满了幼童。18 日上午,儿科门诊一楼走廊贴出了两张"怎样预防手足口病"的宣传单。从来没有听说阜阳有手足口病,以前只是称,因为"重度肺炎"或"急性肺炎"导致了几例婴幼儿的死亡。医院突然贴出手足口病的宣传单,着实让人费解。面对询问,医务人员避而不答。

市民的疑惑 墙上的与电视上的自相矛盾

面对惶恐与质疑,当地的报纸、电台以及电视台,在 4 月 15 日同时刊登播出《市医院儿科专家就出现呼吸道疾病问题答记者问》和《有关人士就近期阜城出现呼吸道感染症状较重患儿问题答记者问》。其中称,最近呼吸道感染症状比较重的患儿,有"几例"已死亡。在强调"几例"的同时,并称与前几年比较,发病水平并没有增高。针对市民普遍关心的传染性,他们称经专家调查,表明这几例病没有相互传染联系。直到那时,官方说法里仍然只字未提"手足口病"。

面对来自官方权威的声音,许多市民悬着的一颗心终于放了下来。但知情者说,在对外的数据中称死亡"几例",是怕引起百姓不必要的恐慌。

但在同时,大量的宣传单贴在了很多幼儿园的门口,内容却是"怎样预防手足口病"。"幼儿园墙上贴的与电视上放的自相矛盾,让大家一头雾水。手足口病传染呀!还有恶性的死亡记录。"一位到幼儿园接孩子的家长感到了迷惑与担忧。

专家释疑 肠道病毒 EV71 可空气传播

据中国疾病预防控制中心副主任杨维中、北京地坛医院主任医师李兴旺等专家介绍,肠道病毒 EV71 是人肠道病毒的一种,简称为 EV71,常引起儿童手足口病、病毒性咽峡炎,重症患儿可出现肺水肿、脑炎等。EV71 感染疾病传播方式主要有:人群密切接触,儿童通过接触被病毒污染的手、毛巾、牙杯、玩具等引起感染;患者咽喉分泌物及唾液中的病毒可通过空气传播。

专家介绍,患儿感染肠道病毒 EV71 后,多以发热起病,一般为 38℃左右,同时在口腔、手足、臀部出现皮疹。部分患者早期有咳嗽等感冒样表现。

杨维中介绍说,如果发现孩子发烧、有皮疹等症状,尽快到正规医院就诊。孩子患病后应暂停去幼儿园和学校。患儿家庭应使用肥皂、84 消毒液对日常用品、玩具、尿布进行消毒,对奶具、餐具煮沸消毒。平时还应注意不喝生水、不吃生冷食物,饭前便后洗手,保持室内空气流通。尽量不要带婴幼儿去人群密集的场所。哺乳的母亲要勤洗澡、勤换衣服,喂奶前要清洗乳头。

(2008 年 4 月 28 日)

第三节　医学通讯写作的基本方法

一、概念与特性

通讯是运用叙述、描写、抒情、议论等多种手法,详细地报道新闻事件或典型人物的一种报道形式。它是比消息更详细地报道具有新闻意义的事件、经验或典型人物的一种文体。通讯与消息都是新闻的主要文体,它们的共同点是都要求具有严格的真实性和及时性。不同之处是:

(1)选择不同。消息选择广泛,可大可小;通讯要选择含量较大的真实典型材料。

(2)表述详略不同。消息的内容表述简单概括;通讯内容表述比较复杂详尽,讲究场面和细节描写。

(3)表达方式不同。消息多用叙述,而通讯在叙述的基础上,还要运用描写、议论、抒情手段。

(4)结构不同。消息有固定的结构形式;通讯的结构与一般记叙文章相同,基本上按时间、逻辑及二者结合的顺序安排结构。

通讯具有以下三个特点:

(1)现实性。通讯要求报道新近发生的有意义的事实,新时代涌现出来的新人、新事、新经验,紧密配合当前形势,为现实中心工作服务。

(2)形象性。通讯常采用叙述、描写、抒情、议论相结合的手法,要求对人对事进行较为具体形象的描写,人物要具有音容笑貌,事情要有始末情节,以此来感染读者。

(3)评论性。通讯一般采取夹叙夹议的手法,直接揭示事件的思想意义,并评说是非,议论色彩较浓,常常表现出强烈的政治倾向和流露出作者的爱憎感情。

二、分类

(1)人物通讯。人物通讯是以报道各方面的先进人物为主的通讯,以表现人物为中心,从不同角度反映人物的事迹和思想,有的写一人一生,为人物全面立传;有的写一个人的一个或几个侧面,集中反映人物的某一思想品质;也有的写群像。

(2)事件通讯。事件通讯是以写事件为中心,重点描绘社会生活中带倾向性和典型性的生动事件及具有普遍教育作用的新闻事件。它的特点是以记事为主,交代清楚事件的原委,从而表达某种思想。

(3)工作通讯。工作通讯又称经验通讯,是以报道先进工作经验或某项工作的成就和存在的问题为主要内容的通讯。写工作通讯要有针对性,抓住当前带有普遍性的又需要解决的问题。介绍经验要科学、有理论根据。经验要写得具体,使人看得见、摸得着、学得到。

(4)概貌通讯。概貌通讯也叫风貌通讯、上题通讯、综合通讯。它是反映社会生活、风土人情、自然风光和现实中的建设成就为主的报道。这类通讯取材广泛、气势大、笔墨重,给人以完整深刻的印象。

三、通讯的写作

(1)主题要明确。有了明确的主题,取舍材料才有标准,起笔、过渡、高潮、结尾才有依据。

(2)材料要精当。按照主题思想的要求,掂量材料、选取材料;把最能反映事物本质的、具有典型意义的和更有吸引力的材料写进去。

(3)人事要兼顾。写人离不开事,写事为了写人。写人物通讯要写人,就是写事件通讯、概貌通讯、工作通讯,也不能忘记写人。当然,写人也离不开写事。离开事例、细节、情节去写人,势必写得空空洞洞。

(4)角度要新颖。写作方法要灵活多样,除叙述外,可以描写、议论,也可以穿插人物对话、叙述和作者的体会、感受,既可以用第三人称的报道形式,也可以写成第一人称的访问记、印象记或书信体、日记体等。通讯所报道的新闻事实,可以从各个不同的角度去观察、去反映,诸如正面、反面、侧面、鸟瞰、平视、仰望、远眺、近看、俯首、细察……角度不同,印象各异。若能精心选取最佳角度去写,往往能使稿件陡然增添新意,写得别具一格,引人入胜。

四、通讯的结构

通讯的结构方式通常有以下三种。

1.纵式结构

纵式结构即按单纯的时间顺序、事物发展的顺序(包括递进、因果等)、作者对所报道事物认识发展的顺序、采访过程的先后顺序等来安排层次。

2.横式结构

横式结构即按空间变换或事物性质的不同方面来安排层次。常见的有:

(1)空间并列式。如新华社记者采写的《今夜是除夕》即属此类。文章开篇之后,分别写了五个地方的人们做着日常工作的情况——在中央电视台:不笑的人们;在长途电话大楼:传递信息和问候;在红十字急救站:救护车紧急出动;在北线阁清洁管理站:"城市美容师"的话;在妇产医院:新的生命诞生了。

(2)性质并列式。按新闻事实各个侧面之间的关系来安排材料。

(3)群相并列式。按不同人物及其事迹组织材料。

(4)对比并列式。将正、反的人物或事件并列,从对比中见主题。

3.纵横结合式结构

纵横结合式结构即将纵式和横式结合起来。此结构多用于事件复杂而时间跨度大、空间跨度广的通讯,如《为了六十一个阶级弟兄》等。此结构有纵横交叉式和蒙太奇式两种。

例:事件通讯

"治病救人,这是我们的责任!"
——昌大一附院抗洪救灾纪实

6月21日晚,抚河干流唱凯堤突然决口,冲向道路、村庄。洪水来势迅猛,严重威胁着下游群众的生命安全。

22日凌晨2时30分,万籁寂静,一附院医务科负责人接到省卫生厅紧急通知:迅速组织医疗队赶赴灾区救治伤病员!

兵贵神速!院领导立即宣布启动应急预案。没有紧急动员,没有豪言壮语,共产党员、应急医疗队长曾元临紧急赶来了,已经工作了一个晚上、即将下班的护士许丹紧急赶来了,参加过四川抗震救灾的普外科主任医师万仁华紧急赶来了……短短3个小时,一支由12人组成的医疗队整装完毕,药品、器械、车辆、通讯、食物保障全部到位。

6时许,救护车拉响警报,向着抚州方向呼啸而去。

一支率先进入抚州临川的省城医疗队

当日上午8时,一附院医疗队已经出现在了抚州市最大的受灾群众安置点——抚州市体育馆。

此时,洪水已经淹掉体育馆一层,6000多名受灾群众只能在二层以上安置。由于不少群众在洪水中受伤,还有的群众被暴雨淋湿后生病,急需要医疗救治。

顾不上休息,顾不上疲惫,队员们立即搭建临时医疗点,安放药品和设备,为受伤、生病的群众疗伤、看病,发放消化、呼吸、皮肤病和儿童用药。到上午11时,就诊治了70多人。但受灾群众还在源源不断向医疗点涌来……

渴了,喝一口水;饿了,啃一口面包;累了,揉一揉发酸的脸。吃饭时没有饭桌,筷子也不够,队员们或蹲或站,把一双筷子折成两半变成两双。一直到华灯初上,完成了所有急需要救治的患者的救治工作,留下值班人员,队员们才回到宿地。

正在灾区检查指导防病防疫工作的省卫生厅领导来医疗点看望医疗队员时,称赞他们是率先进入灾区的省级医疗队,是一支经四川抗震救灾考验、有丰富救灾经验的队伍。

一个受灾群众安置点的"党员先锋岗"

哪里有灾难,哪里就有一附院共产党员的身影!

正值我省开展创先争优活动,医疗队在安置点设置了"党员先锋岗",共产党员24小时轮流值班,并定期带队到各安置点巡诊,党员先锋模范作用处处闪现。

来自罗针镇下顾村的周二金老人已经77岁了,因为被洪水围困时摔伤,志愿者扶他进医疗点时,共产党员、普外科主任医师万仁华就迎上前去,详细察看伤口,进行初步处理,提出诊疗意见。他一边叮嘱抚州市卫生局工作人员安排老人到市区医院拍片,还不忘一边宽慰老人。一旁的家属感动地说:"省城医院的专家真好,我们现在放心了。"

共产党员、院长助理、医疗队长曾元临从抵达医疗点开始,就没怎么合过眼。要指挥调度医疗队,要与医院后方联络,还要协调抚州各相关部门,还要参与救治外伤患者。尽管两眼布满血丝,他仍坚守在岗,成为医疗队当之无愧的"主心骨"。

"大妈拉肚子吗?多少天?不要担心,打个点滴就好了!""小朋友哪里不舒服,发烧?让我听一下。"急诊科副主任、共产党员张慧俐用她的精心诊治和温情抚慰,让一个个紧张的表情轻松下来。

安置点的医疗救治"党员先锋岗",让灾区人民感受到了党和政府的温暖,感受到了"白衣天使"的爱。

各级领导的关心激励医疗队继续坚守

医院和灾区心连心,院领导和医疗队员心连心。一附院党委书记刘天初、院长魏云峰时刻记挂着医疗队队员。

6月23日,院长魏云峰不断接到来自医疗队的消息:伤病员不断增多,一个上午诊治了600多人;医疗队急需内科医生,尤其是皮肤病、传染病和呼吸病方面的专家……灾区的需要就是命令,魏云峰当即决定:率队增援!

6月24日,院长亲自带着3名专家冒雨向抚州进发,中午1时许抵达医疗点。当得知医疗队已经诊治了1907名患者,主要是内科疾病为主,目前队员情绪稳定,一切正常时后,他又带领医疗队员巡诊,并赶到发热门诊,交代医护人员要严防传染性疾病,忙得连吃饭也忘了。一直到下午2点多,魏云峰才和大家一样蹲在地上吃了起来。

从6月25日下午起,临时安置在抚州市体育馆的受灾群众全部转移到条件更好的安置点,一附院医疗队员改为负责抚州中医药学校和南昌大学抚州分院两个安置点的医疗救治服务。

6月29日,一附院第二批医疗队员又将启程奔赴灾区安置点,开展下一阶段的医疗救治任务。这批医疗队员中除了呼吸科、消化科、传染科、小儿科、皮肤科专家外,还增加了灾区急需的心内科专家……

总理的嘱托,领导的关心,群众的感激,激励着队员们更好地为受灾群众服务,继续坚守在抗洪抢险一线。

(××:2010-06-29《江西日报》)

例:人物通讯

用艺术和细节服务赢得信任
——记南昌大学一附院泌尿外科主任医师王共先

"作为一名好医生,除了高尚的医德、精湛的医术两个条件外,还应加上艺术的服务。"

王共先在北医进修时,深受当代医学大师吴阶平的影响,十分推崇吴老这句名言。他认为艺术的服务是很现实的,要学会尊重患者,视患者为亲人,把患者当朋友看待,患者才会信任你。例如,在20世纪90年代前列腺电极术是一项新技术,当时还不被大多数前列腺增生的患者接受,作为医生,王共先术前耐心地与患者沟通,反复交谈,让患者充分了解这项技术的优缺点，同时倾听患者的想法，尊重患者的意见，从而使患者主动配合治疗与新技术的开展。目前这项技术在泌尿外科成熟开展并在全省推广，凝聚了王共先的心血、汗水，也得益于王共先为患者服务的高超艺术。王共先认为，一个医生在患者心中的分量，不是看这个医生做了多少高难度的手术，而是在于这个医生有没有对患者付出足够的爱。

"好的医生应当更会关心、体贴患者。"

王共先教授常常对年轻医生说，外科医生不能只知道手术，应该明白患者的利益高于一切，要从患者的角度考虑一切。有一位95岁的老人排尿困难、尿潴留，诊断为前列腺增生。打击小、安全的手术是耻骨上膀胱造瘘，但对患者来说永远要带着一根管子。王共先和麻醉科及有关科室会诊后，充分与患者家属沟通，制订了详细治疗方案，术前王共先把头靠近老人耳边安慰老人："李老，请放心，会好的。"最终，王共先凭着娴熟的技术，顺利做了经尿道前列腺汽化术，术后患者病情平稳，排尿通畅，家属十分感动。王共先说，当他看到一个个痊愈的患者出院时那高兴的表情，就会感到无比的欣慰。

"医生要尽量多知道一些。"

很多年轻医生问王共先教授，外科医生的成长有没有诀窍。王共先的回答是，医生要尽量多知道一些，永远不要满足。"外科无小事"，往往细小的环节都不能疏忽，一个地方不注意，可能就会造成大问题。刚刚开展经尿道前列腺汽化术时，他每做一例手术，都要记录一次，不管多晚，回家后都要写心得体会，不断总结经验。现在王共先教授毫无保留地把这项技术传授给年轻医生，然后他又向微创外科迈进，瞄准腹腔镜手术，并且不断拓宽其在泌尿外科的应用。

王共先业务娴熟，先后参与、主持或率先开展了多项在省内及国内具有首创意义的工作。至今已支持承担了国家自然科学基金2项、中央保健委专项基金题1项及省部及重大、重点科研课题10余项，在国家杂志上发表论文30余篇，获国家专利2项。1995年起他担任研究生导师，现已培养硕士生16名，博士生2名，有的已成为当地的科主任及中青年技术骨干。他负责承担江西省高校重点建设学科、重点学科和江西省医学领先学科（泌尿外科学）的建设，在担任省泌尿外科学会主任委员后，团结全省广大泌尿外科同道，创造性地做好泌尿外科学会工作，泌尿外科专业委员会也连续被省医学会评为先进集体。而在王共先自己的不懈努力下，他先后获得医疗先进、先进工作者、优秀科研工作者、优秀研究生导师等称号，为我省泌尿外科的建设和发展做出了自己的贡献。

（×××:2010-12-3《江西卫生报》）

（康乐荣）

第二章　医学科普写作常识

第一节　医学科普写作概念与意义

科普是科学技术普及的简称,科学技术是指整个自然科学体系,普及是传播、推广,让大家普遍知道的意思,即通过各种方法让每个人都知道了解的过程。医学科普写作是科普写作的一部分,是以介绍医疗卫生、医学保健等医学知识、医疗技术为内容,来达到保护增进人类健康,预防疾病的目的的写作。其方法是用通俗易懂的语言,深入浅出地说明解释医学、药学等方面的问题。最常见的是医学科普短文。虽未达成共识,但目前均把这类短小科普文章列入科学小品文。在文学上,小品文是指结构自由灵活的散文。最早的医学科普小品文出现在 1934 年陈望道先生创办的《太白》月刊上。后来上海的《大众医学杂志》发表医学科普小品文甚多,深受广大群众的欢迎,这类文章也逐渐普及开来。

科普文章是把高深的科学知识传授或传播给普通百姓的最好途径。科普作家高士其曾指出:"普及有着广泛的实用价值,普及能够创造巨大的物质财富,科学技术正是通过普及的途径与手段而变为生产力的。"科学家茅以升也称赞"科普是传输科学技术的桥和船,是学校教育的发展和延续,它既能填补由学校教育的局限性所引起的不足,又能与广大青年自学成材相结合,为社会培养人才"。

古今中外很多专家都主张科学知识的传播。科普的作用范围很广,一本科普书大到可以促进人类对社会的认识,改变人类的传统滞后观念;小到改变我们日常的不良习惯。

在 20 世纪 60 年代以前,人类还没有"环境保护"这个词汇。生于 1907 年的美国海洋生物学家蕾切尔·卡逊女士写了一本科普书,书名为《寂静的春天》。这本书于 1962 年问世。由于这一本书的诞生,人类有了第一次保护地球的运动并持续至今,也会永远持续下去。这位瘦弱的女子第一次提出环境保护的概念,这本书引发全世界人对环境的关注与思考,这本书促使世界上很多国家都关闭了生产双对氯苯基三氯乙烷(DDT)的工厂。这本书的诞生,受到全球人类的关注,促使了联合国于 1972 年召开了人类环境会议,发表了各国签署的"人类环境宣言",开始了人类的环境保护事业。一本科普书让人类有了全新的认识并进行了一次变革。1964 年,卡逊女士因患癌症去世。1980 年她被美国政府授予"总统自由勋章",这是一个普通公民的最高荣誉。一位美国副总统这样评价"她惊醒的不但是我们的国家,而是整个世界,她的声音绝不会寂静"。这就是一本科普书的力量。

中国科普作家高士其的作品在我国广泛流传,教育了一代又一代人。作者是位研究细菌的科学家,写下了很多关于细菌方面的科普小品文和书籍,如《细菌的衣食住行》《疾病面面观》《细胞的不死精神》《听打花鼓的姑娘谈蚊子》。在二十世纪五六十年代,他的科普作品还被选进了中小学教科书,当时,对提高青少年"讲卫生、防疾病"的意识起了不可估量的作用。

今天,随着老百姓生活水平的提高和对健康知识的渴求,医学科普日益为百姓所需要和欢迎。医学科普杂志几乎占据了杂志市场的半壁江山。医学科普书籍出版发行,成为很多出版社的主打牌。这期间,伪科学、假医学知识也乘虚而入,什么"绿豆治百病"之类的"医学科普书",严重地影响了医学科普书的质量和信誉,也为每个医学科普写作者提出了警示。著名数学家华罗庚写了《从祖冲之的圆周率谈起》的数学科普读物,郎景和院士百忙之中挤出时间写医学科普著作。我们如何写好科普文章,写好医学科普书,为促进社会物质文明建设作出贡献,让医学科普为老百姓健康服务,是当代医学科普写作者的使命。

第二节　医学科普写作的要求

医学科普小品文或书籍,其主题和题材均属医学范畴。医学是一门学术性较强的学科,要把这样的学科知识通俗化,对文章和书本写作有一定的要求。

一、科学性

科学性是医学科普写作也是任何科普文章的生命,没有科学性就不能称之为科普文章。医学科普文章的科学性直接关系到人们的身心健康、生命安全。所以,写作时应采取极其严肃的科学态度,一定要普及那些经历过实践检验并证明是正确的医学知识,一定要推广那些确实成功、切实可行的医疗技术和方法,一定要介绍那些已经检验合格并获得认证的药物;绝不能为了经济利益而大肆宣传未经证实可行的医疗方法和未经药理检验的药物。即使是方法可靠的材料验证也不得任意发挥、夸大渲染或片面报道。对于还在探索阶段或有争议的医学知识、医疗技术和方法,切不可急于宣传,以防危害群众。即使有时为启迪智慧、激发人们探求医学知识的兴趣,间或向读者介绍一些探索阶段中的问题,一定要采取慎重、科学、客观的态度,实事求是地反映情况,要注意把读者的思路引到科学探索的道路上,绝不能为了追求新奇而传播一些伪科学或未经定论的知识。对选取的材料要自己搞清弄通,不能生搬硬套、一知半解,更不能仅凭道听途说,把虚假的东西当作科学。在表达上要准确,讲述概念、事实、数据和语言要清楚,切忌模棱两可,望词生义。

二、知识性

医学科普写作的目的是普及医学知识,一篇医学科普文章提供的知识越多,其价值也就越高。因此,写作时不能只作单纯经验的叙述、事实的报道和技术、方法的介绍,应同时阐明其中的科学道理,讲清有关的医学基础知识和基本原理,让读者不仅知其然,而且知其所以然,从而更好地领会和掌握防病治病的知识和方法。例如,介绍高盐饮食有害健康时,不仅要讲清它有哪些危害,还应讲清为什么会产生这些危害。再如,一般人都知道茶叶可以提神,但有人不知道茶叶提神是因为茶中有咖啡因,咖啡因有兴奋和刺激作用,更少有人知道泡茶两分钟后咖啡因几乎全部渗出,所以头开茶提神效果最好。

只有讲清这些道理,才会给读者带来更多的收获。读者通过对医学基础知识、基本理论的学习,可以从中受到启迪,掌握方法,用理论指导防病治病,避免盲目实践,事与愿违。

三、通俗性

医学、药学知识专业性很强,有很多专业术语。因为医学知识普及面广,不同职业的人都希望获得健康、益寿、养生、养颜的知识,这就要求作者在语言表达上必须深入浅出,做到通俗易懂。例如,牙周病,如果专讲牙周组织与牙齿的关系很费解,用树和土壤的关系比喻牙和牙周的关系,沙化地上植树很难成活,读者一听就懂。再例如,胃液反流入食道,就像海浪扑向岸边,这有物理作用,更重要的是胃酸对食道侵蚀的化学作用,读者则更易理解。如果只照搬教科书,就很难做到普及了。

四、实用性

任何一篇科普文章都应给读者提供一点益处,或释疑,或操作,或启迪。如"如何吞服片(丸)剂",其间有知识也有操作。要解释为什么不宜用茶水牛奶吞服、不宜用口水吞服的原因,还要告知吞服的方法和时间。再如,新型冠状病毒肺炎(新冠肺炎)流行期间,几乎人人都养成了勤洗手、戴口罩的好习惯。在那期间医学科普文章对预防新冠肺炎流行起了巨大的作用。科普文章应做到"有的放矢,读了就懂,懂了就会,一会就用",才是好文章。

第三节　医学科普写作的要领和技巧

一、医学科普写作要领

医学科普的任务是传授和传播。传授要求的是科学性,而传播要求的不仅是通俗性,还应有艺术性、新颖性、精炼性和趣味性,写出的文字要好读、好懂、好记、好用。

1. 艺术性

在不违背科学性的前提下,医学科普写作可进行一些艺术化处理,应融知识性、科学性、趣味性于一体。我国著名科学家贾组璋说:"一篇好的科普作品像一曲清泉、一江春水,涓涓不绝,潺潺东流,科学术语不能是阻挡流水的岩石,也不是激起漩涡的暗礁,而是水面的涟漪,往来的帆影,是落花漂荡,鸥鸟沉浮,是大自然的必要的点缀。"这是对科普作品艺术性要求的生动描述,是科学、知识、趣味、艺术融为一体的艺术表达。具体一点说,医学科普的艺术性,要有下列元素:生动的语言、巧妙的结构、形象的比喻、有悬念的故事(尤其适用于用病例讲述相关的知识)。

2. 新颖性

一方面医学发展突飞猛进,知识结构和内容在不断更新,要求写作者满足读者求新、求异、求变的心理。例如,二十世纪六七十年代前,人们一直认为胃病的原因是体液神经学说,饥饿可以让胃生病,老百姓一直认为胃病是饿出来的。在 20 世纪 80 年代,澳大利亚学者研究出致胃病的元凶是幽门螺旋杆菌,长期感染还有可能导致胃癌。已证明幽门螺旋杆菌可以通过口对口传染。再例如,传统手术叫"开刀",而现在很多手术可以不用开刀,而是微创手术,俗称"打洞"。如胆囊摘除术、阑尾摘除术等,这种新的方法创伤小、痛苦少、安全性大、术时短,是现代外科的一大进步。

这些新理念、新知识、新技术,本来就有一定的新颖性,只要表达清楚、切入适宜,是可以引起读者关注的。

另一方面是医学的老话题。如防癌、防艾滋病,冬春防"甲肝",夏秋防肠道病,冬至防冻疮,四季防过敏,这些老题材如果每年没有新意,就会让人读得厌烦。读者的年龄知识结构在改变,所以要创新。新颖包含两种含义:一种是内容题材的求新性,写新知识、新观点、新方法、新技术;一种是旧瓶装新酒,老题材,新角度、新理念、新表达,增加文章的新鲜感、可读性,提高其吸引力和感染力,有利于传授和传播,起到教育作用。

3. 精炼性

医学科普写作不同于教科书,长篇大论、拉杂冗繁的文章不易被群众接受。一篇文章一般只需解释一个科学现象,介绍一种科学知识,说明一个疑难问题,讲清一个医学道理,不要求全面系统。医学科普说明文可以不进行艺术加工与文字润色,直叙其事,直陈其理,简明扼要即可;医学小品文等文艺性说明文可以适当在语言结构上下工夫,一般要求在 2000 字左右,内容要能迅速及时地反映医学领域的新事物、新动态。因此,医学科普写作应有针对性地介绍内容单一的医学知识和技术,尽量剪裁浮词,做到简洁精炼,小中见大,小中见新,小中有物。

4. 趣味性

趣味性就是不要平铺直叙,枯燥无味,要有吸引力,有可读性,有新鲜感。趣味性表现在选材、命题、结构、修辞等方面。例如写某种疾病,可以从古今中外名篇或名人患病说起。如老年人肺部感染,可先介绍郭沫若等名人,晚年疾病对他们健康的影响。适当生动的比喻是加深理解的好钥匙,如:心脏如泵,血管老化如塑料老化一样容易破裂。变化词汇、套用诗词均可取得趣味性,如:年轻人的阻生齿可以写成"卧齿藏脓",引人入胜又不令人费解,达到让人多读几行有恍然大悟的效果。趣味性要靠作者厚积薄发,反复琢磨。

二、医学科普写作技巧

1. 要有针对性

在决定要写一篇科普文章前,一要确定写给谁看,读者是谁,是老年、中年、少年,是男性、女性,还是人人都适合?二要知道读者所处的环境状态、季节、地域、年龄、文化程度等,即作品定位。医学科普创作的针对性与其他科普创作相比,要求更多、更广、更有个性。因为疾病的发生、发展、蔓延、流行与时令、地域、人群及其他环境因素有着密切的关系,并有一定的规律性。医学科普创作只有针对不同性别、不同年龄、不同职业、不同文化层次、不同地区的群众在不同季节的实际需求,选取科普内容,才会收到应有的社会效益。例如,针对老年人,要写的是老年病;针对中年人,应重点普及各年龄段常见病、疑难病的预防知识;针对不同职业的人群,应重点普及各种职业病预防知识;针对不同地区人群,应重点普及各种地方病预防知识;针对不同季节,应重点普及各季节的多发病、流行病预防知识。再如,从文化层次需求上看,科普读者可分为各种层次:针对以了解科研信息为目的的高层次读者,应介绍前沿医学知识;针对以探求新知为目的的中层次读者,应介绍新颖有趣的医学知识;针对以关注自身或他人健康为目的的初层次读者,应介绍一些易懂、易学、易行的实用知识和技术。还有根据心理需求,如针对年轻女性希望美丽、苗条,青春不逝;针对白领希望自己无病无痛、精力旺盛,介绍防病保健知识最重要;针对工人,除了介绍防病知识外,还要使他们知道防伤害、防污染及处理伤害急救的小常识,在伤害来临时可以自救、救人,为医生抢救赢得时间。明确了针对性,科普文章就有了具体阅读对象了。

2. 要有好选题

好选题包括命题新、角度新、表达新,与文学作品一样,医学科普写作也要求选材好,题材新,命题独特,切入角度新颖,将题材内容艺术地、画龙点睛地表现出来。好的命题能起到引人入胜的作用。命题不可老套陈旧、呆板虚浮、牵强附会、哗众取宠。好命题要仔细琢磨,反复推敲。文章不厌千回改,根据文中内容制作出精确、生动、深刻、新颖的标题。要给读者有意料之外、情理之中、原来如此的感觉。

医学科普写作的材料选择,一是来自自己的医学论文,疑难病例讨论,自己所见的常见病、多发病。因为,这是第一手材料,又是新颖、可靠的材料,利用起来较容易。二是来自医学教科书、专著或大型工具书。这方面资料的科学性很强,但是必须结合当前某一需要进行精选,进行适当加工使之通俗化。三是来自医学新闻和国内外医学科普杂志。对这类资料的使用有个技巧问题,也就是文章的扩充和缩写问题。例如一条医学新闻报道,要使它成为一篇小品文,作者必须根据自己的学识及对该事物的了解进行扩写。又如国内外医学科普杂志中较长的文章,如何删繁就简,突出精华,为己所用,缩写成一两千字,这也并非易事。

3. 要有好结构

任何一篇好文章,都要做到有好的结构,最简单的方法是做到:凤头豹尾猪肚子。

凤头,是指文章起始标新立异,有吸引力,让读者愿意往下读,像凤头那样美丽,令人神往,驻足流连。

一篇短小的科普文章,起始部分占全文的 5%,要求短短几句内就要抓住读者的心,常用的开头方法有以下几种。

(1)用一个有趣的、喜闻乐见的故事开头。例如,吴国儒用《三国演义》中周瑜被"三气"之后吐血而亡,这家喻户晓的故事将情绪致病的叙述延伸开来。

（2）用某一段新闻开头。如："养狗人逐日渐增,被咬人层出不穷"来介绍狂犬病与狂犬疫苗。

（3）从常见的疾病现象说起。如介绍疟疾可从发热、发抖写起,也可以联想到病名"打摆子"形象说明忽冷忽热的现象。

（4）从时令说起。例如描写冻疮,可以从天寒地冻的时令讲起。

（5）用一句成语或一句诗开头。例如写痢疾可用"病从口入"等谚语开头,写牙疼可以从"牙痛不是病"说起。

（6）可以从一句诗或一句词开始。如："问君能有几多愁"可延伸"失眠";"莫等闲,白了少年头"可写"少白头"等;防老可用"人到七十古来稀"引出。

无论用哪一种方式开头,最好能做到或有悬念,或有文采,或有设疑。所用的词句应与全文主题相符,语言要尽量生动,抓住读者的心。

猪肚子,是文章的精髓,内容是丰富多彩的,是充实的,所以这部分应是粗壮的血肉之躯,必须有内容、有层次,有条理、有纵线也有横线,而且要交错自如,纵横捭阖。在写作上,从凤头到猪肚子应有一个过渡,就好比摆渡那样自然地从一层次到另一层次。过渡的方法通常有三种,即问题提出法、承前启后法和转折过渡法,医学科普小品文最常用的方法是提出法,即提出一个问题来过渡。内容可以用直叙、分叙、倒叙、插叙等形式表达,可以纵写和横写相结合,如写幽门螺旋杆菌,可从澳大利亚1984年发现写,又可转到某患者身上的症状这点来开拓知识面。纵横两线相互交织、相互补充,它可以从个别到一般,从个别到整体,从特别到普通,从中国到外国,从城市到农村,从工业到农业……写出一个既完美又充实的"猪肚子"。

豹尾,指有一个美丽、值得回味的结尾,结尾文字不需多,要求是要使读者在思想感情上引起强烈感受,读后有回味无穷之感,像敲钟那样余音绕梁,经久不息。

结尾的方法有很多,常用的有以下几种。

（1）总结全文法:对全文的精义所在做一精辟简短的总结,以便使读者达到加深印象和记忆的目的。

（2）篇末点题法:在最后用一句话来表示主题,加深读者对主题的了解。

（3）展望未来法:在结尾写几句或一段生动的文字,来激发读者的热忱特别是对医学的热忱。

（4）回味无穷法:精练地用几句话表达,意味深长,不必点明,让读者自己去体会。

4.要有个好篇名

文章的标题可先定也可后取,俗话说:"好的标题半篇文",标题要新颖有趣,有助于吸引读者阅读下文。医学科普文章常采用拟人、比喻、巧问、谐音、反用俗语等方法拟写新颖有趣的标题。

1）提问法

（1）"虫牙"有"虫"吗

（2）发热有害还是有益

（3）胃病是传染病吗

（4）神经病与精神病有异同吗

（5）种植牙种的是牙吗

（6）细胞学穿刺会把肿瘤扩散吗

（7）癌病患者如何选择治疗方法

（8）多吃橘子会"上火"吗

（9）"火牙"与"虫牙"是怎么一回事

（10）偏咀嚼真有害处吗

2）变化成语、诗词、谚语法

（1）卧齿藏"脓"——谈谈"阻生齿"（源自"卧虎藏龙"）

（2）"盐"多必失——谈谈盐与人体关系（源自"言多必失"）

（3）问君能有几多愁——说说环境污染（源自李煜的词）

（4）年年岁岁"病"相似，岁岁年年人不同（源自唐诗）

（5）高处不胜寒——谈谈高血压（源自苏东坡的词）

（6）惹不起可以躲得起——接触与过敏（源自俗语）

（7）生命不能承受之"甜"——谈谈甜食与糖尿病（源自名著《生命不能承受之轻》）

（8）谈谈面部"危险三角区"（源自地球上的"危险三角区"）

3）以典故、故事、新闻的引申法

（1）从武大郎七窍流血说起

（2）周瑜为什么吐血而亡

（3）100 岁老人长新牙是真是假

（4）从一起"过敏"医疗纠纷谈起

（5）林黛玉有没有心理障碍

（6）烟、酒、茶对几位伟人身体的影响

（7）说说"酒仙"李白的不良习惯

（8）牙齿沉默的杀手——牙周病

（9）接吻可以防龋病，是真是假

4）直接介绍有关的新理念、新技术

（1）谈谈口腔与胃里的幽门螺旋杆菌

（2）"搭桥术"后的心脏病患者如何看牙病

（3）烤瓷冠是什么"瓷"

（4）CT 不能查百病

（5）说说镶牙新材料

（6）谈谈颞颌关节置换术

（7）认识儿童龋病，从小科学防治

（8）夏季预防红眼病

拟写标题还有很多方法,总的来说就是要有吸引力。当然,还要避免庸俗低级、离题万里、哗众取宠、弄巧成拙、走向反面,使文章受到损害。

5.要有好语言

有了好选题、好结构,还要通过好语言表达出来。好语言的要求是:

(1)准确规范。要科学表达,不能词不达意,更忌随便造词。

例句1:"癌细胞主要通过血运转移""他患了精神系统疾病"。

点评:何谓"血运"? 何谓"精神系统"? 明显的医学术语不通。

例句2:"口腔运动是上下颌运动"。

点评:颌骨只能是下颌运动,上颌不能动。

例句3:"沙眼是病毒引起的"。

点评:20世纪50年代就已证实引起沙眼的病原体是衣原体。造成这种错误或者是笔误或是作者不懂,以讹传讹。

(2)流畅通顺,简练通俗。

(3)生动贴切。

例如:在介绍精子卵子结合形成受精卵时写道:"在输卵管这一'情人幽会'的地方,如遇到'如意郎君'——精子,它们便结成了'伉俪'——受精卵,并移入'新居'——子宫,发育成胎儿。"杨鹂写的《月经是怎么回事》,作者巧妙地运用了形象思维将抽象的理论变得生动形象、具体可感,增强了文章的感染力。

再例如:牙齿在口腔里都有自己的位子,不越位,不缺位。牙周病与龋坏常会使牙齿过早"下岗"。

（蒋李懿　胡　青）

附录四 卫生部关于印发《病历书写基本规范》的通知

卫医政发〔2010〕11号

二〇一〇年一月二十二日

病历书写基本规范

第一章 基本要求

第一条 病历是指医务人员在医疗活动过程中形成的文字、符号、图表、影像、切片等资料的总和,包括门(急)诊病历和住院病历。

第二条 病历书写是指医务人员通过问诊、查体、辅助检查、诊断、治疗、护理等医疗活动获得有关资料,并进行归纳、分析、整理形成医疗活动记录的行为。

第三条 病历书写应当客观、真实、准确、及时、完整、规范。

第四条 病历书写应当使用蓝黑墨水、碳素墨水,需复写的病历资料可以使用蓝或黑色油水的圆珠笔。计算机打印的病历应当符合病历保存的要求。

第五条 病历书写应当使用中文,通用的外文缩写和无正式中文译名的症状、体征、疾病名称等可以使用外文。

第六条 病历书写应规范使用医学术语,文字工整,字迹清晰,表述准确,语句通顺,标点正确。

第七条 病历书写过程中出现错字时,应当用双线划在错字上,保留原记录清楚、可辨,并注明修改时间,修改人签名。不得采用刮、粘、涂等方法掩盖或去除原来的字迹。

上级医务人员有审查修改下级医务人员书写的病历的责任。

第八条 病历应当按照规定的内容书写,并由相应医务人员签名。

实习医务人员、试用期医务人员书写的病历,应当经过本医疗机构注册的医务人员审阅、修改并签名。

进修医务人员由医疗机构根据其胜任本专业工作实际情况认定后书写病历。

第九条 病历书写一律使用阿拉伯数字书写日期和时间,采用24小时制记录。

第十条 对需取得患者书面同意方可进行的医疗活动,应当由患者本人签署知情同意书。患者不具备完全民事行为能力时,应当由其法定代理人签字;患者因病无法签字时,应当由其授权的人员签字;为抢救患者,在法定代理人或被授权人无法及时签字的情况下,可由医疗机构负责人或者授权的负责人签字。

因实施保护性医疗措施不宜向患者说明情况的,应当将有关情况告知患者近亲属,由患者近亲属签署知情同意书,并及时记录。患者无近亲属的或者患者近亲属无法签署同意书的,由患者的法定代理人或者关系人签署同意书。

第二章 门(急)诊病历书写内容及要求

第十一条 门(急)诊病历内容包括门(急)诊病历首页[门(急)诊手册封面]、病历记录、化验单(检验报告)、医学影像检查资料等。

第十二条 门(急)诊病历首页内容应当包括患者姓名、性别、出生年月日、民族、婚姻状况、职业、工作单位、住址、药物过敏史等项目。

门诊手册封面内容应当包括患者姓名、性别、年龄、工作单位或住址、药物过敏史等项目。

第十三条 门(急)诊病历记录分为初诊病历记录和复诊病历记录。

初诊病历记录书写内容应当包括就诊时间、科别、主诉、现病史、既往史,阳性体征、必要的阴性体征和辅助检查结果,诊断及治疗意见和医师签名等。

复诊病历记录书写内容应当包括就诊时间、科别、主诉、病史、必要的体格检查和辅助检查结果、诊断、治疗处理意见和医师签名等。

急诊病历书写就诊时间应当具体到分钟。

第十四条 门(急)诊病历记录应当由接诊医师在患者就诊时及时完成。

第十五条 急诊留观记录是急诊患者因病情需要留院观察期间的记录,重点记录观察期间病情变化和诊疗措施,记录简明扼要,并注明患者去向。抢救危重患者时,应当书写抢救记录。门(急)诊抢救记录书写内容及要求按照住院病历抢救记录书写内容及要求执行。

第三章 住院病历书写内容及要求

第十六条 住院病历内容包括住院病案首页、入院记录、病程记录、手术同意书、麻醉同意书、输血治疗知情同意书、特殊检查(特殊治疗)同意书、病危(重)通知书、医嘱单、辅助检查报告单、体温单、医学影像检查资料、病理资料等。

第十七条 入院记录是指患者入院后,由经治医师通过问诊、查体、辅助检查获得有关资料,并对这些资料归纳分析书写而成的记录。可分为入院记录、再次或多次入院记录、24 小时内入出院记录、24 小时内入院死亡记录。

入院记录、再次或多次入院记录应当于患者入院后 24 小时内完成;24 小时内入出院记录应当于患者出院后 24 小时内完成,24 小时内入院死亡记录应当于患者死亡后 24 小时内完成。

第十八条 入院记录的要求及内容。

（一）患者一般情况包括姓名、性别、年龄、民族、婚姻状况、出生地、职业、入院时间、记录时间、病史陈述者。

（二）主诉是指促使患者就诊的主要症状（或体征）及持续时间。

（三）现病史是指患者本次疾病的发生、演变、诊疗等方面的详细情况，应当按时间顺序书写。内容包括发病情况、主要症状特点及其发展变化情况、伴随症状、发病后诊疗经过及结果、睡眠和饮食等一般情况的变化，以及与鉴别诊断有关的阳性或阴性资料等。

1. 发病情况：记录发病的时间、地点、起病缓急、前驱症状、可能的原因或诱因。

2. 主要症状特点及其发展变化情况：按发生的先后顺序描述主要症状的部位、性质、持续时间、程度、缓解或加剧因素，以及演变发展情况。

3. 伴随症状：记录伴随症状，描述伴随症状与主要症状之间的相互关系。

4. 发病以来诊治经过及结果：记录患者发病后到入院前，在院内、外接受检查与治疗的详细经过及效果。对患者提供的药名、诊断和手术名称需加引号（""）以示区别。

5. 发病以来一般情况：简要记录患者发病后的精神状态、睡眠、食欲、大小便、体重等情况。

与本次疾病虽无紧密关系，但仍需治疗的其他疾病情况，可在现病史后另起一段予以记录。

（四）既往史是指患者过去的健康和疾病情况。内容包括既往一般健康状况、疾病史、传染病史、预防接种史、手术外伤史、输血史、食物或药物过敏史等。

（五）个人史、婚育史、月经史、家族史。

1. 个人史：记录出生地及长期居留地，生活习惯及有无烟、酒、药物等嗜好，职业与工作条件及有无工业毒物、粉尘、放射性物质接触史，有无冶游史。

2. 婚育史、月经史：婚姻状况、结婚年龄、配偶健康状况、有无子女等。女性患者记录初潮年龄、行经期天数、间隔天数、末次月经时间（或闭经年龄），月经量、痛经及生育等情况。

3. 家族史：父母、兄弟、姐妹健康状况，有无与患者类似疾病，有无家族遗传倾向的疾病。

（六）体格检查应当按照系统循序进行书写。内容包括体温、脉搏、呼吸、血压，一般情况，皮肤、黏膜，全身浅表淋巴结，头部及其器官，颈部，胸部（胸廓、肺部、心脏、血管），腹部（肝、脾等），直肠肛门，外生殖器，脊柱，四肢，神经系统等。

（七）专科情况应当根据专科需要记录专科特殊情况。

（八）辅助检查指入院前所作的与本次疾病相关的主要检查及其结果。应分类按检查时间顺序记录检查结果，如系在其他医疗机构所作检查，应当写明该机构名称及检查号。

（九）初步诊断是指经治医师根据患者入院时情况，综合分析所作出的诊断。如初步诊断为多项时，应当主次分明。对待查病例应列出可能性较大的诊断。

（十）书写入院记录的医师签名。

第十九条　再次或多次入院记录,是指患者因同一种疾病再次或多次住入同一医疗机构时书写的记录。要求及内容基本同入院记录。主诉是记录患者本次入院的主要症状(或体征)及持续时间;现病史中要求首先对本次住院前历次有关住院诊疗经过进行小结,然后再书写本次入院的现病史。

第二十条　患者入院不足 24 小时出院的,可以书写 24 小时内入出院记录。内容包括患者姓名、性别、年龄、职业、入院时间、出院时间、主诉、入院情况、入院诊断、诊疗经过、出院情况、出院诊断、出院医嘱、医师签名等。

第二十一条　患者入院不足 24 小时死亡的,可以书写 24 小时内入院死亡记录。内容包括患者姓名、性别、年龄、职业、入院时间、死亡时间、主诉、入院情况、入院诊断、诊疗经过(抢救经过)、死亡原因、死亡诊断、医师签名等。

第二十二条　病程记录是指继入院记录之后,对患者病情和诊疗过程所进行的连续性记录。内容包括患者的病情变化情况、重要的辅助检查结果及临床意义、上级医师查房意见、会诊意见、医师分析讨论意见、所采取的诊疗措施及效果、医嘱更改及理由、向患者及其近亲属告知的重要事项等。

病程记录的要求及内容:

(一)首次病程记录是指患者入院后由经治医师或值班医师书写的第一次病程记录,应当在患者入院 8 小时内完成。首次病程记录的内容包括病例特点、拟诊讨论(诊断依据及鉴别诊断)、诊疗计划等。

1.病例特点:应当在对病史、体格检查和辅助检查进行全面分析、归纳和整理后写出本病例特征,包括阳性发现和具有鉴别诊断意义的阴性症状和体征等。

2.拟诊讨论(诊断依据及鉴别诊断):根据病例特点,提出初步诊断和诊断依据;对诊断不明的写出鉴别诊断并进行分析;并对下一步诊治措施进行分析。

3.诊疗计划:提出具体的检查及治疗措施安排。

(二)日常病程记录是指对患者住院期间诊疗过程的经常性、连续性记录。由经治医师书写,也可以由实习医务人员或试用期医务人员书写,但应有经治医师签名。书写日常病程记录时,首先标明记录时间,另起一行记录具体内容。对病危患者应当根据病情变化随时书写病程记录,每天至少 1 次,记录时间应当具体到分钟。对病重患者,至少 2 天记录一次病程记录。对病情稳定的患者,至少 3 天记录一次病程记录。

(三)上级医师查房记录是指上级医师查房时对患者病情、诊断、鉴别诊断、当前治疗措施疗效的分析及下一步诊疗意见等的记录。

主治医师首次查房记录应当于患者入院 48 小时内完成。内容包括查房医师的姓名、专业技术职务、补充的病史和体征、诊断依据与鉴别诊断的分析及诊疗计划等。

主治医师日常查房记录间隔时间视病情和诊疗情况确定,内容包括查房医师的姓名、专业技术职务、对病情的分析和诊疗意见等。

科主任或具有副主任医师以上专业技术职务任职资格医师查房的记录,内容包括查房医师的姓名、专业技术职务、对病情的分析和诊疗意见等。

（四）疑难病例讨论记录是指由科主任或具有副主任医师以上专业技术任职资格的医师主持，召集有关医务人员对确诊困难或疗效不确切病例讨论的记录。内容包括讨论日期、主持人、参加人员姓名及专业技术职务、具体讨论意见及主持人小结意见等。

（五）交（接）班记录是指患者经治医师发生变更之际，交班医师和接班医师分别对患者病情及诊疗情况进行简要总结的记录。交班记录应当在交班前由交班医师书写完成；接班记录应当由接班医师于接班后 24 小时内完成。交（接）班记录的内容包括入院日期、交班或接班日期、患者姓名、性别、年龄、主诉、入院情况、入院诊断、诊疗经过、目前情况、目前诊断、交班注意事项或接班诊疗计划、医师签名等。

（六）转科记录是指患者住院期间需要转科时，经转入科室医师会诊并同意接收后，由转出科室和转入科室医师分别书写的记录。包括转出记录和转入记录。转出记录由转出科室医师在患者转出科室前书写完成（紧急情况除外）；转入记录由转入科室医师于患者转入后 24 小时内完成。转科记录内容包括入院日期、转出或转入日期，转出、转入科室，患者姓名、性别、年龄、主诉、入院情况、入院诊断、诊疗经过、目前情况、目前诊断、转科目的及注意事项或转入诊疗计划、医师签名等。

（七）阶段小结是指患者住院时间较长，由经治医师每月所作病情及诊疗情况总结。阶段小结的内容包括入院日期、小结日期，患者姓名、性别、年龄、主诉、入院情况、入院诊断、诊疗经过、目前情况、目前诊断、诊疗计划、医师签名等。

交（接）班记录、转科记录可代替阶段小结。

（八）抢救记录是指患者病情危重，采取抢救措施时作的记录。因抢救急危患者，未能及时书写病历的，有关医务人员应当在抢救结束后 6 小时内据实补记，并加以注明。内容包括病情变化情况、抢救时间及措施、参加抢救的医务人员姓名及专业技术职称等。记录抢救时间应当具体到分钟。

（九）有创诊疗操作记录是指在临床诊疗活动过程中进行的各种诊断、治疗性操作（如胸腔穿刺、腹腔穿刺等）的记录。应当在操作完成后即刻书写。内容包括操作名称、操作时间、操作步骤、结果及患者一般情况，记录过程是否顺利、有无不良反应，术后注意事项及是否向患者说明，操作医师签名。

（十）会诊记录（含会诊意见）是指患者在住院期间需要其他科室或者其他医疗机构协助诊疗时，分别由申请医师和会诊医师书写的记录。会诊记录应另页书写。内容包括申请会诊记录和会诊意见记录。申请会诊记录应当简要载明患者病情及诊疗情况、申请会诊的理由和目的，申请会诊医师签名等。常规会诊意见记录应当由会诊医师在会诊申请发出后 48 小时内完成，急会诊时会诊医师应当在会诊申请发出后 10 分钟内到场，并在会诊结束后即刻完成会诊记录。会诊记录内容包括会诊意见、会诊医师所在的科别或者医疗机构名称、会诊时间及会诊医师签名等。申请会诊医师应在病程记录中记录会诊意见执行情况。

（十一）术前小结是指在患者手术前，由经治医师对患者病情所作的总结。内容包括简要病情、术前诊断、手术指征、拟施手术名称和方式、拟施麻醉方式、注意事项，并记录手术者术前查看患者相关情况等。

（十二）术前讨论记录是指因患者病情较重或手术难度较大，手术前在上级医师主持下，对拟实施手术方式和术中可能出现的问题及应对措施所作的讨论。讨论内容包括术前准备情况、手术指征、手术方案、可能出现的意外及防范措施、参加讨论者的姓名及专业技术职务、具体讨论意见及主持人小结意见、讨论日期、记录者的签名等。

（十三）麻醉术前访视记录是指在麻醉实施前，由麻醉医师对患者拟施麻醉进行风险评估的记录。麻醉术前访视可另立单页，也可在病程中记录。内容包括姓名、性别、年龄、科别、病案号，患者一般情况、简要病史、与麻醉相关的辅助检查结果、拟行手术方式、拟行麻醉方式、麻醉适应证及麻醉中需注意的问题、术前麻醉医嘱、麻醉医师签字并填写日期。

（十四）麻醉记录是指麻醉医师在麻醉实施中书写的麻醉经过及处理措施的记录。麻醉记录应当另页书写，内容包括患者一般情况、术前特殊情况、麻醉前用药、术前诊断、术中诊断、手术方式及日期、麻醉方式、麻醉诱导及各项操作开始及结束时间、麻醉期间用药名称、方式及剂量、麻醉期间特殊或突发情况及处理、手术起止时间、麻醉医师签名等。

（十五）手术记录是指手术者书写的反映手术一般情况、手术经过、术中发现及处理等情况的特殊记录，应当在术后 24 小时内完成。特殊情况下由第一助手书写时，应有手术者签名。手术记录应当另页书写，内容包括一般项目（患者姓名、性别、科别、病房、床位号、住院病历号或病案号）、手术日期、术前诊断、术中诊断、手术名称、手术者及助手姓名、麻醉方法、手术经过、术中出现的情况及处理等。

（十六）手术安全核查记录是指由手术医师、麻醉医师和巡回护士三方，在麻醉实施前、手术开始前和患者离室前，共同对患者身份、手术部位、手术方式、麻醉及手术风险、手术使用物品清点等内容进行核对的记录，输血的患者还应对血型、用血量进行核对。应有手术医师、麻醉医师和巡回护士三方核对、确认并签字。

（十七）手术清点记录是指巡回护士对手术患者术中所用血液、器械、敷料等的记录，应当在手术结束后即时完成。手术清点记录应当另页书写，内容包括患者姓名、住院病历号（或病案号）、手术日期、手术名称、术中所用各种器械和敷料数量的清点核对、巡回护士和手术器械护士签名等。

（十八）术后首次病程记录是指参加手术的医师在患者术后即时完成的病程记录。内容包括手术时间、术中诊断、麻醉方式、手术方式、手术简要经过、术后处理措施、术后应当特别注意观察的事项等。

（十九）麻醉术后访视记录是指麻醉实施后，由麻醉医师对术后患者麻醉恢复情况进行访视的记录。麻醉术后访视可另立单页，也可在病程中记录。内容包括姓名、性别、年龄、科别、病案号，患者一般情况、麻醉恢复情况、清醒时间、术后医嘱、是否拔除气管插管等，如有特殊情况应详细记录，麻醉医师签字并填写日期。

（二十）出院记录是指经治医师对患者此次住院期间诊疗情况的总结，应当在患者出院后 24 小时内完成。内容主要包括入院日期、出院日期、入院情况、入院诊断、诊疗经过、出院诊断、出院情况、出院医嘱、医师签名等。

（二十一）死亡记录是指经治医师对死亡患者住院期间诊疗和抢救经过的记录，应当在患者死亡后 24 小时内完成。内容包括入院日期、死亡时间、入院情况、入院诊断、诊疗经过（重点记录病情演变、抢救经过）、死亡原因、死亡诊断等。记录死亡时间应当具体到分钟。

（二十二）死亡病例讨论记录是指在患者死亡一周内，由科主任或具有副主任医师以上专业技术职务任职资格的医师主持，对死亡病例进行讨论、分析的记录。内容包括讨论日期、主持人及参加人员姓名、专业技术职务、具体讨论意见及主持人小结意见、记录者的签名等。

（二十三）病重（病危）患者护理记录是指护士根据医嘱和病情对病重（病危）患者住院期间护理过程的客观记录。病重（病危）患者护理记录应当根据相应专科的护理特点书写。内容包括患者姓名、科别、住院病历号（或病案号）、床位号、页码、记录日期和时间、出入液量、体温、脉搏、呼吸、血压等病情观察、护理措施和效果、护士签名等。记录时间应当具体到分钟。

第二十三条　手术同意书是指手术前，经治医师向患者告知拟施手术的相关情况，并由患者签署是否同意手术的医学文书。内容包括术前诊断、手术名称、术中或术后可能出现的并发症、手术风险、患者签署意见并签名、经治医师和术者签名等。

第二十四条　麻醉同意书是指麻醉前，麻醉医师向患者告知拟施麻醉的相关情况，并由患者签署是否同意麻醉意见的医学文书。内容包括患者姓名、性别、年龄、病案号、科别、术前诊断、拟行手术方式、拟行麻醉方式，患者基础疾病及可能对麻醉产生影响的特殊情况，麻醉中拟行的有创操作和监测，麻醉风险、可能发生的并发症及意外情况，患者签署意见并签名，麻醉医师签名并填写日期。

第二十五条　输血治疗知情同意书是指输血前，经治医师向患者告知输血的相关情况，并由患者签署是否同意输血的医学文书。输血治疗知情同意书内容包括患者姓名、性别、年龄、科别、病案号、诊断、输血指征、拟输血成分、输血前有关检查结果、输血风险及可能产生的不良后果、患者签署意见并签名、医师签名并填写日期。

第二十六条　特殊检查、特殊治疗同意书是指在实施特殊检查、特殊治疗前，经治医师向患者告知特殊检查、特殊治疗的相关情况，并由患者签署是否同意检查、治疗的医学文书。内容包括特殊检查、特殊治疗项目名称、目的、可能出现的并发症及风险、患者签名、医师签名等。

第二十七条　病危（重）通知书是指因患者病情危、重时，由经治医师或值班医师向患者家属告知病情，并由患方签名的医疗文书。内容包括患者姓名、性别、年龄、科别，目前诊断及病情危重情况，患方签名、医师签名并填写日期。一式两份，一份交患方保存，另一份归病历中保存。

第二十八条　医嘱是指医师在医疗活动中下达的医学指令。医嘱单分为长期医嘱单和临时医嘱单。

长期医嘱单内容包括患者姓名、科别、住院病历号（或病案号）、页码、起始日期和时间、长期医嘱内容、停止日期和时间、医师签名、执行时间、执行护士签名。临时医嘱单内容包括医嘱时间、临时医嘱内容、医师签名、执行时间、执行护士签名等。

医嘱内容及起始、停止时间应当由医师书写。医嘱内容应当准确、清楚，每项医嘱应当只包含一个内容，并注明下达时间，应当具体到分钟。医嘱不得涂改。需要取消时，应当使用红色墨水标注"取消"字样并签名。

一般情况下，医师不得下达口头医嘱。因抢救急危患者需要下达口头医嘱时，护士应当复诵一遍。抢救结束后，医师应当即刻据实补记医嘱。

第二十九条 辅助检查报告单是指患者住院期间所做各项检验、检查结果的记录。内容包括患者姓名、性别、年龄、住院病历号（或病案号）、检查项目、检查结果、报告日期、报告人员签名或者印章等。

第三十条 体温单为表格式，以护士填写为主。内容包括患者姓名、科室、床号、入院日期、住院病历号（或病案号）、日期、手术后天数、体温、脉搏、呼吸、血压、大便次数、出入液量、体重、住院周数等。

第四章　打印病历内容及要求

第三十一条 打印病历是指应用字处理软件编辑生成并打印的病历（如 Word 文档、WPS 文档等）。打印病历应当按照本规定的内容录入并及时打印，由相应医务人员手写签名。

第三十二条 医疗机构打印病历应当统一纸张、字体、字号及排版格式。打印字迹应清楚易认，符合病历保存期限和复印的要求。

第三十三条 打印病历编辑过程中应当按照权限要求进行修改，已完成录入打印并签名的病历不得修改。

第五章　其　　他

第三十四条 住院病案首页按照《卫生部关于修订下发住院病案首页的通知》（卫医发〔2001〕286 号）的规定书写。

第三十五条 特殊检查、特殊治疗按照《医疗机构管理条例实施细则》（1994 年卫生部令第 35 号）有关规定执行。

第三十六条 中医病历书写基本规范由国家中医药管理局另行制定。

第三十七条 电子病历基本规范由卫生部另行制定。

第三十八条 本规范自 2010 年 3 月 1 日起施行。我部于 2002 年颁布的《病历书写基本规范（试行）》（卫医发〔2002〕190 号）同时废止。

附录五　卫生部关于印发《电子病历基本规范（试行）》的通知

卫医政发〔2010〕11 号

二〇一〇年一月二十二日

电子病历基本规范
（试行）

第一章　总　　则

第一条　为规范医疗机构电子病历管理，保证医患双方合法权益，根据《中华人民共和国执业医师法》《医疗机构管理条例》《医疗事故处理条例》《护士条例》等法律、法规，制定本规范。

第二条　本规范适用于医疗机构电子病历的建立、使用、保存和管理。

第三条　电子病历是指医务人员在医疗活动过程中，使用医疗机构信息系统生成的文字、符号、图表、图形、数据、影像等数字化信息，并能实现存储、管理、传输和重现的医疗记录，是病历的一种记录形式。

使用文字处理软件编辑、打印的病历文档，不属于本规范所称的电子病历。

第四条　医疗机构电子病历系统的建设应当满足临床工作需要，遵循医疗工作流程，保障医疗质量和医疗安全。

第二章　电子病历基本要求

第五条　电子病历录入应当遵循客观、真实、准确、及时、完整的原则。

第六条　电子病历录入应当使用中文和医学术语，要求表述准确，语句通顺，标点正确。通用的外文缩写和无正式中文译名的症状、体征、疾病名称等可以使用外文。记录日期应当使用阿拉伯数字，记录时间应当采用 24 小时制。

第七条　电子病历包括门（急）诊电子病历、住院电子病历及其他电子医疗记录。电子病历内容应当按照卫生部《病历书写基本规范》执行，使用卫生部统一制定的项目名称、格式和内容,不得擅自变更。

第八条 电子病历系统应当为操作人员提供专有的身份标识和识别手段,并设置有相应权限;操作人员对本人身份标识的使用负责。

第九条 医务人员采用身份标识登录电子病历系统完成各项记录等操作并予确认后,系统应当显示医务人员电子签名。

第十条 电子病历系统应当设置医务人员审查、修改的权限和时限。实习医务人员、试用期医务人员记录的病历,应当经过在本医疗机构合法执业的医务人员审阅、修改并予电子签名确认。医务人员修改时,电子病历系统应当进行身份识别、保存历次修改痕迹、标记准确的修改时间和修改人信息。

第十一条 电子病历系统应当为患者建立个人信息数据库(包括姓名、性别、出生日期、民族、婚姻状况、职业、工作单位、住址、有效身份证件号码、社会保障号码或医疗保险号码、联系电话等),授予唯一标识号码并确保与患者的医疗记录相对应。

第十二条 电子病历系统应当具有严格的复制管理功能。同一患者的相同信息可以复制,复制内容必须校对,不同患者的信息不得复制。

第十三条 电子病历系统应当满足国家信息安全等级保护制度与标准。严禁篡改、伪造、隐匿、抢夺、窃取和毁坏电子病历。

第十四条 电子病历系统应当为病历质量监控、医疗卫生服务信息以及数据统计分析和医疗保险费用审核提供技术支持,包括医疗费用分类查询、手术分级管理、临床路径管理、单病种质量控制、平均住院日、术前平均住院日、床位使用率、合理用药监控、药物占总收入比例等医疗质量管理与控制指标的统计,利用系统优势建立医疗质量考核体系,提高工作效率,保证医疗质量,规范诊疗行为,提高医院管理水平。

第三章 实施电子病历基本条件

第十五条 医疗机构建立电子病历系统应当具备以下条件:

(一)具有专门的管理部门和人员,负责电子病历系统的建设、运行和维护。

(二)具备电子病历系统运行和维护的信息技术、设备和设施,确保电子病历系统的安全、稳定运行。

(三)建立、健全电子病历使用的相关制度和规程,包括人员操作、系统维护和变更的管理规程,出现系统故障时的应急预案等。

第十六条 医疗机构电子病历系统运行应当符合以下要求:

(一)具备保障电子病历数据安全的制度和措施,有数据备份机制,有条件的医疗机构应当建立信息系统灾备体系。应当能够落实系统出现故障时的应急预案,确保电子病历业务的连续性。

(二)对操作人员的权限实行分级管理,保护患者的隐私。

(三)具备对电子病历创建、编辑、归档等操作的追溯能力。

(四)电子病历使用的术语、编码、模板和标准数据应当符合有关规范要求。

第四章　电子病历的管理

第十七条　医疗机构应当成立电子病历管理部门并配备专职人员,具体负责本机构门(急)诊电子病历和住院电子病历的收集、保存、调阅、复制等管理工作。

第十八条　医疗机构电子病历系统应当保证医务人员查阅病历的需要,能够及时提供并完整呈现该患者的电子病历资料。

第十九条　患者诊疗活动过程中产生的非文字资料(CT、磁共振、超声等医学影像信息,心电图,录音,录像等)应当纳入电子病历系统管理,应确保随时调阅、内容完整。

第二十条　门诊电子病历中的门(急)诊病历记录以接诊医师录入确认即为归档,归档后不得修改。

第二十一条　住院电子病历随患者出院经上级医师于患者出院审核确认后归档,归档后由电子病历管理部门统一管理。

第二十二条　对目前还不能电子化的植入材料条形码、知情同意书等医疗信息资料,可以采取措施使之信息数字化后纳入电子病历并留存原件。

第二十三条　归档后的电子病历采用电子数据方式保存,必要时可打印纸质版本,打印的电子病历纸质版本应当统一规格、字体、格式等。

第二十四条　电子病历数据应当保存备份,并定期对备份数据进行恢复试验,确保电子病历数据能够及时恢复。当电子病历系统更新、升级时,应当确保原有数据的继承与使用。

第二十五条　医疗机构应当建立电子病历信息安全保密制度,设定医务人员和有关医院管理人员调阅、复制、打印电子病历的相应权限,建立电子病历使用日志,记录使用人员、操作时间和内容。未经授权,任何单位和个人不得擅自调阅、复制电子病历。

第二十六条　医疗机构应当受理下列人员或机构复印或者复制电子病历资料的申请:

(一)患者本人或其代理人;

(二)死亡患者近亲属或其代理人;

(三)为患者支付费用的基本医疗保障管理和经办机构;

(四)患者授权委托的保险机构。

第二十七条　医疗机构应当指定专门机构和人员负责受理复印或者复制电子病历资料的申请,并留存申请人有效身份证明复印件及其法定证明材料、保险合同等复印件。受理申请时,应当要求申请人按照以下要求提供材料:

(一)申请人为患者本人的,应当提供本人有效身份证明;

(二)申请人为患者代理人的,应当提供患者及其代理人的有效身份证明、申请人与患者代理关系的法定证明材料;

（三）申请人为死亡患者近亲属的，应当提供患者死亡证明及其近亲属的有效身份证明、申请人是死亡患者近亲属的法定证明材料；

（四）申请人为死亡患者近亲属代理人的，应当提供患者死亡证明、死亡患者近亲属及其代理人的有效身份证明，死亡患者与其近亲属关系的法定证明材料，申请人与死亡患者近亲属代理关系的法定证明材料；

（五）申请人为基本医疗保障管理和经办机构的，应当按照相应基本医疗保障制度有关规定执行；

（六）申请人为保险机构的，应当提供保险合同复印件，承办人员的有效身份证明，患者本人或者其代理人同意的法定证明材料；患者死亡的，应当提供保险合同复印件，承办人员的有效身份证明，死亡患者近亲属或者其代理人同意的法定证明材料。合同或者法律另有规定的除外。

第二十八条 公安、司法机关因办理案（事）件，需要收集、调取电子病历资料的，医疗机构应当在公安、司法机关出具法定证明及执行公务人员的有效身份证明后如实提供。

第二十九条 医疗机构可以为申请人复印或者复制电子病历资料的范围按照我部《医疗机构病历管理规定》执行。

第三十条 医疗机构受理复印或者复制电子病历资料申请后，应当在医务人员按规定时限完成病历后方予提供。

第三十一条 复印或者复制的病历资料经申请人核对无误后，医疗机构应当在电子病历纸质版本上加盖证明印记，或提供已锁定不可更改的病历电子版。

第三十二条 发生医疗事故争议时，应当在医患双方在场的情况下锁定电子病历并制作完全相同的纸质版本供封存，封存的纸质病历资料由医疗机构保管。

第五章 附 则

第三十三条 各省级卫生行政部门可根据本规范制定本辖区相关实施细则。

第三十四条 中医电子病历基本规范由国家中医药管理局另行制定。

第三十五条 本规范由卫生部负责解释。

第三十六条 本规范自 2010 年 4 月 1 日起施行。

附录六 中华人民共和国国务院令 《医疗纠纷预防和处理条例》

第 701 号

《医疗纠纷预防和处理条例》已经 2018 年 6 月 20 日国务院第 13 次常务会议通过,现予公布,自 2018 年 10 月 1 日起施行。

二〇一八年七月三十一日

医疗纠纷预防和处理条例

第一章 总 则

第一条 为了预防和妥善处理医疗纠纷,保护医患双方的合法权益,维护医疗秩序,保障医疗安全,制定本条例。

第二条 本条例所称医疗纠纷,是指医患双方因诊疗活动引发的争议。

第三条 国家建立医疗质量安全管理体系,深化医药卫生体制改革,规范诊疗活动,改善医疗服务,提高医疗质量,预防、减少医疗纠纷。

在诊疗活动中,医患双方应当互相尊重,维护自身权益应当遵守有关法律、法规的规定。

第四条 处理医疗纠纷,应当遵循公平、公正、及时的原则,实事求是,依法处理。

第五条 县级以上人民政府应当加强对医疗纠纷预防和处理工作的领导、协调,将其纳入社会治安综合治理体系,建立部门分工协作机制,督促部门依法履行职责。

第六条 卫生主管部门负责指导、监督医疗机构做好医疗纠纷的预防和处理工作,引导医患双方依法解决医疗纠纷。

司法行政部门负责指导医疗纠纷人民调解工作。

公安机关依法维护医疗机构治安秩序,查处、打击侵害患者和医务人员合法权益以及扰乱医疗秩序等违法犯罪行为。

财政、民政、保险监督管理等部门和机构按照各自职责做好医疗纠纷预防和处理的有关工作。

第七条 国家建立完善医疗风险分担机制,发挥保险机制在医疗纠纷处理中的第三方赔付和医疗风险社会化分担的作用,鼓励医疗机构参加医疗责任保险,鼓励患者参加医疗意外保险。

第八条 新闻媒体应当加强医疗卫生法律、法规和医疗卫生常识的宣传,引导公众理性对待医疗风险;报道医疗纠纷,应当遵守有关法律、法规的规定,恪守职业道德,做到真实、客观、公正。

第二章　医疗纠纷预防

第九条 医疗机构及其医务人员在诊疗活动中应当以患者为中心,加强人文关怀,严格遵守医疗卫生法律、法规、规章和诊疗相关规范、常规,恪守职业道德。

医疗机构应当对其医务人员进行医疗卫生法律、法规、规章和诊疗相关规范、常规的培训,并加强职业道德教育。

第十条 医疗机构应当制定并实施医疗质量安全管理制度,设置医疗服务质量监控部门或者配备专(兼)职人员,加强对诊断、治疗、护理、药事、检查等工作的规范化管理,优化服务流程,提高服务水平。

医疗机构应当加强医疗风险管理,完善医疗风险的识别、评估和防控措施,定期检查措施落实情况,及时消除隐患。

第十一条 医疗机构应当按照国务院卫生主管部门制定的医疗技术临床应用管理规定,开展与其技术能力相适应的医疗技术服务,保障临床应用安全,降低医疗风险;采用医疗新技术的,应当开展技术评估和伦理审查,确保安全有效、符合伦理。

第十二条 医疗机构应当依照有关法律、法规的规定,严格执行药品、医疗器械、消毒药剂、血液等的进货查验、保管等制度。禁止使用无合格证明文件、过期等不合格的药品、医疗器械、消毒药剂、血液等。

第十三条 医务人员在诊疗活动中应当向患者说明病情和医疗措施。需要实施手术,或者开展临床试验等存在一定危险性、可能产生不良后果的特殊检查、特殊治疗的,医务人员应当及时向患者说明医疗风险、替代医疗方案等情况,并取得其书面同意;在患者处于昏迷等无法自主作出决定的状态或者病情不宜向患者说明等情形下,应当向患者的近亲属说明,并取得其书面同意。

紧急情况下不能取得患者或者其近亲属意见的,经医疗机构负责人或者授权的负责人批准,可以立即实施相应的医疗措施。

第十四条 开展手术、特殊检查、特殊治疗等具有较高医疗风险的诊疗活动,医疗机构应当提前预备应对方案,主动防范突发风险。

第十五条 医疗机构及其医务人员应当按照国务院卫生主管部门的规定,填写并妥善保管病历资料。

因紧急抢救未能及时填写病历的,医务人员应当在抢救结束后 6 小时内据实补记,并加以注明。

任何单位和个人不得篡改、伪造、隐匿、毁灭或者抢夺病历资料。

第十六条 患者有权查阅、复制其门诊病历、住院志、体温单、医嘱单、化验单（检验报告）、医学影像检查资料、特殊检查同意书、手术同意书、手术及麻醉记录、病理资料、护理记录、医疗费用以及国务院卫生主管部门规定的其他属于病历的全部资料。

患者要求复制病历资料的，医疗机构应当提供复制服务，并在复制的病历资料上加盖证明印记。复制病历资料时，应当有患者或者其近亲属在场。医疗机构应患者的要求为其复制病历资料，可以收取工本费，收费标准应当公开。

患者死亡的，其近亲属可以依照本条例的规定，查阅、复制病历资料。

第十七条 医疗机构应当建立健全医患沟通机制，对患者在诊疗过程中提出的咨询、意见和建议，应当耐心解释、说明，并按照规定进行处理；对患者就诊疗行为提出的疑问，应当及时予以核实、自查，并指定有关人员与患者或者其近亲属沟通，如实说明情况。

第十八条 医疗机构应当建立健全投诉接待制度，设置统一的投诉管理部门或者配备专（兼）职人员，在医疗机构显著位置公布医疗纠纷解决途径、程序和联系方式等，方便患者投诉或者咨询。

第十九条 卫生主管部门应当督促医疗机构落实医疗质量安全管理制度，组织开展医疗质量安全评估，分析医疗质量安全信息，针对发现的风险制定防范措施。

第二十条 患者应当遵守医疗秩序和医疗机构有关就诊、治疗、检查的规定，如实提供与病情有关的信息，配合医务人员开展诊疗活动。

第二十一条 各级人民政府应当加强健康促进与教育工作，普及健康科学知识，提高公众对疾病治疗等医学科学知识的认知水平。

第三章 医疗纠纷处理

第二十二条 发生医疗纠纷，医患双方可以通过下列途径解决：

（一）双方自愿协商；

（二）申请人民调解；

（三）申请行政调解；

（四）向人民法院提起诉讼；

（五）法律、法规规定的其他途径。

第二十三条 发生医疗纠纷，医疗机构应当告知患者或者其近亲属下列事项：

（一）解决医疗纠纷的合法途径；

（二）有关病历资料、现场实物封存和启封的规定；

（三）有关病历资料查阅、复制的规定。

患者死亡的，还应当告知其近亲属有关尸检的规定。

第二十四条 发生医疗纠纷需要封存、启封病历资料的，应当在医患双方在场的情况下进行。封存的病历资料可以是原件，也可以是复制件，由医疗机构保管。病历尚未完成需要封存的，对已完成病历先行封存；病历按照规定完成后，再对后续完成部分进行封存。医疗机构应当对封存的病历开列封存清单，由医患双方签字或者盖章，各执一份。

病历资料封存后医疗纠纷已经解决，或者患者在病历资料封存满 3 年未再提出解决医疗纠纷要求的，医疗机构可以自行启封。

第二十五条 疑似输液、输血、注射、用药等引起不良后果的，医患双方应当共同对现场实物进行封存、启封，封存的现场实物由医疗机构保管。需要检验的，应当由双方共同委托依法具有检验资格的检验机构进行检验；双方无法共同委托的，由医疗机构所在地县级人民政府卫生主管部门指定。

疑似输血引起不良后果，需要对血液进行封存保留的，医疗机构应当通知提供该血液的血站派员到场。

现场实物封存后医疗纠纷已经解决，或者患者在现场实物封存满 3 年未再提出解决医疗纠纷要求的，医疗机构可以自行启封。

第二十六条 患者死亡，医患双方对死因有异议的，应当在患者死亡后 48 小时内进行尸检；具备尸体冻存条件的，可以延长至 7 日。尸检应当经死者近亲属同意并签字，拒绝签字的，视为死者近亲属不同意进行尸检。不同意或者拖延尸检，超过规定时间，影响对死因判定的，由不同意或者拖延的一方承担责任。

尸检应当由按照国家有关规定取得相应资格的机构和专业技术人员进行。

医患双方可以委派代表观察尸检过程。

第二十七条 患者在医疗机构内死亡的，尸体应当立即移放太平间或者指定的场所，死者尸体存放时间一般不得超过 14 日。逾期不处理的尸体，由医疗机构在向所在地县级人民政府卫生主管部门和公安机关报告后，按照规定处理。

第二十八条 发生重大医疗纠纷的，医疗机构应当按照规定向所在地县级以上地方人民政府卫生主管部门报告。卫生主管部门接到报告后，应当及时了解掌握情况，引导医患双方通过合法途径解决纠纷。

第二十九条 医患双方应当依法维护医疗秩序。任何单位和个人不得实施危害患者和医务人员人身安全、扰乱医疗秩序的行为。

医疗纠纷中发生涉嫌违反治安管理行为或者犯罪行为的，医疗机构应当立即向所在地公安机关报案。公安机关应当及时采取措施，依法处置，维护医疗秩序。

第三十条 医患双方选择协商解决医疗纠纷的，应当在专门场所协商，不得影响正常医疗秩序。医患双方人数较多的，应当推举代表进行协商，每方代表人数不超过 5 人。

协商解决医疗纠纷应当坚持自愿、合法、平等的原则，尊重当事人的权利，尊重客观事实。医患双方应当文明、理性表达意见和要求，不得有违法行为。

协商确定赔付金额应当以事实为依据，防止畸高或者畸低。对分歧较大或者索赔数额较高的医疗纠纷，鼓励医患双方通过人民调解的途径解决。

医患双方经协商达成一致的,应当签署书面和解协议书。

第三十一条 申请医疗纠纷人民调解的,由医患双方共同向医疗纠纷人民调解委员会提出申请;一方申请调解的,医疗纠纷人民调解委员会在征得另一方同意后进行调解。

申请人可以以书面或者口头形式申请调解。书面申请的,申请书应当载明申请人的基本情况、申请调解的争议事项和理由等;口头申请的,医疗纠纷人民调解员应当当场记录申请人的基本情况、申请调解的争议事项和理由等,并经申请人签字确认。

医疗纠纷人民调解委员会获悉医疗机构内发生重大医疗纠纷,可以主动开展工作,引导医患双方申请调解。

当事人已经向人民法院提起诉讼并且已被受理,或者已经申请卫生主管部门调解并且已被受理的,医疗纠纷人民调解委员会不予受理;已经受理的,终止调解。

第三十二条 设立医疗纠纷人民调解委员会,应当遵守《中华人民共和国人民调解法》的规定,并符合本地区实际需要。医疗纠纷人民调解委员会应当自设立之日起30个工作日内向所在地县级以上地方人民政府司法行政部门备案。

医疗纠纷人民调解委员会应当根据具体情况,聘任一定数量的具有医学、法学等专业知识且热心调解工作的人员担任专(兼)职医疗纠纷人民调解员。

医疗纠纷人民调解委员会调解医疗纠纷,不得收取费用。医疗纠纷人民调解工作所需经费按照国务院财政、司法行政部门的有关规定执行。

第三十三条 医疗纠纷人民调解委员会调解医疗纠纷时,可以根据需要咨询专家,并可以从本条例第三十五条规定的专家库中选取专家。

第三十四条 医疗纠纷人民调解委员会调解医疗纠纷,需要进行医疗损害鉴定以明确责任的,由医患双方共同委托医学会或者司法鉴定机构进行鉴定,也可以经医患双方同意,由医疗纠纷人民调解委员会委托鉴定。

医学会或者司法鉴定机构接受委托从事医疗损害鉴定,应当由鉴定事项所涉专业的临床医学、法医学等专业人员进行鉴定;医学会或者司法鉴定机构没有相关专业人员的,应当从本条例第三十五条规定的专家库中抽取相关专业专家进行鉴定。

医学会或者司法鉴定机构开展医疗损害鉴定,应当执行规定的标准和程序,尊重科学,恪守职业道德,对出具的医疗损害鉴定意见负责,不得出具虚假鉴定意见。医疗损害鉴定的具体管理办法由国务院卫生、司法行政部门共同制定。

鉴定费预先向医患双方收取,最终按照责任比例承担。

第三十五条 医疗损害鉴定专家库由设区的市级以上人民政府卫生、司法行政部门共同设立。专家库应当包含医学、法学、法医学等领域的专家。聘请专家进入专家库,不受行政区域的限制。

第三十六条 医学会、司法鉴定机构作出的医疗损害鉴定意见应当载明并详细论述下列内容:

(一)是否存在医疗损害以及损害程度;

（二）是否存在医疗过错；

（三）医疗过错与医疗损害是否存在因果关系；

（四）医疗过错在医疗损害中的责任程度。

第三十七条 咨询专家、鉴定人员有下列情形之一的，应当回避，当事人也可以以口头或者书面形式申请其回避：

（一）是医疗纠纷当事人或者当事人的近亲属；

（二）与医疗纠纷有利害关系；

（三）与医疗纠纷当事人有其他关系，可能影响医疗纠纷公正处理。

第三十八条 医疗纠纷人民调解委员会应当自受理之日起 30 个工作日内完成调解。需要鉴定的，鉴定时间不计入调解期限。因特殊情况需要延长调解期限的，医疗纠纷人民调解委员会和医患双方可以约定延长调解期限。超过调解期限未达成调解协议的，视为调解不成。

第三十九条 医患双方经人民调解达成一致的，医疗纠纷人民调解委员会应当制作调解协议书。调解协议书经医患双方签字或者盖章，人民调解员签字并加盖医疗纠纷人民调解委员会印章后生效。

达成调解协议的，医疗纠纷人民调解委员会应当告知医患双方可以依法向人民法院申请司法确认。

第四十条 医患双方申请医疗纠纷行政调解的，应当参照本条例第三十一条第一款、第二款的规定向医疗纠纷发生地县级人民政府卫生主管部门提出申请。

卫生主管部门应当自收到申请之日起 5 个工作日内作出是否受理的决定。当事人已经向人民法院提起诉讼并且已被受理，或者已经申请医疗纠纷人民调解委员会调解并且已被受理的，卫生主管部门不予受理；已经受理的，终止调解。

卫生主管部门应当自受理之日起 30 个工作日内完成调解。需要鉴定的，鉴定时间不计入调解期限。超过调解期限未达成调解协议的，视为调解不成。

第四十一条 卫生主管部门调解医疗纠纷需要进行专家咨询的，可以从本条例第三十五条规定的专家库中抽取专家；医患双方认为需要进行医疗损害鉴定以明确责任的，参照本条例第三十四条的规定进行鉴定。

医患双方经卫生主管部门调解达成一致的，应当签署调解协议书。

第四十二条 医疗纠纷人民调解委员会及其人民调解员、卫生主管部门及其工作人员应当对医患双方的个人隐私等事项予以保密。

未经医患双方同意，医疗纠纷人民调解委员会、卫生主管部门不得公开进行调解，也不得公开调解协议的内容。

第四十三条 发生医疗纠纷，当事人协商、调解不成的，可以依法向人民法院提起诉讼。当事人也可以直接向人民法院提起诉讼。

第四十四条 发生医疗纠纷，需要赔偿的，赔付金额依照法律的规定确定。

第四章　法律责任

第四十五条　医疗机构篡改、伪造、隐匿、毁灭病历资料的，对直接负责的主管人员和其他直接责任人员，由县级以上人民政府卫生主管部门给予或者责令给予降低岗位等级或者撤职的处分，对有关医务人员责令暂停6个月以上1年以下执业活动；造成严重后果的，对直接负责的主管人员和其他直接责任人员给予或者责令给予开除的处分，对有关医务人员由原发证部门吊销执业证书；构成犯罪的，依法追究刑事责任。

第四十六条　医疗机构将未通过技术评估和伦理审查的医疗新技术应用于临床的，由县级以上人民政府卫生主管部门没收违法所得，并处5万元以上10万元以下罚款，对直接负责的主管人员和其他直接责任人员给予或者责令给予降低岗位等级或者撤职的处分，对有关医务人员责令暂停6个月以上1年以下执业活动；情节严重的，对直接负责的主管人员和其他直接责任人员给予或者责令给予开除的处分，对有关医务人员由原发证部门吊销执业证书；构成犯罪的，依法追究刑事责任。

第四十七条　医疗机构及其医务人员有下列情形之一的，由县级以上人民政府卫生主管部门责令改正，给予警告，并处1万元以上5万元以下罚款；情节严重的，对直接负责的主管人员和其他直接责任人员给予或者责令给予降低岗位等级或者撤职的处分，对有关医务人员可以责令暂停1个月以上6个月以下执业活动；构成犯罪的，依法追究刑事责任：

（一）未按规定制定和实施医疗质量安全管理制度；

（二）未按规定告知患者病情、医疗措施、医疗风险、替代医疗方案等；

（三）开展具有较高医疗风险的诊疗活动，未提前预备应对方案防范突发风险；

（四）未按规定填写、保管病历资料，或者未按规定补记抢救病历；

（五）拒绝为患者提供查阅、复制病历资料服务；

（六）未建立投诉接待制度、设置统一投诉管理部门或者配备专（兼）职人员；

（七）未按规定封存、保管、启封病历资料和现场实物；

（八）未按规定向卫生主管部门报告重大医疗纠纷；

（九）其他未履行本条例规定义务的情形。

第四十八条　医学会、司法鉴定机构出具虚假医疗损害鉴定意见的，由县级以上人民政府卫生、司法行政部门依据职责没收违法所得，并处5万元以上10万元以下罚款，对该医学会、司法鉴定机构和有关鉴定人员责令暂停3个月以上1年以下医疗损害鉴定业务，对直接负责的主管人员和其他直接责任人员给予或者责令给予降低岗位等级或者撤职的处分；情节严重的，该医学会、司法鉴定机构和有关鉴定人员5年内不得从事医疗损害鉴定业务或者撤销登记，对直接负责的主管人员和其他直接责任人员给予或者责令给予开除的处分；构成犯罪的，依法追究刑事责任。

第四十九条　尸检机构出具虚假尸检报告的，由县级以上人民政府卫生、司法行政部门依据职责没收违法所得，并处5万元以上10万元以下罚款，对该尸检机构和有关尸检专业技术人员责令暂停 3 个月以上 1 年以下尸检业务,对直接负责的主管人员和其他直接责任人员给予或者责令给予降低岗位等级或者撤职的处分;情节严重的,撤销该尸检机构和有关尸检专业技术人员的尸检资格,对直接负责的主管人员和其他直接责任人员给予或者责令给予开除的处分;构成犯罪的,依法追究刑事责任。

第五十条 医疗纠纷人民调解员有下列行为之一的,由医疗纠纷人民调解委员会给予批评教育、责令改正;情节严重的,依法予以解聘:

(一)偏袒一方当事人;

(二)侮辱当事人;

(三)索取、收受财物或者牟取其他不正当利益;

(四)泄露医患双方个人隐私等事项。

第五十一条 新闻媒体编造、散布虚假医疗纠纷信息的,由有关主管部门依法给予处罚;给公民、法人或者其他组织的合法权益造成损害的,依法承担消除影响、恢复名誉、赔偿损失、赔礼道歉等民事责任。

第五十二条 县级以上人民政府卫生主管部门和其他有关部门及其工作人员在医疗纠纷预防和处理工作中,不履行职责或者滥用职权、玩忽职守、徇私舞弊的,由上级人民政府卫生等有关部门或者监察机关责令改正;依法对直接负责的主管人员和其他直接责任人员给予处分;构成犯罪的,依法追究刑事责任。

第五十三条 医患双方在医疗纠纷处理中,造成人身、财产或者其他损害的,依法承担民事责任;构成违反治安管理行为的,由公安机关依法给予治安管理处罚;构成犯罪的,依法追究刑事责任。

第五章 附 则

第五十四条 军队医疗机构的医疗纠纷预防和处理办法,由中央军委机关有关部门会同国务院卫生主管部门依据本条例制定。

第五十五条 对诊疗活动中医疗事故的行政调查处理,依照《医疗事故处理条例》的相关规定执行。

第五十六条 本条例自 2018 年 10 月 1 日起施行。

后 记

　　2016 年全国医疗机构口腔科接待患者约 1.32 亿人次,占医疗机构总诊疗人次的 2.51%。到 2016 年底,我国有口腔执业医师(含助理医师)167227 人,占全部执业(含助理医师)的 5.3%,每年新增加青年医生近万人。这近万人的 1/3 进入民营医院。而进入民营医院的本科生或研究生大都没有经过规范化培训。不管是民营医院还是公立医院,"服务为本、质量第一"永远是医院医疗的管理原则。病历的书写是医疗管理的内容之一,也是口腔住院医生必修课之一,规培的要点之一。鉴于此,本书二版做出了一些修改,加重了病历与法制的内容,懂了法,就更能理解与重视病历书写的准确、及时、系统的重要;补充与调整了一些内容,如"牙体牙髓""牙周"等。

　　本书写作团队有幸邀请了江西口腔界的知名人士,他们是江西省口腔医院院长杨健、副院长李志华,叶平教授、刘炳华副主任医师。叶平是中华口腔医学会种植专业委员会常务委员,江西省口腔医学会种植专业委员会第一任主任委员;刘炳华是江西省口腔医学会民营专业委员会候任主任委员,他创办了九江市中山口腔医院。其他作者 95% 是主任医师、教授或副主任医师、副教授。希望这本书能为年轻医生的进步提高给力。

蒋泽先于南昌慕容一亚斋

2021 年夏

参考文献

[1] 甄志亚.中国医学史[M].上海:上海科学技术出版社,1997.

[2] 卡斯蒂廖尼.医学史[M].程之范,译.桂林:广西师范大学出版社,2003.

[3] 董炳琨,杜慧群,张新庆.老协和[M].保定:河北大学出版社,2004.

[4] 印会河.中医基础理论[M].上海:上海科学技术出版社,2001.

[5] 严健民.中国医学起源新论[M].北京:北京科学技术出版社,1999.

[6] 孟庆仁.实用医学论文写作[M].2版.北京:人民军医出版社,2004.

[7] 陈文彬,潘祥林.诊断学[M].7版.北京:人民卫生出版社,2008.

[8] 樊明文.牙体牙髓病学[M].3版.北京:人民卫生出版社,2008.

[9] 郑艳.口腔内科学[M].2版.北京:人民卫生出版社,2009.

[10] 邱蔚六.口腔颌面外科学[M].6版.北京:人民卫生出版社,2008.

[11] 周曾同.口腔黏膜病学[M].北京:人民卫生出版社,2012.

[12] 刘宝林.口腔种植学[M].北京:人民卫生出版社,2011.

[13] 傅民魁.口腔正畸学[M].5版.北京:人民卫生出版社,2008.

[14] 赵铱民.口腔修复学[M].6版.北京:人民卫生出版社,2008.

[15] 王利民.民法学[M].上海:复旦大学出版社,2004.

[16] 李清皑.浅谈问题病历及其法律后果[J].中国民康医学,2008,20(4):107.

[17] 王国华,桑文淑,王国章.从医疗事故鉴定中反思医疗事故成因及防范[J].中国医院,2006,10(3):57.

[18] 杨冰.病历书写中存在的问题及其对策[J].中国社区医师(医学专业半月刊),2008,6(10):183.

[19] 王湛涛,张强.减少问题病历,防范医疗纠纷[J].现代医院,2007,7(5):136.

[20] 张耀辉,谢福铨.应用写作[M].上海:华东师范大学出版社,2006.

[21] 李英,刘克新,郝珍.当前电子病历应用问题[J].解放军医院管理杂志,2004(2):124-125.

[22] 满育红.电子病历的现状及应用[J].吉林医学,2007(1):139-141.

[23] 薛万国.我国电子病历研究进展[J].中国医院管理,2005(2):17-19.

[24] 周夏青,郑利平,许文玲.电子病历的实施问题及对策[J].医院管理论坛,2012,29(2):56-57.